Dr. Patricia Love ist Ehe- und Familientherapeutin in Austin, Texas. Sie ist Vorstandsmitglied des Austin Family Institute und Präsidentin des internationalen Verbandes der Ehe- und Familientherapeuten. Zusammen mit ihrer Koautorin Jo Robinson ist sie in zahlreichen Fernsehsendungen aufgetreten. Jo Robinson lebt in Portland, Oregon.

Dieses Buch wurde auf chlor- und säurefreiem Papier gedruckt.

Deutsche Erstausgabe November 1995

Titel der Originalausgabe »Hot Monogamy«

Originalverlag Dutton, New York
Umschlaggestaltung Graupner & Partner, München
Umschlagabbildung The Image Bank, München
Satz Ventura Publisher im Verlag
Druck und Bindung Clausen & Bosse, Leck
Printed in Germany
ISBN 3-426-84078-2

5 4 3 2 1

Patricia Love / Jo Robinson

Heiße Liebe in festen Partnerschaften

Aus dem Amerikanischen
von Inge Holm

Knaur

Inhaltsverzeichnis

Danksagung

Mein Interesse daran, die Verbindung zwischen Leidenschaft und Vertrautheit zu erkunden, wurde an der West Virginia University durch meinen Mentor Professor Dr. Ed Jacobs geweckt. Professor Jacobs war schon lange vor seinen Kollegen der Meinung, Therapeuten sollten nicht nur darin bewandert sein, emotionale Probleme zu lösen, sondern sich auch um die Lösung sexueller Probleme kümmern. Dank Professor Jacobs war ich bereits zu Beginn meiner Berufslaufbahn in der Lage, die Sexualtherapie mit der eher konventionellen Partnertherapie zu verbinden.

Meine Fähigkeit, Paaren bei der Lösung ihrer emotionalen Probleme zu helfen, wurde durch meine Freundschaft zu Dr. Harville Hendrix verbessert, dem Begründer der Imago Relationship Therapy. Zu Harvilles Stärken gehört sein Geschick, die Theorie mit der Praxis zu verbinden, ein Programm zu schaffen, das Paaren hilft, ihre Schwierigkeiten hinter sich zu lassen und zu einer tiefen Beziehung zu gelangen.

Jo und ich möchten auch der bekannten Sex-Therapeutin Helen Singer Kaplan danken, deren Arbeiten und Schriften uns zu dem Titel dieses Buches inspirierten, sowie William Masters und Virginia Johnson, die den Kurs der modernen Sexualtherapie änderten.

Unser Herausgeber, Arnold Dolin, wachte besorgt über unser Projekt. Er achtete auch auf Details; ein Glücksumstand, wie er in der Verlagswelt nur noch selten anzutreffen ist. Und wir profitierten auch von Francis Robinsons scharfsichtigen Kommentaren.

Schließlich möchten wir uns noch bei den Hunderten von Alleinstehenden und Paaren bedanken, die an der Untersuchung teilnahmen, ohne die dieses Buch nicht möglich gewesen wäre.

Vorwort

Ein weiser Mensch sagte einmal, man solle vor seinem fünfzigsten Lebensjahr kein einziges Wort zu Papier bringen. Vor Jahren hätte ich vielleicht noch darüber gelacht, aber jetzt, da ich fünfzig geworden bin, neige ich eher dazu, ihm recht zu geben – wenigstens soweit es dieses Buch betrifft. Ich glaube nicht, daß ich es einen Tag früher hätte schreiben können. Es brauchte all die Jahre meiner Berufsausbildung, plus fünfzehn Jahren Arbeit vor Ort mit mehr als zwölfhundert Paaren, einschließlich der Einsicht, die ich aus einer gescheiterten Ehe erwarb, um anzufangen, all die Schwierigkeiten zu entwirren und aufzulösen, die Menschen daran hindern, in einer langjährigen Beziehung Leidenschaft und Vertrautheit zu entwickeln.

Die Haupttriebfeder für dieses Buch war meine Frustration darüber, mit ansehen zu müssen, wie immer mehr Paare erst in meine Therapie kamen, als es bereits zu spät war. Was als unerhebliche sexuelle Differenz begonnen hatte, hatte sich im Laufe der Zeit zu einem unüberwindlichen Sexproblem ausgewachsen. Die meisten Paare hatten ihre Beziehung bereits aufgegeben. Jahrelange Frustration, jahrelanger Groll mußten erst abgetragen werden, bevor das Paar zum Kern seiner Probleme vorstoßen konnte. Wenn ein oder beide Partner versuchten, die Aufregung, die ihrer Beziehung fehlte, in Affären zu finden, war der Schmerz, der sich daraus für ihre Beziehung ergab, oft unerträglich. Wenn die Paare die Unterstützung und den Rat, den sie brauchten, früher bekommen hätten, wäre ihnen manch qualvolles Jahr erspart geblieben.

Mir wurde klar, daß es dringend einer *vorbeugenden* Sex-Therapie bedurfte; einer Therapie, die Paaren jene Erkenntnisse und Fähigkeiten vermittelte, die sie brauchten, um liebevolle und dauerhafte sexuelle Beziehungen zu entwikkeln. Mir war schmerzlich bewußt, daß unsere Kultur diese Hilfe nicht leisten konnte. Die Medien vermitteln den Menschen die unrealistische Vorstellung, um wunderbaren Sex zu haben, brauche man nur mit dem oder der Richtigen ins Bett zu hüpfen. Die Tatsache, daß guter Sex Kommunikation, Kooperation, Reife und Einfühlungsvermögen erfordert, wurde geflissentlich übersehen; es fehlte ein Programm, mit dessen Hilfe man solche Erkenntnisse und Fähigkeiten entwickeln konnte.

Der allgemeinen Erörterung mangelte es auch an all jenen aufregenden Einsichten in die Sexualität, zu denen die Wissenschaft in den letzten Jahrzehnten gelangt war. Obwohl die Aids-Vorbeugung wohlverdiente Verbreitung erlangte, blieben neue Entdeckungen über das sexuelle Verlangen weiterhin in den Sexmagazinen verborgen. So wußten beispielsweise nur wenige der von mir interviewten Paare, daß sich mit der Geburt und dem Stillen eines Kindes auch die sexuellen Sehnsüchte änderten. Sie hatten auch keine Ahnung von den grundlegenden Unterschieden zwischen dem männlichen und dem weiblichen Geschlechtstrieb. Sie wußten nicht, daß der Älterungsprozeß die Sexualität verändert und daß der weibliche Menstruationszyklus den Geschlechtstrieb der Frau steigern oder senken kann. Doch was noch wichtiger ist: Den meisten von ihnen war nicht klar, daß der Ausbruch jener sexuellen Leidenschaft, der eine neue Beziehung begleitet, ein zeitlich begrenztes Phänomen ist; und daß Paare, die Leidenschaft und Vertrautheit aufrechterhalten möchten, bewußt daran arbeiten müssen. Viele Paare nahmen einfach an, etwas stimme mit ihnen nicht, wenn sie sich nicht ständig zueinander hingezogen fühlten: sie dachten, sie seien nicht mehr verliebt, nicht mehr attraktiv, sie seien nicht monogam veranlagt oder mit dem falschen Partner verheiratet.

Die Aussicht, mein Wissen über Leidenschaft und Vertrautheit mit Paaren zu teilen, die noch nicht in der Krise steckten, reizte mich zunehmend. Ich wollte mehr als ihnen helfen, sexuelle Probleme zu umgehen. Ich wollte ihnen helfen, ihr sexuelles Potential zu erkennen, jenen berauschenden Bereich intensiver sexueller Leidenschaft und emotionaler Nähe, nach dem sich alle Menschen sehnen. Ich wollte die Vorstellung ausrotten, Monogamie müsse stets in Monotonie münden und aufregender Sex sei einzig den Jungen oder frisch Verliebten vorbehalten. Mein Ziel war, ein Programm zu entwickeln, das umfassend, theoretisch fundiert und feldgetestet war – ein Programm, das Paaren erlaubte, bei sich zu Hause innige und aufregende Liebesbeziehungen zu entwickeln.

Als ich das Heiße-Monogamie-Programm in groben Zügen festlegte, achtete ich darauf, Übungen zu entwickeln, die sich nicht nur an die emotionalen, sondern auch an die sexuellen Bedürfnisse des Paares wandten, da diese beiden Elemente einer Beziehung sehr eng miteinander verflochten sind. Ich entwickelte Übungen, um Paaren zu helfen, die verwandten Bereiche Romantik, Sinnlichkeit, Körperbild, Technik und sexuelle Abwechslung zu erkunden, und vereinigte all diese unterschiedlichen Facetten zu einem organischen Ganzen, das den Reichtum und die Komplexität einer elementaren Liebesbeziehung widerspiegelt.

Gleichzeitig vergewisserte ich mich, daß das Programm auf die Bedürfnisse einer großen Anzahl von Paaren zugeschnitten war. Zu diesem Zweck verband ich meine klinische Erfahrung mit einer ausgedehnten Suche nach entsprechender Fachliteratur und einer zwei Jahre dauernden Serie von Interviews und Arbeit mit Fokus-Gruppen; alles in allem habe ich mehr als tausend Menschen studiert oder interviewt.

Jo Robinson, eine erfolgreiche, selbständige Journalistin, die bereits an meinem letzten Buch *Wenn Kinder unter Liebe leiden* mitarbeitete, war von Anfang an an diesem Projekt beteiligt. Wir hatten schon während unserer früheren Zusammenarbeit festgestellt, daß ihre Fähigkeiten als Wissenschaftlerin, Journalistin und Interviewerin perfekt zu meiner Ausbildung und klinischen Erfahrung paßten. Das Buch gibt zwar, da ich die Therapeutin bin, meine Meinung wieder, ist jedoch auch mit Jos Erkenntnissen gespickt.

Ich halte das Programm, das sich schließlich nach all den Mühen vor uns entwickelte, für das effektivste seiner Art und glaube, daß man mit ihm Beziehungsprobleme innerhalb und außerhalb des Schlafzimmers lösen kann. Es ist ein auf den Benutzer zugeschnittenes Programm, das Ihnen und Ihrem Partner erlaubt, den Finger auf Ihre spezielle Schwäche zu legen und Kraft aus Ihrer einzigartigen Stärke zu schöpfen. Ich werde Ihnen nicht, wie andere Autoren erfolgreicher Bücher, allgemein gehaltene Ratschläge darüber erteilen, wie Sie »alle Frauen im Bett verrückt« machen, oder Ihnen verraten, »wie Sie jeden Mann befriedigen«. Statt dessen werde ich Sie darin unterstützen, die Fähigkeiten zu erwerben, die Sie brauchen, um mit den Nuancen Ihrer eigenen Sexualität vertrauter zu werden, denn sie helfen Ihnen dabei, zu lernen, Ihrem in seiner Art einmaligen Gefährten mehr Vergnügen zu bereiten.

Wie Sie vielleicht bemerken werden, gehe ich in diesem Buch nicht gesondert auf homosexuelle Beziehungen ein, da ich keine Expertin auf diesem Gebiet bin. Aber ich glaube, daß mein Programm auch schwulen und lesbischen Paaren helfen kann, in ihren langjährigen Beziehungen die Leidenschaft lebendig zu erhalten.

Ich hoffe, daß dieses Buch eine Quelle wird, aus der Sie ab und zu schöpfen, und daß Sie mich im Laufe der Zeit als eine vertrauenswürdige Führerin zu einem, wie ich Ihnen versprechen kann, aufregenden und lohnenden Abenteuer betrachten.

1 Die Sehnsucht nach heißer Monogamie

Es war zu Beginn eines offenen, zweistündigen Meinungsaustauschs über Sex. Fünf der sechs Frauen dieser Diskussionsrunde, lauter Teilnehmerinnen an einem meiner Forschungsprojekte, waren verheiratet, die sechste lebte in einer langjährigen Beziehung. Sie hatten mir die Erlaubnis erteilt, das Gespräch auf Band aufzunehmen. Ich begann mit der allgemeinen Frage: »Was vermissen Sie vor allem in Ihrem Geschlechtsleben?« Gayle, eine professionelle Tennisspielerin Mitte Dreißig, meldete sich als erste: »Ich vermisse den Kick, den ich damals gespürt habe, als ich Stuart kennenlernte. Ich wollte ihn so sehr, daß ich in dieser Woche nur ein Ziel hatte: bei ihm zu sein, ihn zu sehen. Aber ungefähr ein Jahr nach unserer Hochzeit machte sich die Gewohnheit breit, und die Aufregung verschwand. Ich würde alles tun, um sie wieder zurückzuholen.«

»Sie können immer noch fremdgehen«, flachste die attraktive Frau, die links von ihr saß. Alle lachten.

»Aber ich will keinen anderen Mann«, sagte Gayle. »Keiner ist wie Stuart. Er ist alles, was ich will. Ich wünschte nur, wir könnten uns noch einmal kennenlernen und diese Intensität spüren.«

Diesen Satz hatte ich schon hundertmal zuvor gehört. Männer und Frauen wollen die Sicherheit und die Behaglichkeit einer dauerhaften Liebesbeziehung, sehnen sich jedoch nach der Leidenschaft, die allein einer neuen Beziehung oder einer Affäre vorbehalten zu sein scheint. Sie möchten das Beste aus beiden Welten. Sie suchen nach etwas,

was wie ein Widerspruch in sich wirkt: nach heißer Monogamie.
Leider scheinen die meisten Paare Leidenschaft und Vertrautheit nur kurze Zeit aufrechterhalten zu können. Sobald die Flitterwochen vorbei sind, wird das Liebesspiel weniger aufregend, weniger häufig; verwandelt es sich in etwas, das häufig als »verheirateter Sex« beschrieben wird. Viele Menschen fügen sich resigniert in ein mittelmäßiges, zweitklassiges Geschlechtsleben und suchen den fehlenden Kitzel in Liebesromanen, sexuellen Phantasien oder in der Pornographie. Andere versuchen, die Leidenschaft in den Armen neuer Liebespartner wiederzufinden. Ungefähr die Hälfte aller verheirateten Männer und vierzig Prozent aller verheirateten Frauen haben wenigstens eine Affäre hinter sich. Doch Sex mit dem »passenden« Fremden weckt nicht nur garantiert den sexuellen Appetit, sondern kann auch Ehen zerstören.
Gegenwärtig arbeite ich mit einem Paar, Barbara und Rudy, das sich in der letzten Sekunde an mich wendete, um eine Scheidung zu vermeiden. Mehrere Sitzungen waren nötig, damit sie mir einen umfassenden Bericht über die letzten fünf Jahre geben konnten, eine stürmische Zeit voller Auseinandersetzungen und Affären. Eine der wenigen Tatsachen, denen beide zustimmten, war, daß Barbara kurz nach der Geburt ihres zweiten Kindes jegliches Interesse am Sex verlor. Rudy fürchtete, daß Barbara ihn nicht mehr sexuell attraktiv fand, doch Barbara beharrte darauf, daß Streß und Schlafmangel für ihren schwachen Geschlechtstrieb verantwortlich seien. Als finanzielle Schwierigkeiten Barbara zwangen, ihren alten Beruf als Zahnarzthelferin wiederaufzunehmen, schliefen sie immer weniger miteinander, und wenn, dann war nur wenig Leidenschaft im Spiel. »Es war alles mechanisch«, warf Rudy Barbara vor. »Du hast einfach nur dagelegen und keinen Ton von dir gegeben.«

Durch Barbaras mangelndes Interesse am Sex fühlte Rudy sich ungeliebt und zurückgewiesen; Gefühle, über die er damals nicht sprechen konnte, weil sie ihn zu sehr schmerzten. Er versuchte, die Nachricht indirekt zu übermitteln, kaufte Barbara aufregende Dessous und bemühte sich, sie eifersüchtig zu machen, indem er von all den attraktiven Frauen sprach, mit denen er es an seinem Arbeitsplatz zu tun hatte. Aber diese altehrwürdigen Taktiken verfehlten ihr Ziel. »Die BHs und die Teddys landeten im hintersten Teil ihrer Schublade«, sagte Rudy bitter. Schließlich schritt er zur Kritik und warf Barbara vor, sie sei als Geliebte unzulänglich. Worauf sie ihren Leidenschaftslevel um weitere zehn Grad senkte. Aus Verzweiflung darüber schlief Rudy auf der Couch.

So ging es ein paar Monate lang. Dann begann Rudy aus Frustration eine Affäre mit einer Frau namens Julie, die im selben Geschäft wie er arbeitete. Julie entpuppte sich als eine, wie er es nannte, »Fantasy-Geliebte«. Ihr Geschlechtstrieb war genauso stark wie seiner, und es bereitete ihr Vergnügen, ihn auf kreative und aufregende Weise zu verführen. Rudy holte die Dessous, die er Barbara geschenkt hatte, heimlich aus der Schublade und gab sie seiner Geliebten.

Die fehlende Unterwäsche brachte Barbara darauf, daß Rudy eine Affäre hatte. Und sofort begannen schreckliche Auseinandersetzungen, die erbittertsten, schmerzlichsten, die sie jemals gehabt hatten. Barbara warf Rudy vor, er sei sexsüchtig und zerstöre die Familie; während Rudy von dem aufregenden Sex schwärmte, den er mit Julie hatte. Als die verbalen Auseinandersetzungen in Handgreiflichkeiten auszuarten drohten, beschloß Rudy, zu Julie zu ziehen. Er wollte seine beiden kleinen Töchter zwar nicht verlassen, aber er war nicht bereit, länger in einer feindseligen, zölibatären Ehe auszuharren.

Monate nach Rudys Auszug begann Barbara eine Affäre mit einem verheirateten Mann, dem Vater eines der Freunde ihrer Tochter. Dadurch wurde ihr sexuelles Interesse augenblicklich wiederbelebt. »Siehst du, es lag überhaupt nicht an mir!« verkündete sie Rudy triumphierend bei einem nächtlichen Telefongespräch.

Während Barbaras Affäre immer intensiver wurde, verlor Rudys Verhältnis an Schwung. Er genoß den Sex zwar noch immer, aber Julie und er hatten eine Menge emotionaler Probleme. Er entdeckte, daß Sex ohne Vertrautheit ebensowenig befriedigte wie eine Ehe ohne Sex. Rudy ertappte sich bei dem Gedanken, sich mit Barbara zu versöhnen, und konnte sie überreden, mit ihm eine Therapie zu beginnen, wobei er die Kinder als Druckmittel benutzte. Barbaras Eltern hatten sich scheiden lassen, als sie drei Jahre alt war, so alt wie ihr jüngstes Kind jetzt. Sie war aufgewachsen, ohne ihren leiblichen Vater zu kennen. Rudy wußte, daß Barbara ihren Kindern diese schmerzliche Erfahrung ersparen wollte.

Während der ersten Sitzungen mit Barbara und Rudy war ich mir ihres Schmerzes wohl bewußt. Beide hatten im Laufe der Zeit Perioden intensiver Wut und Eifersucht durchgemacht, waren von Schuldgefühlen geplagt worden oder hatten sich zurückgewiesen gefühlt. Barbara und Rudy waren zwei großartige Menschen, die ihre Ehe in Liebe und Vertrauen begonnen hatten, denen es jedoch an den Kenntnissen und den Fähigkeiten gebrach, sie zusammenzuhalten. Statt schon bei der ersten Gewitterwolke am Horizont Hilfe zu suchen, waren sie blind einem Weg gefolgt, der sie immer weiter auseinanderbrachte. Es brauchte einige Monate Therapie, bevor sie in der Lage waren, die Wut loszulassen und sich auf die ihr zugrundeliegenden Probleme zu konzentrieren.

Die Arbeit mit Paaren wie Barbara und Rudy überzeugte mich immer stärker davon, wie groß der Bedarf an einer frühen

Intervention ist. Wenn sie bei den ersten Anzeichen von Schwierigkeiten einen guten Rat bekommen hätten, wäre es ihnen vielleicht gelungen, ihre sexuelle Leidenschaft wiederzubeleben. Auch ich mußte diese Lektion lernen. Vor Jahren begann ich eine Beziehung mit hochfliegenden Hoffnungen und unzureichenden Erkenntnissen und Fähigkeiten. Zu Beginn liebten wir uns stundenlang, und ich war sexuell ebenso motiviert wie mein Partner. Doch schon nach kurzer Zeit begann mein sexuelles Interesse zu schwinden. Ich wußte nicht, weshalb. Doch ohne Verlangen verwandelte sich der Sex zu einer Hausarbeit wie Essenkochen oder Saubermachen. Was uns beide jedoch verwirrte, war, daß ich – obwohl ich nur wenig Interesse am Sex hatte – mühelos zum Orgasmus kam. Jedesmal danach sagte ich mir: »Das war gut. Beim nächsten Mal werde ich mich daran erinnern und mich nicht mehr so dagegen sträuben.« Doch ein paar Abende später ertappte ich mich dabei, wie ich mich wieder zurückzog.

Lange bevor wir uns in einen Gesinnungskrieg verstrickten, stellte sich uns jeden Abend dieselbe unausweichliche Frage: »Wollen wir, oder wollen wir nicht?« Er äußerte sein Verlangen, mit mir zu schlafen, auf vielfältige Weise. Wenn er hoffte, erhört zu werden, fragte er: »Bist du in Stimmung?« Ein andermal zeigte er einen ganz bestimmten mürrischen Gesichtsausdruck, und ich wußte, daß er das Gefühl hatte, sexuell zu kurz zu kommen.

Sobald er sein Interesse signalisierte, zog ich mich zu einem inneren Monolog zurück. »Er will immer nur Sex. Wie kann er erwarten, daß ich angeregt bin, wenn wir uns so fern fühlen? Wann bin *ich* an der Reihe? Wann richtest du dich nach *meinen* Bedürfnissen?« Was ich natürlich nicht laut sagte, da zwischen uns ein ungeschriebenes Gesetz stand, das uns verbot, unsere Klagen laut zu äußern. Und so nährte mein innerer Monolog leider nur meinen Widerstand.

Wie die meisten Menschen, mit denen ich in der Therapie arbeite, versuchte ich verzweifelt, zu erfahren, weshalb es mir an sexuellem Verlangen mangelte. Ich führte an, ich würde mehr Interesse zeigen, mit ihm zu schlafen, wenn wir nur mehr Zeit miteinander verbrächten, wenn wir nicht mehr so beschäftigt wären, wenn wir abends früher anfangen würden, wenn er weniger Druck auf mich ausübte …

Schließlich wurde er meine Vorbedingungen leid. Und ich auch. Ich spürte, daß es einen elementaren Grund für meinen schwachen Geschlechtstrieb gab, aber ich hatte Angst, mich ihm zu stellen. Ich fürchtete, wenn ich noch etwas tiefer grub, zu entdecken, daß ich ihn nicht liebte, daß er nicht der »Richtige« für mich war, oder, schlimmer noch, daß etwas mit mir nicht stimmte.

Ich erinnere mich immer noch an jenen Abend, an dem ich unsere ständigen Auseinandersetzungen so leid war, daß ich mich zur Wand drehte und sagte: »Mir ist es egal, ob ich es je wieder mache.« Mein Partner reagierte nicht. Er lag stumm auf seiner Bettseite, sexuell frustriert, zurückgewiesen und wütend. Ich lag stocksteif auf meiner Seite, abwehrend, hoffnungslos und voller Schuldgefühle. Kurz danach beendeten wir unsere Beziehung.

Während ich diese Worte schreibe, überschwemmt mich eine Welle von Traurigkeit, denn vieles von unserem Schmerz, unserer Qual war unnötig gewesen. Wir waren intelligente, wohlmeinende Menschen, aber wir wurden durch unseren Mangel an Beziehungsfähigkeiten und durch das fehlende Wissen über unsere Sexualität gehemmt. Wenn jemand uns die Information, die Anleitung hätte übermitteln können, die in diesem Buch enthalten ist, wäre es uns meiner Meinung nach gelungen, die Straße zur Liebe wiederzufinden.

Damals wußte ich noch nicht, daß diese Probleme ganz normal sind. In den meisten Beziehungen beginnt die sexuelle Intensität nach relativ kurzer Zeit zu schwinden. Die anfänglich überwältigende Anziehungskraft ist eine evolutionäre Strategie, die bewirken soll, daß sich zwei Menschen ausschließlich aufeinander konzentrieren, während sie mit der Schwerstarbeit beginnen, eine Beziehung herzustellen und eine Familie zu gründen. Sie muß durch eine differenziertere, bewußt geschaffene, aber dennoch tief befriedigende Form von Leidenschaft und Vertrautheit ersetzt werden.

Es ist auch normal, daß – wie in unserem Fall – der Geschlechtstrieb des Partners stärker ist als der eigene. Wie Sie in einem späteren Kapitel erfahren werden, ist der Sexualtrieb eines Mannes oft intensiver als der einer Frau. Leider wußten wir das damals noch nicht, und es gab niemanden, an den wir uns hätten wenden können, um die Hilfe zu bekommen, die wir brauchten, um mit unseren unterschiedlich ausgeprägten Sexualtrieben fertig zu werden. Die Tatsache, daß wir nicht offen über Sex sprechen konnten, daß wir kaum zur Vertrautheit fähig waren, machte es uns unmöglich, eine brauchbare Lösung zu finden.

Durch meine spätere Berufsausbildung und die klinische Praxis entdeckte ich Methoden, mit deren Hilfe Paare diese Schwierigkeiten überwinden können. In diesem Buch möchte ich die gewonnenen Erkenntnisse mit Ihnen teilen. Ob Sie nun in einen Kampf verstrickt sind, wie mein Partner und ich vor Jahren es waren, oder ob Sie in einer befriedigenden Beziehung leben, der Sie mehr Leidenschaft einflößen möchten – dieses Buch wurde für Sie geschrieben. Solange Sie und Ihr Partner den Wunsch haben, Ihre Beziehung zu vertiefen, wird Sie dieses Buch Schritt für Schritt zu jener intensiven, aufregenden sexuellen Beziehung führen, nach der Sie sich so lange gesehnt haben.

Das Programm für heiße Monogamie

Als erstes sollten Sie wissen, daß dieses Buch selbst ein umfassendes Programm ist und keine Sammlung von Beobachtungen oder hilfreichen Andeutungen. Man kann in einen Vortrag gehen oder ein Buch über Liebesbeziehungen lesen und dabei einiges lernen. Aber ohne eine Struktur, die einem hilft, die frisch erworbenen Einsichten in neue Verhaltensweisen zu übertragen, verfällt man oft wieder in alte Gewohnheiten. Wenn ich mit Paaren arbeite, individuell oder in Workshops, gebe ich ihnen Hausaufgaben mit auf den Weg, dank derer sie ihre Beziehung dauerhaft ändern können. Übungen bilden ebenfalls einen wesentlichen Bestandteil dieses Buchs. Am Ende jedes Kapitels werden Sie eine Reihe von Aktivitäten finden, die ich entwickelte, nachdem ich Tausende von Stunden mit Paaren gearbeitet, sie angeleitet und ihnen zugehört hatte, um anschließend die Prozesse zu verfeinern. Und indem Sie den Text lesen und die Übungen durchführen, werden Sie nach und nach in ein aufregenderes Reich von Leidenschaft und Vertrautheit eintreten.

Ein anderer, wesentlicher Aspekt dieses Programms ist seine Vielseitigkeit. Ich werde nicht, wie andere Experten, bei einem kleinen, abgegrenzten Bereich Ihrer Beziehung wie der Sexualtechnik oder der Kommunikationsfähigkeit verweilen, sondern Ihnen dabei helfen, die Gesamtheit Ihrer sexuellen Beziehung zu erforschen. Ich werde Sie ermutigen, mit den folgenden neun voneinander getrennten Bereichen Neuland zu erschließen.

1. *Kommunikation über Sex:* die Ungezwungenheit, mit der Sie über Ihre sexuelle Beziehung sprechen
2. *Sexuelles Verlangen:* wieviel körperliches Verlangen Sie üblicherweise verspüren

3. *Vertrautheit:* Ihre Fähigkeit, Ihre Gedanken und Gefühle mit Ihrem Partner zu teilen
4. *Technik:* Ihre Fähigkeit, sich selbst und Ihren Partner zu erregen
5. *Sexuelle Abwechslung:* Ihre Bereitschaft, das Liebesspiel kreativ zu gestalten und Neues auszuprobieren
6. *Romantik:* Ihr Wunsch, Ihrem Partner auf konkrete Art zu zeigen, daß Sie ihn lieben
7. *Körperbild:* Ihr inneres Bild von Ihrem äußeren Selbst
8. *Sinnlichkeit:* Ihre Bereitschaft, sich zu entspannen und all Ihre Sinne in das Liebesspiel einzubringen
9. *Leidenschaft:* Ihre Fähigkeit, starke Erregung mit der Liebe zu Ihrem Partner zu verbinden

Es handelt sich hierbei nicht um willkürlich ausgewählte Kategorien, sondern um jene neun Bereiche, die meiner Erfahrung nach für Paare am problematischsten sind. Ich entschied mich für sie, nachdem ich meine klinische Praxis hatte Revue passieren lassen, mich mit über fünfundsiebzig Therapeuten beraten und zusätzlich noch fünfhundert Paare begutachtet hatte. Ich habe diese Kategorien außerdem in Workshops und Vorträgen getestet und verfeinert.
Bei der Durchsicht der Liste dürften Sie rasch einen Problembereich Ihrer Beziehung ausmachen. Möglicherweise mangelt es Ihrem Liebesspiel an Sinnlichkeit, wie es bei vielen Paaren der Fall ist, mit denen ich arbeite, oder Sie sehnen sich nach mehr Romantik. Aber vielleicht ist Ihnen nicht klar, daß jeder der neun Bereiche einen bedeutenden Anteil an der Fähigkeit hat, Leidenschaft und Vertrautheit entstehen zu lassen. Ich sehe jeden Tag Paare, die zu dieser Einsicht kommen. Nach dem Besuch einer meiner Workshops schrieb mir ein Mann einen Brief, um mir mitzuteilen, wie erstaunt er gewesen war, zu erfahren, daß das negative Körperbild seiner

Frau ihrer beider Geschlechtsleben beeinflußte. »Zuerst habe ich mich gefragt, weshalb Sie das Körperbild in die neun Kategorien aufgenommen haben«, schrieb er. »Ich bin mehr oder weniger zufrieden mit meinem Körper und hatte bislang angenommen, meiner Frau ginge es ebenso. Nun, ich habe mich geirrt. Es hat mir sehr geholfen, das zu erfahren. Ich dachte, sie hätte das Interesse am Sex verloren, weil sie nicht mehr an mir interessiert sei. Jetzt weiß ich, daß es eher an ihrer Unfähigkeit liegt, ihr Gewicht zu akzeptieren. Zum ersten Mal konnten wir über diesen Teil unserer Sexualität sprechen. Dadurch hat sich einiges verändert.«

Etwas, was möglicherweise nicht sofort ins Auge springt, ist das Maß, in dem die neun Kategorien dieses Programms miteinander verwandt sind. Während Sie sich auf eine Kategorie konzentrieren, werden Sie auch auf anderen Gebieten Fortschritte machen. Während Sie sich zum Beispiel bemühen, romantischer zu werden, könnte Ihr Partner ein größeres sexuelles Verlangen verspüren. Während Sie das Risiko eingehen, eine neue Liebestechnik auszuprobieren, könnten Ihr Partner und Sie plötzlich eine tiefere emotionale Vertrautheit erfahren. Sie werden nicht immer vorhersagen können, wohin dieser Prozeß führen wird. Also bereiten Sie sich auf eine Überraschung vor.

Ich habe die synergetische Natur dieses Programms am eigenen Leibe erfahren. Mein Mann schenkte mir letztes Jahr zu Weihnachten einen richtigen Massagetisch mit dem Versprechen, mich einmal wöchentlich zu massieren. Ich liebe Massagen und freute mich auf die Sinnlichkeit dieser Erfahrung. Aber keiner von uns beiden war darauf vorbereitet, wie vertraut und sexuell die Massagen sein würden. Besonders eine Massage führte zu einem der innigsten, vollkommensten Liebesspiele, die wir je hatten. Obwohl mein Mann sich nicht auf meine erogenen Zonen konzentrierte, verwandelte allein schon die Tatsache, daß er so begierig darauf war, mich zufriedenzustellen, und ich so entspannt und offen für seine Berührungen, eine ganz gewöhnliche Massage in ein ausgedehntes Vorspiel, das übergangslos zum Liebesspiel wurde, wobei wir einen Grad an Leidenschaft und Vertrautheit erreichten, der uns beiden die Tränen in die Augen trieb. Eines meiner Ziele bei diesem Programm ist, Paaren dabei zu helfen, mehr Momente dieser Ekstase zu erleben.

Bitte füllen Sie zu Beginn des Programms den Sexualtyp-Fragebogen aus, der im nächsten Kapitel vorgestellt wird. Durch diese Umfrage erfahren Sie, wo Sie und Ihr Partner gegenwärtig in jeder der neun Kategorien stehen. Wenn Sie beide die Ergebnisse auf die Graphiken übertragen, werden Sie ein klares Bild von den Fähigkeiten, Überzeugungen und Verhaltensweisen haben, die jeder von Ihnen in die Beziehung mit einbringt. Potentielle Wachstumsgebiete werden klar umrissen, Ihre Stärken deutlich zu sehen sein. Die dadurch gewonnenen Erkenntnisse werden Ihnen helfen, das Programm auf Ihren speziellen Fall zuzuschneiden und Ihre Energie dort konzentriert einzusetzen, wo sie Ihnen am meisten nutzt.

In den folgenden neun Buchkapiteln werden die neun Umfragekategorien in allen Einzelheiten untersucht, und zwar immer ein Bereich pro Kapitel. Ich werde Sie an meinen Therapiesitzungen und an meinen Workshops teilnehmen lassen und Ihnen Einsicht in einige der Probleme gewähren, mit denen ich regelmäßig konfrontiert werde. Da nur wenige von uns offen über ihre sexuellen Schwierigkeiten sprechen, könnte dies Ihr erster Blick auf das Intimleben anderer Paare sein. Ich werde Ihnen die Hilfe und den Rat geben, die Sie brauchen, um diese Probleme zu lösen, und zwar so, wie sie sich in Ihrer Beziehung manifestieren. Mit einigen der neun Programmpunkte können Sie vielleicht alte Probleme lösen, mit anderen möglicherweise Bereiche erweitern, in denen Sie

stark sind. Sie werden sehen: Für Leidenschaft und Vertrautheit gibt es keine Höchstgrenze.
In jedem der neun Kapitel werde ich die neuesten Untersuchungen auf dem entsprechenden Gebiet Ihnen mitteilen. Ich habe das Material diesem Buch einverleibt, weil es sich für viele Paare als hilfreich erwiesen hat. Manchmal war es mir möglich, ein sexuelles Problem einfach durch eine zuverlässige, praktische Information zu lösen. Vor kurzem nahm mich eine Frau in der Pause eines Workshops beiseite, um mir anzuvertrauen, daß ihre Orgasmen nicht normal seien. »Ich habe noch nie mit jemandem darüber gesprochen«, sagte sie, »aber meine Orgasmen dauern nur ein paar Sekunden. Sicher, ich genieße sie, aber sie sind nicht weltbewegend. Ich komme mir vor, als würde ich etwas versäumen.« Ich versicherte ihr, daß nur wenige Orgasmen länger als fünf oder zehn Sekunden dauerten, und verriet ihr, wie sie durch eine einfache Übung die Intensität ihres Orgasmus erhöhen konnte; eine Übung, die ich ihr in allen Einzelheiten beschrieb (und die Sie in einem späteren Kapitel finden). Sie war über diese Information so dankbar, daß sich ihre Augen mit Tränen füllten.

Hilfe für eine langfristige Monogamie

Wie schon der Titel besagt, wendet sich dieses Buch an Menschen, die in einer bindenden, monogamen Beziehung leben. Ich habe nicht vor, Argumente für die Monogamie anzuführen, sondern ich möchte denjenigen helfen, die sich bereits für die Monogamie als Lebensstil entschieden haben. Aber es schadet nicht, daran zu erinnern, weshalb Treue heutzutage eine derart intelligente Entscheidung ist. Natürlich ist Aids ein sehr guter Grund für eine beidseitig monogame

Beziehung. Heutzutage, wo sich das HIV-Virus unter der Bevölkerung verbreitet, können Affären lebensbedrohliche Folgen haben. Ständig wechselnde Partner erhöhen darüber hinaus das Risiko, andere sexuell übertragbare Krankheiten wie Chlamydien, genitalen Herpes, Hepatitis B, Warzen im Genitalbereich, Syphilis und Gonorrhöe zu bekommen. Jeder fünfte Erwachsene leidet unter einer sexuell übertragbaren Krankheit, und die Zahl wird sich in den kommenden Jahren voraussichtlich noch erhöhen. Wenn Sie seit 1978 in einer beidseitig monogamen Beziehung leben und weder mehrere Bluttransfusionen bekommen noch Drogen gespritzt haben – wodurch sich das Risiko wesentlich erhöht –, brauchen Sie sich während der genitalen Penetration oder beim oralen Sex keine Sorge wegen Aids zu machen. (Dasselbe gilt, wenn Sie in einer ausschließlich monogamen Beziehung leben, die nach 1978 begonnen hat, und wenn der Bluttest beider Partner negativ war.) Paare, auf die das nicht zutrifft, sollten Safer Sex praktizieren; dazu gehört, daß sie bei jeder Penetration ein neues Kondom überziehen, ein mit Nonoxynol-9 versetztes, spermatötendes Mittel benutzen und beim oralen Sex ein Kondom oder einen Gummifingerling verwenden.

Monogamie mindert nicht nur das Risiko, sich eine Krankheit zuzuziehen, sondern kann auch bedeutende gesundheitliche Vorteile zur Folge haben. Wir wissen schon lange, daß Menschen in Liebesbeziehungen, in denen einer dem anderen beisteht und hilft, älter werden und weniger gesundheitliche Probleme haben. Neu ist, daß auch monogame Paare aus ihrer Monogamie gesundheitlichen Nutzen ziehen. Dr. Winnifred B. Cutler, eine Pionierin auf diesem Gebiet, hat entdeckt, daß wöchentlicher Geschlechtsverkehr bei monogamen Frauen die Fruchtbarkeit und das körperliche Wohlbefinden fördert. Dr. Cutler erwähnt auch, daß Frauen in und vor den Wechseljahren, die regelmäßig Geschlechtsverkehr haben, einen höheren Östrogenspiegel aufweisen, was sie wiederum vor Herzkrankheiten schützt, die Knochensubstanz gesund erhält, Hitzewallungen auf ein Minimum reduziert und das Depressionsrisiko verringert. Aber auch für den Mann hat regelmäßiger Geschlechtsverkehr Vorteile. Sein Testosteronzyklus neigt dazu, sich dem Östrogenzyklus seiner Partnerin anzugleichen; er steigt, wenn sie ihren Eisprung hat, und erreicht sieben Tage später noch einmal die Spitze. Der höhere Testosteronspiegel bei Männern wird mit härteren Erektionen und einer wachsenden sexuellen Aktivität in Verbindung gebracht; das Ansteigen der sexuellen Aktivität bewirkt eine weitere Zunahme des Testosterons. Und so weiter und so weiter.

Die emotionalen Vorteile einer langfristigen Monogamie sind zu profund, um sie in wenigen Sätzen abzuhandeln. Paare, die im Laufe der Jahre lernten, einander zu lieben und zu trauen, stellen ein beispielloses Hilfssystem dar. Die miteinander geteilte Vergangenheit, die dauerhafte Bindung und die Wertschätzung, die sie füreinander hegen, erzeugen ein riesiges Reservoir an Ruhe und Zufriedenheit. Es ist eine derart tief verwurzelte Wohltat, daß man kaum Menschen darüber sprechen hört.

Aus diesen und aus anderen Gründen sehnen wir uns nach einer dauerhaften Beziehung. Die meisten Menschen heiraten selbst nach einer schmerzlichen Scheidung schnell ein weiteres Mal; ein zunehmender nationaler Zeitvertreib, serielle Monogamie genannt. Es läßt sich nicht leugnen, daß eine neue Beziehung die sexuelle Leidenschaft rasch wiederbeleben kann. Aber wenn die Droge der romantischen Verliebtheit aufgebraucht ist, verliert der Sex sein Prickeln. Und bald schon tauchen altvertraute Probleme auf. Wieder müssen Sie kämpfen, wenn Sie am Montagabend Football sehen wollen; wieder müssen Sie sich mit dem Geruch einer neuen Dauerwelle abfinden oder zu verstehen versuchen, weshalb Ihr Partner bei Visa Geld abhebt, um American Express zu bezahlen. Ein Mann sagte einmal wütend zu mir: »Ich heirate immer wieder die gleiche Frau.« Vor Jahren machte ein Schauspieler einen hart erarbeiteten Vorschlag, der helfen soll, den Heirats-Scheidungs-Kreislauf zu beenden: »Um sich vor Schwierigkeiten zu schützen, falls einem wieder einmal nach Heiraten ist, sucht man sich am besten einen gemeinen Menschen aus und schenkt ihm ein Haus.«

Den sexuellen Tanz zu beherrschen ist ein weiterer ausgezeichneter Grund, bei Ihrem gegenwärtigen Partner zu bleiben. Ihre Körper sind kompliziert und ändern sich ständig. Es kann Jahre dauern, bis man den Rhythmus des anderen kennt. Wenn Sie sich für die Monogamie entscheiden, haben Sie genügend Raum und Zeit, um Ihre Sachkenntnis zu erweitern. Sie brauchen Ihre Energie nicht mehr auf die Zeit und Nerven kostende Aufgabe zu verschwenden, einen neuen Partner zu suchen, sondern können lernen, wie man mit einem einzigen Menschen ein Maximum an Vergnügen erlebt.

Diese Investition von Zeit und Energie wirft in späteren Jahren hohe Dividenden ab. Wenn unser Körper altert, brauchen viele von uns größere körperliche Stimulierung und mehr Liebe und Anerkennung von unserem Partner, um sexuell voll dazusein. Paaren, die auf Dauer zusammenbleiben, bietet sich die Gelegenheit, etwas zu erleben, was ich Jahrgangs-Sex nenne, eine potente, vertraute Sexualität, die von Liebe und emotionaler Reife und nicht von Jugend, Neuheit und körperlicher Schönheit gespeist wird.

Durch mein Privatleben und bei meiner Arbeit mit Paaren habe ich gelernt, daß die Erzeugung von Leidenschaft und Vertrautheit in einer lang andauernden Beziehung nichts für Unreife und Kleinmütige ist. Menschen, die nach einem schnellen Kick für einen schwächer werdenden Geschlechtstrieb suchen, finden diesen rascher in einer Affäre oder einer Reihe kurzfristiger Beziehungen. Um eine beständige Leidenschaft zu einer Person zu entwickeln, braucht es Hingabe, Kompromißbereitschaft und einige Toleranz gegenüber emotionalem Unbehagen. Die meisten der Übungen in diesem Buch sind amüsant und leicht, und Sie werden sich sofort zu ihnen hingezogen fühlen, während andere von Ihnen verlangen werden, an Problemen zu arbeiten, denen Sie eigentlich lieber aus dem Weg gehen würden. Öfters, als Ihnen lieb ist, wird der Ball in Ihrem Spielfeld landen, wenn Sie der Meinung sind, Ihr Partner sei schuld. Um zu einer dauerhaften Veränderung zu gelangen, müssen beide Partner ihr Verhalten kritisch unter die Lupe nehmen.

Was manchmal bedeutet, zuzugeben, daß Ihr Partner die ganze Zeit über recht hatte. Wenn er Sie beispielsweise gebeten hat, sensibler zu sein, mehr Zeit mit ihm zu verbringen, mit ihm häufiger über Ihre Gefühle zu sprechen, romantischer zu sein oder sich gehenzulassen und mehr Spaß im Bett zu haben, dann hat er wahrscheinlich recht. Sehr wahrscheinlich müssen Sie sich in dieser Beziehung ändern; nicht nur, um Ihren Partner zufriedenzustellen, sondern auch, um mehr Leidenschaft und Vertrautheit in Ihr Leben einzulassen. Meine Therapiepraxis hat mich davon überzeugt, daß »das Paar die Lösung besitzt«. Was heißen soll, daß zwei Menschen in einer langfristigen Beziehung im Laufe der Jahre immer besser darin werden, genau den Finger auf die Stelle zu legen, an der sich der Partner ändern soll. Weniger gut sind sie jedoch darin, ihre Beobachtungen so weiterzugeben, daß der Partner nach ihnen handeln kann. Meine Klienten bezahlen mich gut, damit ich genau das weitergebe, was ihre Partner ihnen schon seit Jahren sagen. Zu den Vorteilen dieses Programms gehört, daß es Ihnen dabei helfen wird, Ihre Bedürfnisse und Wünsche so auszudrücken, daß Ihr Partner Sie schließlich doch noch hört.

Bei manchen Programmpunkten werden Sie möglicherweise einigen Widerstand dagegen spüren, die Bedürfnisse Ihres Partners zu befriedigen. In jedem von uns steckt ein egozentrischer Kern. Ich erinnere mich noch an eine Frau, die mir sagte: »Ich möchte erst Sex haben, wenn *ich* es will. Es mag der aufrichtige Wunsch meines Mannes sein, aber es ist *mein* Körper.« Menschen, die seit Jahren glücklich verheiratet sind, werden Ihnen sagen, daß ihre Beziehung nicht überlebt hätte, wenn sie nicht bereit gewesen wären, sich über eine beachtliche Zeitspanne hinweg mit den Bedürfnissen ihres Partners zu befassen. Das ist Reife. Das ist Liebe.

Ich möchte Ihnen versichern, daß die Belohnungen, die dieses Programm in sich birgt, der Mühe wert sind. Es kann Ihr Leben verändern. Eine sechzigjährige Frau rief mich nach einem kürzlich veranstalteten Workshop an, um mir zu sagen, daß sie sich wieder in ihren Partner verliebt hätte, mit dem sie seit fünfunddreißig Jahren zusammenlebte. Ein junges Paar, das an meinem letzten Workshop teilnahm, besuchte mich am frühen Sonntagmorgen, um mir mitzuteilen, daß eine der Übungen, die ich am Abend zuvor aufgegeben hatte, bei ihnen einen dramatischen Durchbruch bewirkt habe. »Jetzt glaube ich an Wunder«, sagte die Frau. Dieses Programm enthält das gleiche Versprechen auch für Sie.

Ich möchte Ihnen eine kurze Übersicht über die Hauptthemen geben, die vor Ihnen liegen. Im Kapitel über das sexuelle

Verlangen werde ich die Mysterien der sexuellen Anziehungskraft untersuchen. Sie werden von Frauen mit hohem und niedrigem Testosteronspiegel und von den Zyklen des männlichen Verlangens hören. Sie werden die Rolle erforschen, die das sexuelle Verlangen in Ihrer Beziehung spielt, und eine Lösung für das Problem finden, das die Häufigkeit Ihrer sexuellen Kontakte für Sie bedeutet.

Im Kapitel über die Sexualtechnik werde ich eine Fähigkeit beschreiben, die für die heiße Monogamie unbedingt erforderlich ist, und zwar, wie Sie Ihrem Partner beibringen, welche Sexualtechniken Sie am liebsten mögen. Selbst wenn Sie seit Jahrzehnten mit demselben Partner verheiratet sein sollten, werden Sie möglicherweise neue Wege entdecken, um das gegenseitige Vergnügen zu steigern.

Im Kapitel über die sexuelle Abwechslung werde ich Ihnen ein opulentes Menü von sexuellen Aktivitäten anbieten, durch das Sie Ihr Liebesspiel mit Neuem bereichern. Ihre Aufgabe wird es sein, jene Techniken zu selektieren, die Sie am meisten erregen, und die erotischen Grenzen Ihrer Beziehung nach und nach zu erweitern. Sie werden erfahren, wie Sie Ihren Partner dazu bringen, einige Ihrer geheimen Sehnsüchte zu befriedigen, und lernen, wie Sie einige Ihrer verbliebenen Hemmungen überwinden können.

Im Vertrautheitskapitel werde ich Sie mit einer einfachen Kommunikationsübung bekannt machen, die tiefreichende Folgen haben kann. Während Sie diese Übung praktizieren, werden Sie mit der inneren Welt Ihres Partners vertrauter und lernen, sich wohl zu fühlen, obwohl Sie sich in vielem von Ihrem Partner unterscheiden. Ironischerweise werden Sie ein viel tieferes Bindungsgefühl spüren, sobald Sie Ihre eigene Besonderheit stärker akzeptieren.

Im letzten Kapitel dieses Buches schließlich werde ich Ihnen zeigen, wie die neun einzelnen Elemente Ihrer Sexualität sich vereinigen, um sexuelle Leidenschaft zu erzeugen, jene potente Mischung aus sexuellem Verlangen und emotionaler Vertrautheit. Wenn Sie diesen Programmabschnitt erreicht haben, werden Sie eine dramatische Verbesserung Ihres Liebesspiels feststellen. Sie werden mit einer Offenheit und Gelassenheit über Ihre sexuellen Probleme sprechen, die Sie vorher nicht für möglich gehalten hätten. Sie werden Ihr Wissen über Ihre Sexualität vermehrt, das Maß Ihrer Vertrautheit vertieft haben. Sie werden gelernt haben, Ihren Körper stärker zu akzeptieren, und anfangen, neues sexuelles Terrain zu erkunden. Und während Sie all diese Einsichten und Fähigkeiten anhäufen, werden Sie einen ersten Vorgeschmack auf die lebenslangen Belohnungen der heißen Monogamie erhalten.

2
Kartographieren Sie Ihre sexuelle Beziehung

Wenn ich Paare frage, auf welche Weise sie ihr Liebesspiel gern verbessern würden, bekomme ich oft Verallgemeinerungen zu hören wie:

»Wir haben nicht mehr so viel Spaß wie früher.«
»Ich wünschte, es gäbe Mittel und Wege, die alte Magie zurückzubringen.«
»Wir sind einfach nur zu beschäftigt.«
»Unser Liebesspiel ist gemütlich, aber nicht aufregend.«
»Wir scheinen uns immer mehr auseinanderzuleben.«

Bevor diese Paare mehr Leidenschaft und Vertrautheit erfahren können, müssen sie alle Generalisierungen hinter sich lassen und ihre Liebesbeziehung einer genaueren Prüfung unterziehen. Sie müssen begreifen, *weshalb* ihr Liebesspiel nicht mehr »heiß« ist, und genau festlegen, was sie tun können, um dem Beischlaf mehr Magie zu verleihen. Sie müssen jene Kommunikationsprobleme identifizieren, die sie auf emotionaler Basis voneinander trennen, und herausfinden, weshalb sie nicht mehr genügend Zeit für die Liebe haben.
Um Paaren dabei zu helfen, ihre Beziehung einer genaueren Prüfung zu unterziehen, habe ich die Sexualtyp-Umfrage entwickelt, die in diesem Kapitel vorgestellt wird. Diese Umfrage zur Selbsteinschätzung hat zahllose Korrekturen durchlaufen und wurde in ihrer jetzigen Form von über fünfhundert Menschen getestet. Die Erfahrung hat gezeigt, daß sie ein ausgezeichnetes Instrument darstellt, um festzustellen, wo

genau ein Paar in jedem einzelnen der neun Hauptbereiche des Programms steht: in der sexuellen Kommunikation, dem Verlangen, der emotionalen Vertrautheit, der Sexualtechnik, der Abwechslung, der Romantik, dem Körperbild, der Sinnlichkeit und der Leidenschaft.

Nachdem Sie die Fragen beantwortet und die Ergebnisse auf einer Liniengraphik eingetragen haben, verfügen Sie über eine visuelle Aufzeichnung all der Eigenschaften, die Sie und Ihr Partner in die Beziehung einbringen; dadurch erhalten Sie die nötige Information, um sich positiv zu ändern. Sie werden in der Lage sein, Ihre Stärken und Schwächen genauer auszumachen und die Hauptunterschiede zwischen Ihnen und Ihrem Partner zu erkennen.

Und Sie werden ein neues Bewußtsein für Ihre persönliche Rolle in der Beziehung bekommen. Nur zu oft konzentrieren Menschen sich ausschließlich auf das Verhalten ihres Partners und nicht auf ihr eigenes. Dazu fällt mir ein klassisches Beispiel ein. Eine Frau brachte ihren Mann zu einem meiner Workshops mit, weil sie wollte, daß er ein romantischerer Partner würde. Sie kannte seine Fehler genau: Er war nicht zärtlich genug, machte ihr keine Überraschungsgeschenke und hörte nicht aufmerksam genug zu, wenn sie sprach. Nachdem sie die Fragen beantwortet und die Punkte in der Romantik-Kategorie zusammengezählt hatte, wurde ihr plötzlich klar, daß sie ihren Mann auf ähnliche Art vernachlässigt hatte wie er sie. Die Umfrage erwies sich als Realitäts-Check, der sie mit ihrem eigenen Verhalten konfrontierte.

Aber sie ist auch ein Fenster zur inneren Welt Ihres Partners und läßt Sie einen Blick auf jene Wünsche und Hemmungen werfen, von deren Vorhandensein Sie bislang noch nichts wußten. Beispielsweise war die gerade erwähnte Frau überrascht, als sie feststellte, daß ihr Mann eine hohe Punktzahl in der Kategorie »Sexuelles Verlangen« erzielt hatte, was sie verwirrte, hatte sie doch in den letzten Jahren meistens den ersten Schritt getan. Als sie seine Ergebnisse in Frage stellte, gestand er ihr, er habe aus Furcht davor, die Erektion nicht aufrechterhalten zu können, aufgehört, die Initiative zu ergreifen. Bis zu diesem Gespräch hatte sie nichts von seiner Angst geahnt.

Diese Umfrage wurde entwickelt, um Ihnen zu helfen, Ihre Energie auf die Abschnitte des Programms zu konzentrieren, die Ihnen das meiste Wachstumspotential bieten. Ich möchte Ihnen empfehlen, jedesmal zu Beginn einer neuen Programm-Kategorie zurückzublättern und sich noch einmal die Ergebnisse in dem entsprechenden Bereich anzuschauen. Falls es eine auffällige Lücke zwischen Ihren Ergebnissen und denen Ihres Partners gab oder wenn Sie beide in einer bestimmten Kategorie nur eine niedrige Punktzahl erreichten, werden Sie wissen, daß Sie Ihre Energie stärker auf diese Kapitel konzentrieren sollten. Die Höhen und Tiefen, die Gipfel und Täler Ihrer Graphik werden Ihnen als topographische Karte dienen und Ihnen helfen, Ihren Weg durch das Programm zu finden.

Wie Sie feststellen werden, besteht die Umfrage aus dreiundsechzig positiven Behauptungen über Vertrautheit und Sexualität. Es handelt sich um zwei identische Fragenkataloge, einen für Sie, einen für Ihren Partner. Ich möchte Sie bitten, die Fragen allein zu beantworten, ohne sich mit Ihrem Partner zu beraten, denn nur so kann die Umfrage Ihre individuellen Gefühle genau widerspiegeln. Lesen Sie die Behauptungen, und entscheiden Sie, wie gut sie Ihre Einstellung, Ihre Gefühle oder Ihr Verhalten in den letzten Monaten beschreiben. Die Umfrage mißt Ihren Beitrag zur Beziehung, nicht Ihre Gefühle in bezug auf die Beiträge Ihres Partners. *Je ehrlicher Sie sich selbst einschätzen, desto mehr Information werden Sie darüber bekommen, wie Sie Ihre Beziehung verbessern können.*

Ich möchte Sie ermutigen, Erläuterungen an den Rand des Fragebogens zu schreiben, wann immer Sie das Bedürfnis verspüren, eine Antwort zu modifizieren. (Beispiel: »Das mag am Arbeitsstreß liegen.« »Diese Veränderung ist erst vor kurzem eingetreten.« Oder: »Das trifft eher auf meine vorige Ehe zu.«) Diese Erläuterungen helfen Ihnen, klarer zu sehen, und vermitteln Ihrem Partner möglicherweise nützliche Informationen.

Es ist wichtig, daß Sie die Fragen beantworten, bevor Sie zum nächsten Kapitel übergehen. Die Ergebnisse werden Ihnen zusätzliche Erkenntnisse bescheren, während Sie die folgenden Kapitel lesen.

Sprechen Sie mit Ihrem Partner über die Resultate. Die Übung 1 am Ende dieses Kapitels wird Ihnen einige Diskussionsrichtlinien mit auf den Weg geben. Wenn Sie jedoch der Meinung sind, ein Gespräch über die Ergebnisse erzeuge nur Spannung zwischen Ihnen, oder wenn aus dem Gespräch eine Auseinandersetzung wird und Probleme auftauchen, legen Sie den Fragenkatalog beiseite, bis Sie beide die Kapitel drei bis fünf gelesen haben, die Ihnen helfen werden, gefahrloser und gelassener über Ihre sexuelle Beziehung zu sprechen.

Umfrage zum Sexualtyp – Partner 1

Anweisungen: Kreisen Sie nach jedem Satz eine Zahl auf der Skala von 0 bis 6 ein. Diese Zahl zeigt an, *wie häufig* oder *wie gut* die Behauptung auf Sie zutrifft. Beantworten Sie die Fragen für die Dauer der letzten Monate.

Niemals		Manchmal (oder ein wenig)				Immer
0	1	2	3	4	5	6

1. Mir fällt es leicht, beim Liebesspiel störende Gedanken abzublocken.
   0 1 2 3 4 5 6

2. Ich verspüre täglich sexuelles Verlangen.
   0 1 2 3 4 5 6

3. Ich trage dazu bei, eine romantische Umgebung für unser Liebesspiel zu schaffen.
   0 1 2 3 4 5 6

4. Ich bin mir der Fähigkeit gewiß, meinen Partner zu erregen.
   0 1 2 3 4 5 6

5. Ich führe neue Liebestechniken in unsere Beziehung ein.
   0 1 2 3 4 5 6

6. Ich bin ein körperlich begehrenswerter Mensch.
   0 1 2 3 4 5 6

7. Ich gebe mir Mühe, mich meinem Partner beim Liebesspiel emotional nahe zu fühlen.
   0 1 2 3 4 5 6

8. Ich spreche tagsüber mit meinem Partner über meine Gedanken.
   0 1 2 3 4 5 6

9. Ich spreche mit meinem Partner offen über meine sexuellen Bedürfnisse und Vorlieben.
0 1 2 3 4 5 6

10. Ich liebkose meinen Partner vom Scheitel bis zur Sohle.
0 1 2 3 4 5 6

11. Ich nehme mir genügend Zeit, um aus dem Liebesspiel ein entspanntes, sinnliches Erlebnis zu machen.
0 1 2 3 4 5 6

12. Ich verspüre ein zunehmendes sexuelles Interesse oder eine Spannung, wenn ich ein paar Tage lang keinen Sex gehabt habe.
0 1 2 3 4 5 6

13. Ich äußere meine Liebesgefühle, während ich mit meinem Partner schlafe.
0 1 2 3 4 5 6

14. Beim Liebesspiel zolle ich den sexuellen Bedürfnissen und Wünschen meines Partners Aufmerksamkeit.
0 1 2 3 4 5 6

15. Ich überrasche meinen Partner, indem ich ihn auf neue Arten liebe.
0 1 2 3 4 5 6

16. Ich bin mit dem Aussehen meiner Genitalien zufrieden.
0 1 2 3 4 5 6

17. Ich bin tagsüber körperlich zärtlich.
0 1 2 3 4 5 6

18. Ich spreche mit meinem Partner über meine Gefühle.
0 1 2 3 4 5 6

19. Ich spreche mit meinem Partner rücksichtsvoll über meine unerfüllten sexuellen Bedürfnisse.
0 1 2 3 4 5 6

20. Ich ergreife wegen meines sexuellen Verlangens die Initiative.
0 1 2 3 4 5 6

21. Ich mache unser Liebesspiel zu einem sinnlichen Erlebnis.
0 1 2 3 4 5 6

22. Ich würde gerne öfter als zweimal die Woche Geschlechtsverkehr haben.
0 1 2 3 4 5 6

23. Ich bringe ein Element des Werbens in unser Liebesspiel ein.
0 1 2 3 4 5 6

24. Ich überzeuge mich davon, daß mein Partner weiß, was ich auf sexuellem Gebiet mag.
0 1 2 3 4 5 6

25. Ich halte nach Informationen über neue Liebestechniken Ausschau.
0 1 2 3 4 5 6

26. Mir gefällt es, wenn mein Partner mich nackt sieht.
0 1 2 3 4 5 6

27. Es gehört zu meinen Zielen, mich während des Liebesspiels meinem Partner verbunden zu fühlen.
0 1 2 3 4 5 6

28. Wenn ich rede, achte ich darauf, meinen Partner nicht mit zu vielen Worten oder zu viel Information zu überschütten.
0 1 2 3 4 5 6

29. Ich habe eine einfache Methode, meinen Partner wissen zu lassen, wann ich in Stimmung bin, mit ihm zu schlafen.
0 1 2 3 4 5 6

30. Ich zeige meinem Partner durch romantische Gesten (Geschenke, Überraschungen, besondere Gefälligkeiten etc.), daß ich ihn liebe.
0 1 2 3 4 5 6

31. Ich entspanne mich und genieße unser Liebesspiel.
0 1 2 3 4 5 6

32. Ich empfinde sexuelles Verlangen, ohne körperlich stimuliert zu werden.
0 1 2 3 4 5 6

33. Ich bemühe mich, die Feier unseres Jahrestages oder anderer bedeutender Ereignisse in unserer Beziehung liebevoll zu gestalten.
0 1 2 3 4 5 6

34. Ich bin ein(e) kreative(r) oder verwegene(r) Liebhaber(in).
0 1 2 3 4 5 6

35. Ich bringe meinen Partner auf unterschiedliche Weise zum Orgasmus.
0 1 2 3 4 5 6

36. Ich bin mit meinem körperlichen Erscheinungsbild zufrieden, wenn wir uns lieben.
0 1 2 3 4 5 6

37. Ich bin ein(e) leidenschaftliche(r) Liebhaber(in).
0 1 2 3 4 5 6

38. Ich habe immer ein offenes Ohr für meinen Partner.
0 1 2 3 4 5 6

39. Ich sage meinem Partner, was mir an unserem Liebesspiel nicht gefällt.
0 1 2 3 4 5 6

40. Ich bemühe mich, aus bedeutenden Veränderungen in den sexuellen Bedürfnissen und Wünschen meines Partners zu lernen.
0 1 2 3 4 5 6

41. Ich genieße das Liebesspiel mit all meinen Sinnen.
0 1 2 3 4 5 6

42. Für mich hat Sex Vorrang.
0 1 2 3 4 5 6

43. Ich fühle mich meinem Partner beim Liebesspiel spirituell verbunden.
0 1 2 3 4 5 6

44. Ich sage meinem Partner, welche Liebestechnik mir am besten gefällt.
0 1 2 3 4 5 6

45. Ich schlage eine Änderung der Routine vor, wenn unser Liebesspiel mich langweilt.
0 1 2 3 4 5 6

46. Ich habe ein positives Körperbild.
0 1 2 3 4 5 6

47. Ich überlasse mich während des Liebesspiels willig der sexuellen Leidenschaft.
0 1 2 3 4 5 6

48. Ich rege vertraute Gespräche mit meinem Partner an.
0 1 2 3 4 5 6

49. Während wir uns lieben, lasse ich meinen Partner wissen, welche Techniken und Positionen mir am meisten Vergnügen bereiten.
0 1 2 3 4 5 6

50. Ich sorge dafür, daß unser Liebesspiel nicht zur Routine wird.
0 1 2 3 4 5 6

51. Ich bin während des Liebesspiels nicht befangen wegen meines Körpers.
0 1 2 3 4 5 6

52. Ich bin von meiner Fähigkeit überzeugt, meinen Partner zum Orgasmus zu bringen.
0 1 2 3 4 5 6

53. Ich höre aufmerksam zu, wenn mein Partner mit mir spricht.
0 1 2 3 4 5 6

54. Ich sage meinem Partner, was mir an unserem Liebesspiel gefällt.
0 1 2 3 4 5 6

55. Ich bin ein(e) sinnliche(r) Liebhaber(in).
0 1 2 3 4 5 6

56. Ich habe spontane sexuelle Gedanken, Bilder und Tagträume.
0 1 2 3 4 5 6

57. Ich habe Tagträume oder phantasiere über romantische Augenblicke oder Ereignisse.
0 1 2 3 4 5 6

58. Ich schaue meinem Partner in die Augen, während wir uns lieben.
0 1 2 3 4 5 6

59. Ich variiere Geschwindigkeit und Nachdruck meiner Liebestechniken, um die Erregung meines Partners zu erhöhen.
0 1 2 3 4 5 6

60. Ich bin mit meinem Körpergewicht und dem Grad meiner körperlichen Fitneß zufrieden.
0 1 2 3 4 5 6

61. Ich gebe meinem Partner die Art von körperlicher Liebe, die ihm am besten gefällt.
0 1 2 3 4 5 6

62. Wenn ich meinem Partner zuhöre, bemühe ich mich darum, seinen Standpunkt zu verstehen.
0 1 2 3 4 5 6

63. Ich informiere meinen Partner über Veränderungen in meinen sexuellen Bedürfnissen und Wünschen.
0 1 2 3 4 5 6

Rechnen Sie Ihre Punkte zusammen: Partner 1

ANWEISUNGEN: Schreiben Sie hinter jede der folgenden Nummern die Zahl, die Sie auf den vorhergehenden Seiten nach der entsprechenden Behauptung eingekreist haben. Rechnen Sie dann die Zahlen in jedem Abschnitt zusammen, und tragen Sie die neun Summen auf die entsprechenden Linien der Graphik auf Seite 47 ein. Verbinden Sie die einzelnen Punkte miteinander.

Körperliches Verlangen

2. 1
12. 1
20. 2
22. 1
32. 2
42. 0
56. 3
Summe: 10

Technik

4. 4
14. 3
40. 2
44. 5
49. 4
52. 4
59. 3
Summe: 25

Abwechslung

5. 1
15. 0
25. 0
34. 0
35. 0
45. 3
50. 2
Summe: 6

Leidenschaft

7. 4
13. 3
27. 3
37. 0
43. 0
47. 1
58. 1
Summe: 12

Gespräche über Sex

9. 4
19. 3
24. 1
29. 0
39. 4
54. 3
63. 1
Summe: 16

Körperbild

6. 2
16. 2
26. 3
36. 3
46. 1
51. 3
60. 3
Summe: 17

Sinnlichkeit

1. 3
10. 1
11. 0
21. 0
31. 2
41. 0
55. 0
Summe: 6

Romantik

3. 1
17. 3
23. 0
30. 3
33. 4
57. 3
61. 2
Summe: 16

Verbale Vertrautheit

8. 5
18. 5
28. 3
38. 5
48. 5
53. 5
62. 5
Summe: 33

Sexualtyp-Graphik – Partner 1

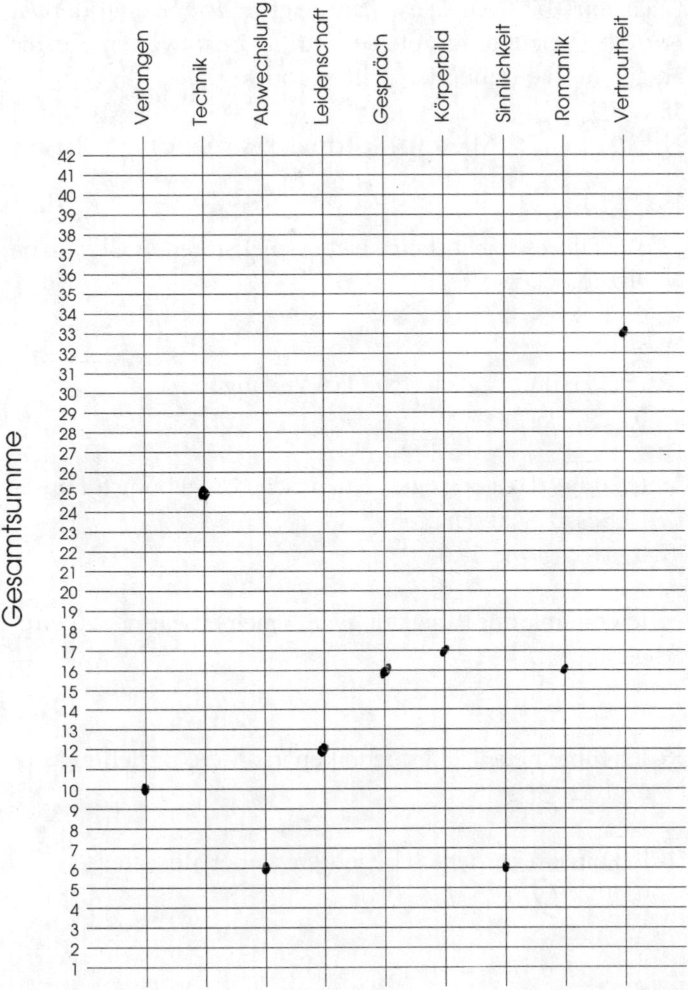

Umfrage zum Sexualtyp – Partner 2

ANWEISUNGEN: Kreisen Sie nach jedem Satz eine Zahl auf der Skala von 0 bis 6 ein. Diese Zahl zeigt an, *wie häufig* oder *wie gut* die Behauptung auf Sie zutrifft. Beantworten Sie die Fragen für die Dauer der letzten Monate.

NIEMALS		MANCHMAL (ODER EIN WENIG)				IMMER
0	1	2	3	4	5	6

1. Mir fällt es leicht, beim Liebesspiel störende Gedanken abzublocken.
   0 1 2 3 4 5 6

2. Ich verspüre täglich sexuelles Verlangen.
   0 1 2 3 4 5 6

3. Ich trage dazu bei, eine romantische Umgebung für unser Liebesspiel zu schaffen.
   0 1 2 3 4 5 6

4. Ich bin mir der Fähigkeit gewiß, meinen Partner zu erregen.
   0 1 2 3 4 5 6

5. Ich führe neue Liebestechniken in unsere Beziehung ein.
   0 1 2 3 4 5 6

6. Ich bin ein körperlich begehrenswerter Mensch.
   0 1 2 3 4 5 6

7. Ich gebe mir Mühe, mich meinem Partner beim Liebesspiel emotional nahe zu fühlen.
0 1 2 3 4 5 6

8. Ich spreche tagsüber mit meinem Partner über meine Gedanken.
0 1 2 3 4 5 6

9. Ich spreche mit meinem Partner offen über meine sexuellen Bedürfnisse und Vorlieben.
0 1 2 3 4 5 6

10. Ich liebkose meinen Partner vom Scheitel bis zur Sohle.
0 1 2 3 4 5 6

11. Ich nehme mir genügend Zeit, um aus dem Liebesspiel ein entspanntes, sinnliches Erlebnis zu machen.
0 1 2 3 4 5 6

12. Ich verspüre ein zunehmendes sexuelles Interesse oder eine Spannung, wenn ich ein paar Tage lang keinen Sex gehabt habe.
0 1 2 3 4 5 6

13. Ich äußere meine Liebesgefühle, während ich mit meinem Partner schlafe.
0 1 2 3 4 5 6

14. Beim Liebesspiel zolle ich den sexuellen Bedürfnissen und Wünschen meines Partners Aufmerksamkeit.
0 1 2 3 4 5 6

15. Ich überrasche meinen Partner, indem ich ihn auf neue Arten liebe.
0 1 2 3 4 5 6

16. Ich bin mit dem Aussehen meiner Genitalien zufrieden.
0 1 2 3 4 5 6

17. Ich bin tagsüber körperlich zärtlich.
0 1 2 3 4 5 6

18. Ich spreche mit meinem Partner über meine Gefühle.
0 1 2 3 4 5 6

19. Ich spreche mit meinem Partner rücksichtsvoll über meine unerfüllten sexuellen Bedürfnisse.
0 1 2 3 4 5 6

20. Ich ergreife wegen meines sexuellen Verlangens die Initiative.
0 1 2 3 4 5 6

21. Ich mache unser Liebesspiel zu einem sinnlichen Erlebnis.
0 1 2 3 4 5 6

22. Ich würde gerne öfter als zweimal die Woche Geschlechtsverkehr haben.
0 1 2 3 4 5 6

23. Ich bringe ein Element des Werbens in unser Liebesspiel ein.
0 1 2 3 4 5 6

24. Ich überzeuge mich davon, daß mein Partner weiß, was ich auf sexuellem Gebiet mag.
0 1 2 3 4 5 6

25. Ich halte nach Informationen über neue Liebestechniken Ausschau.
0 1 2 3 4 5 6

26. Mir gefällt es, wenn mein Partner mich nackt sieht.
0 1 2 3 4 5 6

27. Es gehört zu meinen Zielen, mich beim Liebesspiel meinem Partner verbunden zu fühlen.
0 1 2 3 4 5 6

28. Wenn ich rede, achte ich darauf, meinen Partner nicht mit zu vielen Worten oder zu viel Information zu überschütten.
0 1 2 3 4 5 6

29. Ich habe eine einfache Methode, meinen Partner wissen zu lassen, wann ich in Stimmung bin, mit ihm zu schlafen.
0 1 2 3 4 5 6

30. Ich zeige meinem Partner durch romantische Gesten (Geschenke, Überraschungen, besondere Gefälligkeiten etc.), daß ich ihn liebe.
0 1 2 3 4 5 6

31. Ich entspanne mich und genieße unser Liebesspiel.
0 1 2 3 4 5 6

32. Ich empfinde sexuelles Verlangen, ohne körperlich stimuliert zu werden.
0 1 2 3 4 5 6

33. Ich bemühe mich, die Feier unseres Jahrestages oder anderer bedeutender Ereignisse in unserer Beziehung liebevoll zu gestalten.
0 1 2 3 4 5 6

34. Ich bin ein(e) kreative(r) oder verwegene(r) Liebhaber(in).
0 1 2 3 4 5 6

35. Ich bringe meinen Partner auf unterschiedliche Weise zum Orgasmus.
0 1 2 3 4 5 6

36. Ich bin mit meinem körperlichen Erscheinungsbild zufrieden, wenn wir uns lieben.
0 1 2 3 4 5 6

37. Ich bin ein(e) leidenschaftliche(r) Liebhaber(in).
0 1 2 3 4 5 6

38. Ich habe immer ein offenes Ohr für meinen Partner.
0 1 2 3 4 5 6

39. Ich sage meinem Partner, was mir an unserem Liebesspiel nicht gefällt.
0 1 2 3 4 5 6

40. Ich bemühe mich, aus bedeutenden Veränderungen in den sexuellen Bedürfnissen und Wünschen meines Partners zu lernen.
0 1 2 3 4 5 6

41. Ich genieße das Liebesspiel mit all meinen Sinnen.
0 1 2 3 4 5 6

42. Für mich hat Sex Vorrang.
0 1 2 3 4 5 6

43. Ich fühle mich meinem Partner beim Liebesspiel spirituell verbunden.
0 1 2 3 4 5 6

44. Ich sage meinem Partner, welche Liebestechnik mir am besten gefällt.
0 1 2 3 4 5 6

45. Ich schlage eine Änderung der Routine vor, wenn unser Liebesspiel mich langweilt.
0 1 2 3 4 5 6

46. Ich habe ein positives Körperbild.
0 1 2 3 4 5 6

47. Ich überlasse mich während des Liebesspiels willig der sexuellen Leidenschaft.
0 1 2 3 4 5 6

48. Ich rege vertraute Gespräche mit meinem Partner an.
0 1 2 3 4 5 6

49. Während wir uns lieben, lasse ich meinen Partner wissen, welche Techniken und Positionen mir am meisten Vergnügen bereiten.
0 1 2 3 4 5 6

50. Ich sorge dafür, daß unser Liebesspiel nicht zur Routine wird.
0 1 2 3 4 5 6

51. Ich bin während des Liebesspiels nicht befangen wegen meines Körpers.
0 1 2 3 4 5 6

52. Ich bin von meiner Fähigkeit überzeugt, meinen Partner zum Orgasmus zu bringen.
0 1 2 3 4 5 6

53. Ich höre aufmerksam zu, wenn mein Partner mit mir spricht.
0 1 2 3 4 5 6

54. Ich sage meinem Partner, was mir an unserem Liebesspiel gefällt.
0 1 2 3 4 5 6

55. Ich bin ein(e) sinnliche(r) Liebhaber(in).
0 1 2 3 4 5 6

56. Ich habe spontane sexuelle Gedanken, Bilder und Tagträume.
0 1 2 3 4 5 6

57. Ich tagträume oder phantasiere über romantische Augenblicke oder Ereignisse.
0 1 2 3 4 5 6

58. Ich schaue meinem Partner in die Augen, während wir uns lieben.
0 1 2 3 4 5 6

59. Ich variiere Geschwindigkeit und Nachdruck meiner Liebestechniken, um die Erregung meines Partners zu erhöhen.
0 1 2 3 4 5 6

60. Ich bin mit meinem Körpergewicht und dem Grad meiner körperlichen Fitneß zufrieden.
0 1 2 3 4 5 6

61. Ich gebe meinem Partner die Art von körperlicher Liebe, die ihm am besten gefällt.
0 1 2 3 4 5 6

62. Wenn ich meinem Partner zuhöre, bemühe ich mich darum, seinen Standpunkt zu verstehen.
0 1 2 3 4 5 6

63. Ich informiere meinen Partner über Veränderungen in meinen sexuellen Bedürfnissen und Wünschen.
0 1 2 3 4 5 6

Rechnen Sie Ihre Punkte zusammen: Partner 2

ANWEISUNGEN: Schreiben Sie hinter jede der folgenden Nummern die Zahl, die Sie auf den vorhergehenden Seiten nach der entsprechenden Behauptung eingekreist haben. Rechnen Sie dann die Zahlen in jedem Abschnitt zusammen, und tragen Sie die neun Summen auf die entsprechenden Linien der Graphik auf Seite 58 ein. Verbinden Sie die einzelnen Punkte miteinander.

Körperliches Verlangen	Technik	Abwechslung
2. 3	4. 1	5. 4
12. 1	14. 2	15. 1
20. 3	40. 4	25. 0
22. 2	44. 6	34. 1
32. 4	49. 6	35. 3
42. 0	52. 4	45. 5
56. 5	59. 1	50. 1
Summe: 17	Summe: 24	Summe: 15

Leidenschaft	Gespräche über Sex	Körperbild
7. 5	9. 5	6. 3
13. 1	19. 4	16. 5
27. 5	24. 4	26. 4
37. 0	29. 1	36. 4
43. 3	39. 5	46. 4
47. 4	54. 5	51. 6
58. 1	63. 4	60. 4
Summe: 19	Summe: 28	Summe: 30

Sinnlichkeit	Romantik	Verbale Vertrautheit
1. 5	3. 1	8. 4
10. 4	17. 3	18. 3
11. 1	23. 2	28. 3
21. 2	30. 1	38. 5
31. 3	33. 1	48. 2
41. 3	57. 3	53. 4
55. 0	61. 1	62. 6
Summe: 18	Summe: 12	Summe: 27

Sexualtyp-Graphik – Partner 2

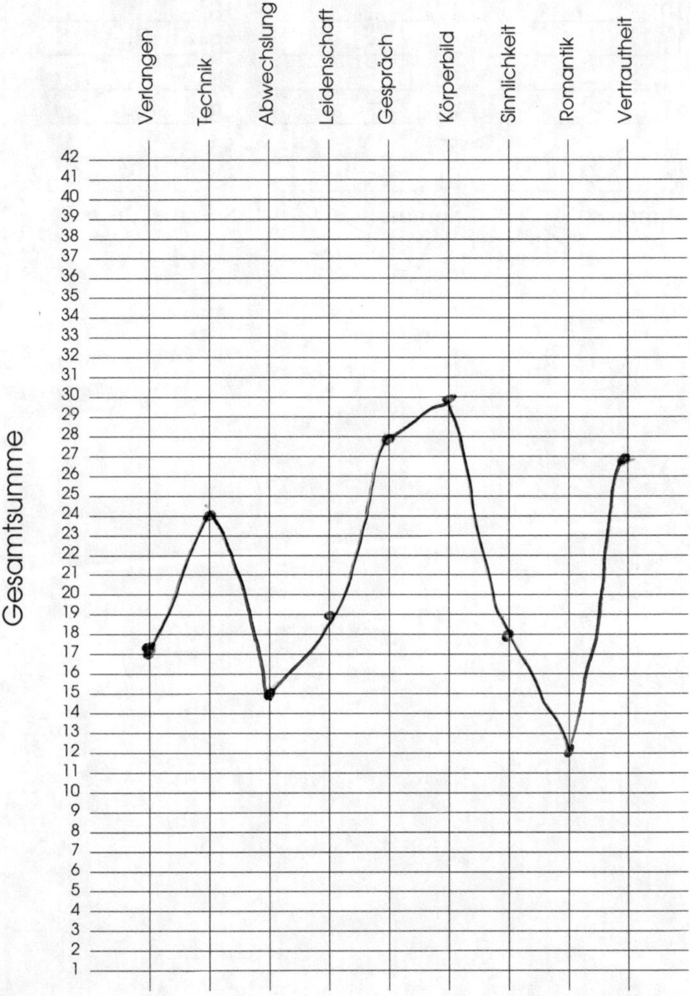

Sexualtyp-Graphik des Paares

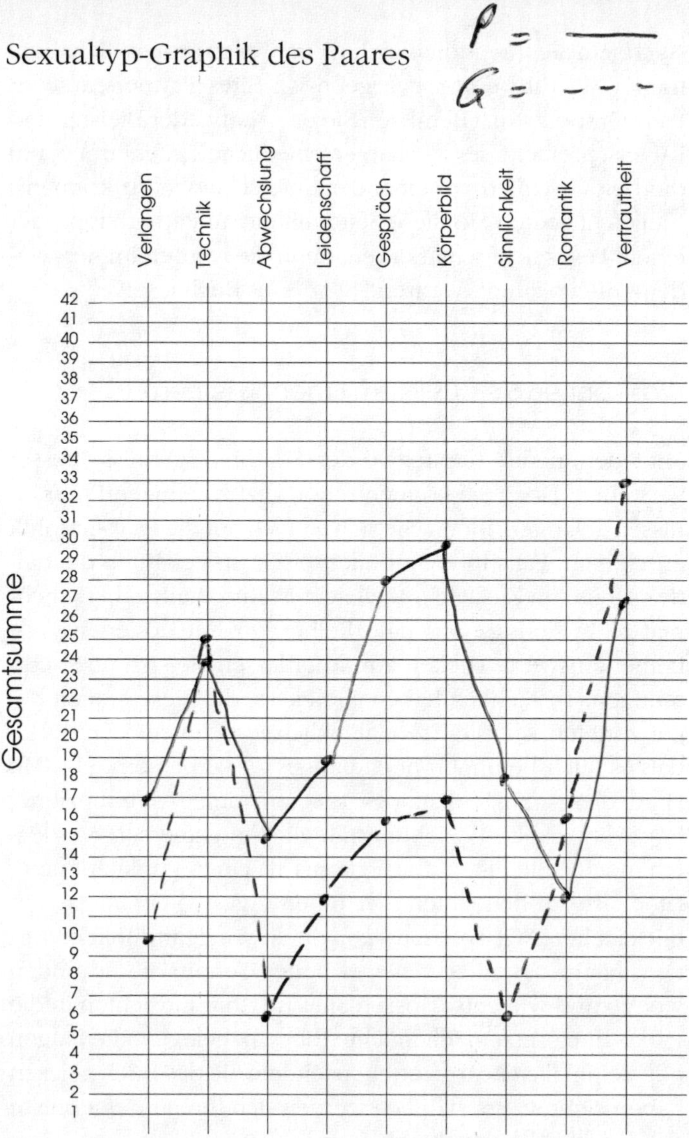

Nachdem Sie Ihre individuellen Graphiken ausgefüllt haben, tragen Sie Ihre und die Ergebnisse Ihres Partners auf der Paar-Graphik ein. (Benutzen Sie dazu entweder Bleistift und Kugelschreiber oder zwei unterschiedliche Tintenfarben, um die beiden Linien voneinander unterscheiden zu können.) Vielleicht sollten Sie diese Seite mit einem Papierklipp oder einem Lesezeichen markieren, denn Sie werden immer wieder zurückblättern, während Sie dieses Buch lesen.

Was können Sie aus Ihrem Ergebnis lernen?

Mit jedem neuen Kapitel werden Sie Ihre Ergebnisse besser verstehen. Doch Sie können schon jetzt zu einigen Erkenntnissen gelangen, indem Sie sich einfach nur die Paar-Graphik anschauen. Falls Ihre Graphik typisch ist, verlaufen die beiden Linien im Zickzack. Vielleicht ist Ihre Punktzahl manchmal recht gering, und eine Reihe von Kategorien weisen bemerkenswerte Lücken auf. Aber lassen Sie sich nicht entmutigen. Tatsächlich haben alle Paare, die diese Fragen beantworteten, selbst die sehr glücklich verheirateten, entdeckt, daß es auch bei ihnen noch einiges zu verbessern gibt. Mit Hilfe dieses Fragenkatalogs können einige differenzierte, hochentwickelte Beziehungsfähigkeiten gemessen werden. Ich möchte Sie bitten, Ihr Ergebnis als einen Punkt auf einer Landkarte zu betrachten, der Ihnen sagt, wo Sie im Augenblick stehen. Wie weit Sie sich von diesem Startpunkt entfernen, hängt davon ab, wieviel neues Terrain Sie erkunden wollen und wie entschlossen Sie sind, Ihre Einsichten in die Praxis umzusetzen. Ich möchte Ihnen nahelegen, die Fragen noch einmal zu beantworten, nachdem Sie das Buch gelesen haben. Sehr wahrscheinlich werden sich Ihre Endergebnisse dann merklich verbessert haben.

Beim Resultatevergleich werden Sie möglicherweise von der Punkthöhe überrascht sein, die Ihr Partner in manchen Kategorien erlangte. Falls es sich so verhält, ist es vielleicht hilfreich, wenn Sie noch einmal die Behauptungen lesen, die zu diesen Kategorien gehören, und danach darüber sprechen, wie Sie beide die Sätze interpretiert haben. Vielleicht haben Sie beide den Behauptungen verschiedene Bedeutungen unterlegt. Eine andere mögliche Erklärung wäre, daß Sie und Ihr Partner unterschiedliche Maßstäbe an sich selbst anlegen. Ich erinnere mich an eine Frau, die recht verwirrt war, als sie entdeckte, daß ihre Ergebnisse konstant niedrig blieben. Ihr Mann schaute sich die Resultate an und sagte, sie sei viel zu streng mit sich selbst. Er zeigte ihr, wie er sie eingeordnet hätte – in fast jeder Kategorie höher. Falls einer von Ihnen beiden selbstkritischer und strenger ist als der andere, sollten Sie im Geiste Ihre Punktzahl abstimmen.

Als nächstes stellen Sie fest, auf welchen Gebieten, wenn überhaupt, das Ergebnis über dem Durchschnitt liegt. Dekkungsgleiche Spitzen auf der Graphik zeigen einen Bereich vereinter Stärke in Ihrer Beziehung an. Möglicherweise können Sie aus dieser Stärke schöpfen, um Bereiche auszugleichen, in denen Sie schwach sind. Was bei mir der Fall war. Mein Partner und ich sind mit unserem Aussehen zufrieden, wir fühlen uns nackt genauso wohl wie bekleidet. Das verleiht uns bei den Sexualtechniken ein hohes Maß an Freiheit, das uns wiederum hilft, mein geringes Verlangen zu kompensieren.

Schauen Sie sich jetzt die Bereiche an, in denen Sie beide nur eine niedrige Punktzahl erreichten. Möglicherweise müssen Sie erst einmal einen erheblichen Widerstand überwinden, ehe Sie auf diesem Gebiet arbeiten können. Falls Sie in der Rubrik »Vertrautheit« beide nur eine geringe Punktzahl aufweisen, könnten Sie versucht sein, die Übungen im Kapitel

»Vertrautheit« zu überspringen, weil Sie mit Schwierigkeiten rechnen. Sie müssen sich darum bemühen, auch diesen Programmteil durchzuarbeiten.

Höchstwahrscheinlich verbirgt sich der meiste Konfliktstoff in den Bereichen, in denen zwischen Ihrem Ergebnis und dem Ihres Partners eine große Lücke klafft. Wenn Sie beispielsweise in der Kategorie »Verlangen« auf 35 Punkte gekommen sind und Ihr Partner auf 10, ist die Stärke des sexuellen Verlangens bei Ihnen beiden wahrscheinlich so unterschiedlich, daß Sie sich jeden Abend darüber streiten, ob Sie miteinander schlafen oder nicht. Obwohl es Ihnen vielleicht nicht behagt, Ihre Unterschiede so klar umrissen zu sehen, sollten Sie die Umfrage als ersten Schritt auf dem Weg zu einer Antwort betrachten. Dieses Programm wurde entwickelt, um Sie Schritt für Schritt zu einer Lösung zu führen.

Jede Paar-Graphik ist so einmalig wie ein Daumenabdruck. Aber ich überprüfe nun schon seit einer Reihe von Jahren die Fragebogenresultate, wobei mir einige allgemeine, geschlechtsspezifische Unterschiede aufgefallen sind. Wenn ich einen Stapel anonymer Ergebnisse durchschaue, kann ich sie – meist jedenfalls – korrekt in männliche und weibliche Kategorien einteilen. Ein Hinweis auf das Geschlecht der betreffenden Person ist die Neigung der Linie. Bezeichnenderweise steigt die Linie in der Männer-Graphik auf der linken Seite im Zickzack an und weist ein relativ hohes Maß an sexuellem Verlangen (die Kategorie links außen) und einige Schwierigkeiten in der Rubrik der verbalen Vertrautheit (der Kategorie rechts außen) auf. Im Unterschied dazu neigt die Graphik einer Frau dazu, auf der rechten Seite im Zickzack anzusteigen, was ein etwas geringeres sexuelles Verlangen anzeigt und größere Fähigkeiten auf dem Gebiet der verbalen Vertrautheit. Dies bedeutet wiederum, daß – wenn eine größere Anzahl heterosexueller Paare ihre Ergebnisse auf einer allgemeinen Graphik eintragen würde – sich die beiden Linien irgendwo in der Mitte kreuzten und ein ungefähres X bildeten. Eine bedeutende Kluft auf der Linksaußen-Seite der Graphik weist auf einen bemerkenswerten Unterschied im sexuellen Verlangen hin; eine auffällige Lücke rechts außen deutet auf einen bedeutsamen Unterschied in den Fähigkeiten zur verbalen Vertrautheit hin. Wenn die Paar-Graphik eine auffällige X-Form aufweist, hat die Frau häufig das Gefühl, nicht genügend Aufmerksamkeit und Liebe zu bekommen, während der Mann sich darüber beschwert, sexuell vernachlässigt zu werden. Ich hoffe, mit diesem Buch ein wenig Licht in dieses weitverbreitete Dilemma bringen zu können.

Natürlich ist es nicht das einzige Muster, das ich erkenne. Bei einer bemerkenswert hohen Zahl von Paaren ist es genau umgekehrt: dort kommt die Frau auf einen höheren Level im Bereich des sexuellen Verlangens, während der Mann sich emotional besser ausdrücken kann. Graphiken anderer Paare wiederum zeigen Linien, die keine erkennbare Schräge aufweisen. Obwohl ich in diesem Buch durchweg über allgemeine Geschlechtsunterschiede spreche, werde ich doch mein möglichstes tun, um jene große Vielfalt wiederzugeben, die ich bei einzelnen Paaren gesehen habe.

Ab dem nächsten Kapitel werden Sie die neun Bereiche des Fragenkatalogs Kapitel um Kapitel erforschen. (Beachten Sie bitte, daß ich in einer von Ihrer Graphik abweichenden Reihenfolge darüber spreche.) Sie könnten versucht sein, sofort die Kapitel aufzuschlagen, die Ihnen anfangs von großem Interesse zu sein schienen; aber ich möchte Sie bitten, die Kapitel in der vorliegenden Reihenfolge zu lesen. Jedes einzelne Kapitel enthält Informationen, die sich als wichtig für Ihre Beziehung erweisen werden, und die Übungen wurden so konzipiert, daß sie aufeinander aufbauen.

Übungsteil

Übung 1: Sprechen Sie über das Ergebnis

ERLÄUTERUNGEN: Bei dieser Übung erhalten Sie einige Vorschläge, wie Sie das Gespräch über die Resultate produktiver gestalten können. Es ist wichtig, daß Ihre Anmerkungen immer positiv sind. *Falls Spannungen oder Konflikte auftreten, brechen Sie das Gespräch ab, und unterhalten Sie sich zu einem späteren Zeitpunkt über das Ergebnis.* (Es sollte immer nur einer von Ihnen eine Unterbrechung verlangen.)

Hören Sie genau auf das, was Ihr Partner zu sagen hat. Ihr Ziel ist es, zu neuen Erkenntnissen zu gelangen. Um sich zu vergewissern, daß sie einander verstehen, wäre es gut, wenn Sie die Anmerkungen Ihres Partners noch einmal mit eigenen Worten wiedergeben würden. Falls Ihr Partner Selbstzweifel oder Verletzlichkeit verrät, zeigen Sie Verständnis.

ANWEISUNGEN:

1. Falls Ihr Partner in einigen Kategorien eine niedrigere oder höhere Punktzahl hat, als Sie erwartet haben, sprechen Sie mit ihm darüber. Vielleicht hilft es Ihnen, wenn Sie zu den entsprechenden Behauptungen zurückblättern und sich Ihre Antworten noch einmal anschauen. Wie ich bereits erwähnte, ist es möglich, daß Sie beide die Behauptungen unterschiedlich interpretiert haben oder verschiedene Maßstäbe an Ihr Verhalten anlegen.

2. Finden Sie die Bereiche heraus, in denen sich die Resultate am ähnlichsten sind. Haben Sie gemeinsame Stärken oder Schwächen? Sprechen Sie darüber, wie diese Gemeinsamkeiten Ihr Liebesspiel beeinflussen.
3. Stellen Sie fest, in welchen Bereichen eine auffällige Lücke zwischen Ihren Ergebnissen herrscht. Sprechen Sie darüber. Geben Sie sie noch einmal mit eigenen Worten wieder, um sicherzustellen, daß Sie den Standpunkt Ihres Partners verstehen. Verlangen Sie nach einer Unterbrechung, sobald Probleme auftauchen. Erwarten Sie nicht, daß bereits an dieser Stelle des Programms Lösungen auftauchen. Sie sammeln im Augenblick erst einmal Informationen.

3
Weshalb sprechen wir nicht mal über Sex?

Nehmen Sie sich jetzt die Zeit, sich Ihre Ergebnisse im Bereich »Gespräche über Sex« auf der Paar-Graphik anzuschauen. Ich habe diese Kategorie aus gutem Grunde genau in die Mitte der Graphik gestellt. Offen und ehrlich über Sex zu sprechen ist mehr als alles andere der Schlüssel zu einem leidenschaftlichen Liebesleben. Wie viele andere haben Sie möglicherweise in diesem Bereich nur eine niedrige Punktzahl erreicht, wodurch es in der Mitte Ihrer Graphik zu einem Knick kommt. Falls es Ihnen gelingen sollte, Ihre Punktzahl in diesem Bereich zu erhöhen, werden Sie feststellen, daß Sie mit diesem Hebel auch die Resultate in allen anderen Kategorien anheben können.

Eine Reihe bedeutender Untersuchungen haben ergeben, wie wichtig es ist, über Sex sprechen zu können. In einer Studie wurde festgestellt, daß Frauen, die offen über ihre sexuellen Bedürfnisse sprechen konnten, öfter Sex und mehr Orgasmen hatten als Frauen, die verbal gehemmt waren. Bei einer Umfrage des »Redbook-Magazins«, der größten ihrer Art, an der mehr als einhunderttausend verheiratete Frauen teilnahmen, stellte sich heraus, daß der stärkste Indikator für sexuelle und eheliche Zufriedenheit bei Frauen »die Fähigkeit [war], mit ihrem Ehemann über ihre sexuellen Gefühle zu sprechen. Je öfter sie darüber sprachen, desto besser bewerteten sie ihr Sexleben, ihre Ehen und ihr allgemeines Wohlbefinden.« Wie Sie aus der folgenden Tabelle ersehen können, schätzten 56 Prozent der Frauen, die »immer« über Sex gesprochen haben, ihr Sexleben als sehr gut ein, während nur neun Prozent der Frauen, die »niemals« über Sex gesprochen haben, ein erfreuliches Sexleben hatten.

Frauen, die mit ihren Männern über Sex sprechen

Immer	Häufig	Gelegentlich	Nie
56	43	21	9

(Prozentuale Anteile der Frauen, die ihr Sexleben als sehr gut bewerteten.)

Im Gegensatz zu der weitverbreiteten Überzeugung zerstört ein Gespräch über Sex nicht die »Magie«, sondern erweckt sie erst zum Leben.

Paare, die nie über Sex sprechen

Bedauerlicherweise sprechen einige Paare nie über ihre sexuelle Beziehung. Helen, sechsunddreißig, gestand mir, daß sie und ihr Mann in den sieben Jahren ihrer Ehe noch niemals ein offenes Gespräch über Sex geführt hätten. Gegen Ende ihrer Ehe wurde Helen klar, daß sie noch nie einen Orgasmus gehabt hatte. »Wenn man nicht weiß, was ein Orgasmus ist«, erklärte sie, »weiß man auch nicht, ob man einen gehabt hat.« Nachdem sie den Anweisungen in einem Selbsthilfebuch gefolgt war, gelang es ihr schließlich, durch Masturbation zum Orgasmus zu kommen. »Und plötzlich wußte ich, worüber alle sprachen«, sagte sie. Sie wartete auf die passende Gelegenheit, um ihrem Partner die Neuigkeit mitzuteilen. Als sie eines Sonntagnachmittags über eine Landstraße fuhren, herrschte zwischen ihnen eine besonders gute Stimmung. Er hatte ihr gerade in einem Antiquitätenladen ein Gewürzbord aus der Depressionszeit gekauft, das sie sich schon immer

gewünscht hatte. Helen fuhr, und er bewunderte das Gewürzbord. Sie atmete tief ein und sagte: »Ich glaube, wir sollten über unsere sexuelle Beziehung reden.«
Ihr Mann fragte mit angespannter Stimme: »Was meinst du damit?«
Sie kam gleich zur Sache. »Ich bin mir nicht sicher, aber ich glaube, ich habe bei dir niemals einen Orgasmus gehabt.«
Ihr Mann sagte nichts, sondern nahm das Gewürzbord und schlug es gegen das Armaturenbrett, wo es in hundert Teile zerbrach.
Diese beiden Menschen hatten ihre Körper sieben Jahre lang in der vertrautesten Weise miteinander geteilt, aber sie waren nicht fähig gewesen, über die fundamentalen Aspekte ihrer Sexualität zu sprechen. Nur ein einziges ehrliches Gespräch hätte ihr Liebesspiel drastisch verbessern und ihnen vielleicht mehr Anreiz geben können, zusammenzubleiben.
Weshalb fällt es uns so schwer, über unsere sexuellen Bedürfnisse und Wünsche zu sprechen? Wenn man unsere heutige Gesellschaft betrachtet, hat man den Eindruck, als könnten wir offen über Sex sprechen, besonders in einer festen Liebesbeziehung. Überall scheint die Botschaft zu lauten: »Alles ist möglich.« Als ich kürzlich eine Stadt an der Westküste besuchte, fiel mir auf, wie offen unsere Gesellschaft geworden ist. Ich schlenderte zur Mittagszeit über einen Platz im Stadtzentrum und kam an einen Stand, den die ortsansässigen Organisatoren der Condom Awareness Week (Kondombewußtseinswoche) errichtet hatten. Mitarbeiter luden die Vorübergehenden ein, leuchtendbunte Kondome über Zucchini zu ziehen. Sinn der Sache war, die Menschen mit der Benutzung von Kondomen vertrauter zu machen, um die Verbreitung von Aids zu stoppen. Die Aktion wurde sehr humorvoll

aufgenommen. Ich beobachtete, wie drei gutgekleidete Frauen herumalberten, während sie überlegten, welche Zucchini sie mit einem Gummi schmücken sollten.
Wenn man so etwas sieht, kann man leicht vergessen, wie gehemmt wir noch vor wenigen Jahrzehnten waren. In den siebziger Jahren waren Kondome in der hintersten Ecke der Drogerie versteckt. Und als Single konnte man sie in manchen Staaten noch nicht einmal kaufen. Erstaunlicherweise wurde das letzte Gesetz, das *verheirateten* Paaren den Gebrauch von Verhütungsmitteln verbot, erst im Jahre 1965 vom Obersten Bundesgericht zu Fall gebracht. Wir mögen in einer Zeit relativer Freiheit leben, aber die meisten von uns haben ihre prägenden Jahre in einer recht repressiven Zeit verbracht.
In einer Umfrage bat ich die Teilnehmer, mit wenigen Worten zu beschreiben, wie ihre Kindheitserlebnisse ihre Sexualität als Erwachsene beeinflußten. Es folgen einige typische Kommentare:

»Ich bin immer noch verlegen und scheu wegen meines Körpers.«
»Das Verhalten meiner Eltern in sexuellen Dingen vermittelte mir ein Schuldgefühl, wenn ich Interesse am Sex verspürte, deshalb ergreife ich heute selten die Initiative, wenn es um Sex geht.«
»Ich war ungefähr zwölf Jahre alt, als meine Mutter mich bestrafte, weil ich masturbiert hatte. Vierzig Jahre später fühle ich mich immer noch ein wenig schuldig, wenn ich ejakuliere.«
»Lange Zeit dachte ich, die Frau würde ihr Vergnügen daraus ziehen, daß ich einen Orgasmus hatte. Ich wußte nicht, daß sie auch einen haben sollte.«
»Ich wußte nicht, daß auch Frauen Orgasmen haben

können, bis ich mit einundzwanzig etwas darüber las. Kein Wunder, daß ich meinen Partnern nicht sagen konnte, was mir gefiel.«

»Meine Eltern brachten mir bei, daß Sexualität kein Gesprächsthema sei. So überrascht es nicht, daß meine Frau und ich nicht darüber sprechen.«

Selbstzerstörerische Methoden, wie Paare über Sex sprechen

Während einige Menschen überhaupt nicht über Sex sprechen können, sind andere, mit denen ich zu tun hatte, weniger gehemmt. Sie können über sexuelle Techniken reden, über Sex Witze machen und benutzen vielleicht sogar anschauliche oder erotische Begriffe. Aber in den langen Jahren meiner klinischen Praxis sind mir nur eine Handvoll Menschen begegnet, die mit dem Maß an Offenheit, Direktheit und gutem Willen über Sex sprachen, das nötig ist, um ein leidenschaftliches, vertrautes Liebesleben aufrechtzuerhalten. Die meisten Paare reden nicht *über* Sex, sondern drum herum. Sie kommunizieren mittels Gesten, verschleierter Kommentare, Euphemismen, Hinweisen, Seufzern, Seitenhieben, Witzen, Demütigungen, Lügen und Codewörtern. Manchmal ist die Art, wie sie miteinander kommunizieren, für die Beziehung schädlicher, als wenn sie gar nichts sagen würden.

Hier ein paar typische Methoden, wie Menschen um den Sex herumreden:

Ausfüllen der Leerstellen: Sehr viele Menschen geben ihren Partnern nur vage Hinweise über ihre sexuellen Bedürfnisse, ohne näher auf Einzelheiten einzugehen. Sie verlangen, daß der Partner ihre Gedanken liest und die leeren Stellen ausfüllt. Beispielsweise sagte ein Mann drei Jahre lang immer wieder zu seiner Gefährtin: »Sei gut zu mir, Baby.« Sie hatte keine Ahnung, was er damit sagen wollte, und auch nicht den Nerv, ihn zu fragen. Lange nach Ende der Beziehung wurde ihr klar, daß er sie um oralen Sex gebeten hatte. Sie sagte: »Wenn er mir nur gesagt hätte, was er wollte, hätte ich es wahrscheinlich getan.«

Ein anderer Mann übermittelte seiner Frau im Laufe ihrer Ehe unzählige Male folgende kryptische Botschaft: »Ich will, daß du es willst.« Sie interpretierte diese Worte als eine Aufforderung, öfters mal den ersten Schritt zu tun, worum sie sich denn auch bemühte. Aber was er ihr wirklich sagen wollte, war, daß er gerne sähe, wenn sie eine hemmungslosere, leidenschaftlichere Geliebte wäre. Der »heiße« Sex war für ihn so wichtig, daß er schließlich mehrere Affären hatte. Als sie es herausfand, war sie am Boden zerstört. Da sie drei- oder viermal pro Woche miteinander geschlafen hatten, war sie der Meinung gewesen, seine Bedürfnisse mehr als genug befriedigt zu haben. Die sechs Wörter hatten ihren Zweck verfehlt; sie hatten nicht übermittelt, was er wollte und wieviel es ihm bedeutete. Ihre Beziehung überlebte die Affären nicht.

Sara und Jamie, ein Paar, mit dem ich in Privatsitzungen arbeitete, lachten, als sie mir folgendes Gespräch wiederholten. Eines Abends sagte Sara zu Jamie: »Ich möchte mit dir reden, bevor wir miteinander schlafen.« Jamie tat ihr den Gefallen und erzählte ihr eine halbe Stunde lang, wie sehr er sie schätzte und was für ein hervorragender Mensch sie sei. Sie gingen ins Bett. Er ergriff die Initiative, woraufhin sie ihn anfuhr: »Ich habe dir doch gesagt, daß ich mit dir reden will, bevor wir miteinander schlafen. Ich hasse es, wenn es so abläuft!«

»Wie bitte?« fragte er. »Bist du taub? Wir haben die letzten dreißig Minuten miteinander geredet.«
»Ja«, erwiderte sie, »aber ich wollte mit dir darüber reden, was wir wegen unserer gegenwärtigen finanziellen Situation unternehmen sollen. Wie können wir miteinander schlafen, solange das Problem über unseren Köpfen schwebt?« Wie viele Menschen hat sie nur einen vagen Hinweis darauf gegeben, was sie brauchte, um »in Stimmung« zu kommen.

DAS SEXUELLE »AUF-DIE-PALME-BRINGEN«: Das sexuelle »Auf-die-Palme-Bringen« ist eine Form des Neckens, ein Katz-und-Maus-Spiel, das eine sexuelle Beziehung töten kann. Eine Möglichkeit, seinen Partner wütend zu machen, besteht darin, zu sagen, man sei an Sex interessiert, wenn der Partner gerade nicht zur Verfügung steht. Jennifer rief ihren Mann am Arbeitsplatz an und neckte ihn übers Telefon: »Wenn du jetzt hier wärst, könntest du mich nehmen.« Als ihr Mann später nach Hause kam, war sie nicht mehr interessiert. »Ich war heute nachmittag geil«, beschied sie ihm, »aber jetzt bin ich es nicht mehr.«
Pat sagte zu Melissa: »Wenn du morgen nicht dieses Examen hättest, würde ich dich jetzt leidenschaftlich lieben.« Melissa hatte sich seit Tagen gewünscht, mit Pat zu schlafen, und mußte sich jetzt entscheiden, ob sie Pats Angebot annehmen oder sich vor der wichtigen Prüfung ausruhen sollte. Folge: Sie war wütend.
Das sexuelle »Auf-die-Palme-Bringen« ist eine subtile Methode, den Partner zu provozieren, und oft ein Zeichen für ein Beziehungsproblem. Eine Frau sagte einmal: »Mein Mann versäumte es nie, Annäherungsversuche zu machen, wenn ich gerade mit dem prämenstruellen Syndrom kämpfte, obwohl er aus zwanzig Metern Entfernung erkennen konnte, daß ich kein Interesse hatte.« Das sexuelle »Auf-die-Palme-

Bringen« ist eine der vielen Möglichkeiten, mit deren Hilfe man das Liebesspiel in eine Schlacht verwandeln kann.
Einige Menschen benutzen das sexuelle »Auf-die-Palme-Bringen« nicht, um ihren Partner zu quälen, sondern um ihre sexuelle Potenz zu beweisen. Julio, ein Therapeut aus einer meiner Ausbildungsgruppen, gestand mir, daß er sich angewöhnt hatte, seine Freundin zum Sex aufzufordern, selbst wenn er zu nervös oder zu müde war, um wirkliches Interesse zu haben. Schließlich wurde ihm klar, daß er die Initiative nur ergriff, um als allzeit bereites »viriles Männchen« zu gelten.

Die Vorbedingung: Haben Sie beobachtet, wie Kinder mit allen Mitteln zu vermeiden versuchen, ins Bett gehen zu müssen? Sie führen ein halbes Dutzend lebenswichtiger Rituale auf, die absolviert werden müssen, bevor die Lichter ausgeschaltet werden dürfen. Da müssen Zähne geputzt, Lieder gesungen, Geschichten vorgelesen und Plüschtiere strategisch auf dem Bett verteilt werden, während sich die erschöpften Eltern fragen, ob sie jemals den Forderungen ihrer Kinder gerecht werden können.
Genauso fragen sich viele Menschen, ob ihr Partner jemals bereit sein wird, mit ihnen zu schlafen, weil er so viele Vorbedingungen hat, die dem im Weg stehen. Schauen Sie sich die folgende Liste an. Kommt Ihnen etwas bekannt vor?

Wir können miteinander schlafen, wenn:
»... ich nachts acht Stunden Schlaf gehabt habe«,
»... die Kinder schlafen«,
»... wir nicht bei deiner Mutter sind«,
»... meine Periode nicht in Sicht ist«,
»... ich meine fruchtbaren Tage nicht habe«,
»... ich meine fruchtbaren Tage habe«,

»… das Zimmer dunkel, warm (oder kalt), ordentlich und sauber ist«,
»… wir leise sind«,
»… die Footballspiele am Montagabend vorüber sind«,
»… wir beide geduscht haben«,
»… es Wochenende ist«,
»… du in den vergangenen Stunden nett zu mir warst«,
»… du es auf meine Art machst«,
»… ich mir nicht dick oder aufgedunsen vorkomme«,
»… soundso viele Tage vergangen sind, nachdem wir das letzte Mal miteinander geschlafen haben«,
»… es morgens ist«,
»… es abends ist«.

Manche Vorbedingungen sind aufrichtig und verbergen weder gemischte Gefühle noch Widerwillen in bezug auf Sex. Einige Menschen sind beispielsweise in puncto Körpergerüchen sehr empfindlich und können das Liebesspiel erst genießen, wenn sie und ihr Partner frisch geduscht haben. Das ist eine legitime Vorbedingung, die sich ohne große Schwierigkeiten erfüllen läßt. Doch wenn jemand eine Reihe von Hürden aufbaut, gibt es gewöhnlich ein verstecktes Motiv.

Die unpersönliche sexuelle Einleitung: Viele Menschen sprechen auf unpersönliche Weise über Sex. Statt ihrem Partner Liebe und Verlangen zu zeigen, geben sie einfach nur kund, daß sie »in Stimmung« sind. Folglich haben ihre Partner das Gefühl, als hätten sie kaum etwas mit diesem Phänomen zu tun. Es folgen ein paar typische, unpersönliche sexuelle Einleitungen:

»Ich war den ganzen Tag geil.«
»Ich muß vögeln.«

»Junge, von dem Film habe ich einen Ständer gekriegt.«
»Komm ins Bett.«
»Bist du jetzt fertig?«
»Leg das Buch weg.«
»Wow, wenn ich das Bild nur anschaue, werd' ich spitz.«

Was nicht heißen soll, daß einige Menschen es nicht genießen, wenn ihr Partner in klaren, groben oder unanständigen Begriffen über Sex spricht. Aber wenn die sexuelle Kommunikation durchgehend unpersönlich ist, kann sich der Partner benutzt, mißachtet oder als zu selbstverständlich betrachtet vorkommen – als wäre er nur eine bequeme Hilfe zur sexuellen Entlastung.

Wir alle sehnen uns danach, geliebt, geschätzt, bewundert und begehrt zu werden. Stellen Sie sich vor, Ihr Partner sei begierig darauf, mit Ihnen zu schlafen. Er bewundert Ihren Körper, fühlt sich durch Ihren Anblick erregt, ist ganz aufgeregt, weil er Sie gleich berühren wird, erinnert sich an Augenblicke, in denen Sie zusammen waren, und sagt zu Ihnen: »Ich sehne mich so sehr danach, mit dir zu schlafen, daß es schmerzt.« Dadurch entsteht zwischen Ihnen ein Gefühl der Verbundenheit, das die Erotik erhöht.

Unpersönliche sexuelle Bemerkungen bergen nichts von dieser tieferen Bedeutung in sich. Sie übermitteln nur Geilheit. Oder wie eine Frau es ausdrückte: »Du willst immer nur *es*. Und wann willst du *mich*?«

TABUTHEMEN: Manche Menschen sprechen offen über einige Bereiche ihres Liebeslebens, während sie andere Gebiete zu Sperrzonen erklären. Sie meiden bestimmte Themen, weil sie fürchten, die Gefühle ihres Partners zu verletzen; oder weil sie sich wegen einiger Aspekte ihrer eigenen Sexualität schämen oder sie ihnen peinlich sind.

Hier einige Tabuthemen, von denen Paare mir berichteten:

Die Unfähigkeit, einen Orgasmus zu bekommen
Das Bedürfnis nach mehr Stimulierung der Klitoris
Die Hygiene des Partners
Erektionsschwierigkeiten
Das Risiko einer HIV-Infektion
Sexuell übertragbare Krankheiten allgemein
Geburtenkontrolle
Der Gebrauch von Kondomen
Das Bedürfnis, die sexuellen Stellungen zu ändern
Oraler Sex
Masturbation
Das Verlangen, mit Licht/ohne Licht miteinander zu schlafen
Sexuelle Phantasien
Das Bedürfnis nach mehr Abwechslung
Vortäuschung des Orgasmus
Das Bedürfnis nach mehr Stimulierung
Schmerzen bei der Penetration
Unangenehme Körpergerüche
Vaginale Trockenheit
Geringes sexuelles Verlangen
Durch einen Mangel an Sex verursachter Streß
Das Verlangen nach analem Geschlechtsverkehr
Der Gebrauch von Pornographie oder Erotika
Mangelnde Initiative des Partners
Das Bedürfnis nach Selbststimulation beim Liebesspiel

Was immer auch der Grund für das Schweigen sein mag, wenn ein wichtiges Anliegen unausgesprochen bleibt, errichtet es eine Wand zwischen den Liebenden und dämpft die Leidenschaft. Die Paare müssen ihr Maß an Vertrauen allmählich steigern, um über alle Bereiche ihrer Sexualität sprechen zu können

Der Vokalist: Zu wenig über Sex zu sprechen ist das Problem Nummer eins bei den meisten Paaren. Aber es gibt auch Menschen, die zu viel über Sex reden – wenigstens während der ekstatischen Augenblicke. Das sind Augenblicke im Leben, in denen Worte unangebracht sind und die unsere ungeteilte Aufmerksamkeit erfordern. Deshalb sind wir auch während eines Balletts oder Konzerts still. Können Sie sich vorstellen, »Schwanensee« gemeinsam mit jemandem zu sehen, der darauf besteht, fortlaufend Kommentare abzugeben: »Die Ballerina ist erschöpft. Sie ist verwundet. Nein, sie stirbt …«?

Viele Menschen haben beim Liebesspiel das gleiche Gefühl. Das letzte, was sie hören wollen, wenn die Leidenschaft sie mitreißt, ist eine Frage oder eine verbale Anweisung. Eine unschuldige Frage wie: »Mache ich es richtig?« kann dem Partner wie eine kalte Dusche vorkommen. Viele Menschen würden sich gern vorher unterhalten, aber beim Liebesspiel wollen sie lieber mittels knapper Sätze, Körperbewegungen, Mienenspiels, Seufzern und Stöhnen kommunizieren.

Der Projektor: Sie projizieren, wenn Sie Ihre Gedanken oder Gefühle auf Ihren Partner übertragen, als wären Sie ein Filmprojektor und Ihr Partner die leere Leinwand. In einer Liebesbeziehung greift die Projektion rasch um sich. Hier ein einfaches Beispiel: Ein Mann und eine Frau fahren eine Straße entlang. Die Frau sagt zum Mann: »Ich wette, du bist hungrig.« Dabei ist sie diejenige, die anhalten und essen möchte. Aber sie sagt es nicht offen. Statt dessen projiziert sie ihren Hunger auf ihren Gefährten.

Und hier ein typisches Beispiel aus dem sexuellen Bereich.

Eine meiner Klientinnen berichtete, wenn ihr Mann erregt sei, sage er immer: »Ich wette, du willst meinen Schwanz in dir haben.« Er war erregt und setzte voraus, daß es ihr ebenso ginge. Er machte sich nicht die Mühe, sie zu fragen. Meine Klientin haßte derartige Annäherungsversuche. Erstens weil sie den Ausdruck »Schwanz« nicht mochte; zweitens weil sie, wenn sie nicht erregt war, entweder ihren Partner zurückweisen oder ihm etwas vorlügen mußte. Sie fühlte sich gefangen.
Ein ähnliches Beispiel ist der Mann, der auf die anwachsende Ausbuchtung unter dem Laken zeigt und sagt: »Ich habe eine Überraschung für dich!« Ob seine Partnerin die Erektion in diesem Augenblick als Überraschung betrachtet, wird sich zeigen.
Aber man kann auch sein sexuelles Desinteresse auf den anderen projizieren. Ein Beispiel dafür ist die Frau, die kein Interesse daran hat, mit Ihrem Partner zu schlafen, aber sagt: »Du mußt morgen früh aufstehen. Es ist besser, wenn du ein wenig schläfst.« *Sie* ist diejenige, die keine Leidenschaft verspürt, aber sie möchte es so aussehen lassen, als sei ihr Mann auf die Bremsen gestiegen.
Es ist normal, daß Menschen ihre sexuellen Ängste auf den Partner projizieren. Carl, einer meiner Klienten, fühlte sich unzulänglich, weil er bereits nach fünf Minuten einen Orgasmus bekam und insgeheim befürchtete, daß es seiner Frau zu schnell ginge. Als er sie einmal zu einer gemeinsamen Sitzung mitbrachte, hörte sie erstaunt, worüber er sich Sorgen machte. »Für mich hat es immer lange genug gedauert. Es ist mir nie zu kurz vorgekommen.« Elf Jahre lang hatte er seine Unzulänglichkeit auf sie projiziert.
Ähnlich projizieren zahllose Frauen ihr Unbehagen darüber, daß sie so lange brauchen, bis sie einen Orgasmus haben, auf ihre Partner. Sie nehmen an, ihre Partner würden zunehmend ungeduldig. Das hat zur Folge, daß sie unsicher werden,

aufgeben oder einen Orgasmus vortäuschen. Eine Frau in einem meiner Workshops sagte: »Mein armer Mann muß zwanzig Minuten arbeiten, um mich zum Orgasmus zu bringen.« Worauf sich ihr Mann augenblicklich meldete: »Wer sagt denn, schneller sei besser? Ich genieße jede einzelne Minute davon.«

Das soll nicht heißen, daß manche Menschen sich nicht darüber ärgern, daß ihre Partner den Orgasmus zu früh oder zu langsam erreichen. Aber viele Menschen versäumen es, ihre Projektionen zu überprüfen, und halten ihre mentalen Bilder für die Realität des Partners.

Polarisierung: Von Paaren, die sich aus festgefahrenen Positionen heraus über Sex unterhalten, von denen sie nicht einen Zentimeter abweichen, sagt man, sie seien polarisiert. Je mehr Peter beispielsweise auf oralem Sex besteht, desto beharrlicher weigert sich Karen. Polarisierte Paare werden mit jeder Interaktion unflexibler. Bei ihnen ist die Kommunikation über Sex vorhersehbar und unproduktiv.

Wie bei einem Paar, mit dem ich letztes Jahr zu tun hatte. Der Mann drängte auf häufigeren Sex, die Frau leistete Widerstand. Im Verlauf der Therapie verbrachten sie einmal zwei Wochen getrennt, wobei beide eine interessante Entdeckung machten. Dem Mann wurde bewußt, daß er nicht mehr so oft wie sonst an Sex dachte, die Frau entdeckte überrascht, daß sie ein stärkeres sexuelles Verlangen spürte. Weil sie voneinander getrennt waren, brauchten sie ihre Positionen nicht zu verteidigen, was sie mit dem wahren Maß ihres Verlangens in Berührung brachte. Die Polarisierung hatte die Differenzen zwischen ihnen vergrößert.

Die stumme Behandlung: Um ihre Partner nicht aufzuregen, behalten viele Menschen für sich, daß sie mit ihrem

Liebesleben unglücklich sind. Sie glauben, ihre Beziehung bleibe heil, wenn sie nicht über das sprechen, was sie stört. Aber zuviel Ungesagtes kann eine Beziehung gefährden. Viele, viele Beziehungen sind zerbrochen, weil die Partner nicht über ihre sexuellen Bedürfnisse und Wünsche sprechen konnten und die fehlende Leidenschaft in den Armen eines anderen suchten.

Ich habe ein ganz frisches Beispiel aus meiner Praxis. Beth und Paul kamen zu mir, nachdem Beth herausgefunden hatte, daß Paul zu Prostituierten gegangen war. Paul war seit Jahren mit ihrem Liebesleben unzufrieden gewesen, hatte aber Beth gegenüber nie etwas davon verlauten lassen. Während einer Sitzung sagte er zu mir: »Jedesmal wenn wir uns liebten, wünschte ich mir, sie wäre leidenschaftlicher, aber sie schien dazu nicht imstande zu sein. Und ich wollte ihr nicht weh tun. Sie ist so sensibel.« Statt seine Unzufriedenheit in Worte zu fassen, versuchte er, seine Bedürfnisse woanders zu befriedigen. Die Tatsache, daß er sich an Prostituierte wandte und das Risiko auf sich nahm, Beth mit Aids anzustecken, schuf einen Riß in ihrer Beziehung, der nur durch eine monatelange Therapie zu kitten war.

Er hat gesagt, sie hat gesagt – Geschlechtsspezifika: Häufiger, als vielen Paaren bewußt ist, wird ihre Fähigkeit, offen über Sex zu reden, von geschlechtstypischen Unterschieden beeinflußt. Ein weitverbreiteter Unterschied zwischen den Geschlechtern ist, daß Männer eher Wert auf Unabhängigkeit legen und Frauen eher auf Nähe und Vertrautheit. Mit anderen Worten: Die Männer als Gruppe sind stärker daran interessiert, ihre Autonomie zu etablieren, und die Frauen als Gruppe sind mehr daran interessiert, nach Verbindungen Ausschau zu halten.

Stellen Sie sich einen typischen Mann und eine typische Frau vor, die über Sex sprechen. Der Mann hat insgeheim das Ziel, seine Unabhängigkeit und Meisterschaft zu beweisen, während die Frau das Bedürfnis verspürt, zwischen ihnen beiden Nähe und eine persönliche Beziehung herzustellen. Wenn sie ihn bittet, er solle sie öfter küssen und berühren, sieht er das als Kritik an seinem früheren Verhalten. Wenn sie ihn bittet, über *seine* unbefriedigten sexuellen Bedürfnisse zu sprechen, betrachtet er das als Einbruch in seine Privatsphäre. Um seine Unabhängigkeit zu schützen, zieht er sich emotional zurück, was die Frau als Beweis dafür nimmt, daß er sie nicht liebt. In Wirklichkeit folgen beide nur ihren ureigensten Motiven.

Kürzlich habe ich während einer Therapiesitzung ein Beispiel für geschlechtsspezifische Unterschiede erlebt. Eine Klientin sagte, sie habe vor einer Woche durch ihre Schwester von einer neuen Liebestechnik gehört. Sie rief ihren Mann am Arbeitsplatz an, um ihm die Neuigkeit mitzuteilen, weil sie dachte, er wäre ihr für die Information dankbar. Ihr Mann hörte sich ihren Vorschlag an und fragte dann wütend: »Du bist also unzufrieden mit dem, was du kriegst, oder?« Er betrachtete ihren Versuch, die Information mit ihm zu teilen, nicht als Akt der Liebe, sondern als einen Angriff auf seine sexuelle Meisterschaft.

Die geschlechtsspezifische männliche Konditionierung kann es einem Mann genauso schwer machen, über sein mangelndes sexuelles Interesse zu sprechen. Ein junger Mann gestand mir: »Es fällt mir schwer, nein zu meiner Frau zu sagen. Ich habe das Gefühl, als sollte ich jedesmal mit ihr schlafen, wenn sie daran interessiert ist, weil man bei Männern voraussetzt, daß sie immer wollen. Ich habe schließlich zu sagen gelernt: ›Mir ist jetzt nicht danach.‹ Aber ich fühle mich deswegen immer noch schuldig.« Wie viele von uns wuchs er in dem Glauben auf, daß »artige Mädchen« nicht ja und »richtige Männer« nicht nein sagen.

Andererseits kann auch die Sozialisierung der Frau das Liebesspiel beeinflussen. Ich habe eine Reihe von Männern darüber klagen hören, daß Frauen anzunehmen scheinen, die einzig vertretbare Form der Kommunikation sei die verbale Kommunikation. Ein Mann behauptete voller Inbrunst: »Sex ist für mich die intimste Form der Kommunikation. Er zeigt mein Interesse. Er zeigt meinen Wunsch, Freude zu bereiten, er zeigt meine Liebe auf der höchsten Ebene. Dem Liebesspiel Worte hinzuzufügen kann es abschwächen, ja sogar verderben. Meine Frau versteht das nicht. Sie besteht darauf, daß ich es in Worte fasse.«
So, wie viele Männer öfter verbal über Sex kommunizieren sollten, müssen viele Frauen die Tiefen der Leidenschaft anerkennen, die durch Augenkontakt, Berührung und Körpersprache ausgedrückt werden kann.

Kritik und Sarkasmus: Viele Menschen spüren, wie sich durch die vielen Hindernisse, die einer offenen Kommunikation über Sex im Weg stehen, ihre Frustration immer stärker aufbaut, bis sie sich schließlich in Kritik verwandelt. Kritik ist eine schmerzhafte Methode, Bedürfnisse auszudrücken, und hat selten, wenn überhaupt, Befriedigung zur Folge. Wenn Menschen Kritik oder Sarkasmus dazu benutzen, ihre sexuellen Bedürfnisse zu übermitteln, ist es doppelt schädlich. Die meisten Menschen sind in bezug auf ihre Sexualität sehr empfindlich, und eine kritische Bemerkung kann sie bis ins Mark treffen.
Es folgen ein paar kritische, sarkastische Beispiele, wie Menschen über Sex sprechen:

Sie sagt: »Ich würde heute abend gern mit dir schlafen.«
Er antwortet: »Großartig. Ich warte schon seit einem Monat darauf.«

»Er »ergreift« die Initiative mit dem Satz: »Nun, ich nehme an, wir werden auch heute abend nicht miteinander schlafen.«

Er sagt: »Laß uns heute abend miteinander schlafen.«
Sie antwortet: »Was ist denn in dich gefahren?«

Er sagt: »Wir haben seit sechs Tagen nicht mehr miteinander geschlafen.«
Sie erwidert: »Das stimmt nicht. Wir waren erst vorgestern miteinander im Bett.«
Er sagt: »Kann nicht so toll gewesen sein, sonst könnte ich mich daran erinnern.«

Wenn Menschen mittels Kritik über ihre sexuellen Bedürfnisse kommunizieren, verwunden sie einander in einem sehr verletzlichen Bereich. Vertrauen und Vertrautheit können sich nicht entwickeln, wenn man angegriffen wird, selbst wenn der Angriff als Scherz oder als »harmlose Bemerkung« verkleidet ist.

SCHLÄGE UNTER DIE GÜRTELLINIE: Manche Paare gehen sogar noch weiter und mißhandeln einander verbal. Hier eine Sammlung von Bemerkungen, die tatsächlich gemacht wurden:

»Mit so einem Körper will dich doch niemand.«
»Die mechanischen Geräusche, die du beim Sex machst, sind derart gekünstelt, daß es mir hochkommt.«
»Ich ertrage es nicht, dich anzufassen.«
»Ist mir egal, ob wir jemals wieder Sex haben.«
»Ich hasse deinen Geruch.«
»Ich würde dich nicht geschenkt haben wollen, selbst wenn du der letzte Mann auf Erden wärst.«

»Du bist ein lausiger Fick.«
»Was ist los? Kriegst du ihn nicht hoch?«
»Hältst du es nicht länger durch?«
»Du bist ja pervers.«
»Ist das alles?«
»Du bist so fett geworden, daß ich dich nicht mehr anschauen kann.«

In einer dauerhaften, liebevollen sexuellen Beziehung ist kein Platz für verbale Mißhandlung.

VERALLGEMEINERUNG: Verallgemeinerungen treten auf, wenn Menschen einander kritisieren und andeuten, daß das Problem jedesmal auftaucht. Die Worte »nie«, »immer«, »alle« und »jeder« weisen darauf hin, daß jemand seine Zuflucht zur Verallgemeinerung nimmt.

»Du bist nie *zärtlich.«*
*»*Alle *Männer sind gleich.«*
»Du zeigst nie *Interesse am Sex.«*
»Du schläfst danach immer *gleich ein.«*
»Du sagst mir nie, *was du denkst.«*

Wenn Menschen ihre Bedürfnisse durch derart allgemeine Kritik äußern, haben ihre Partner das Gefühl, man wolle ihnen die Schuld zuschieben und dann abrechnen.
Was wir von unserem Partner wollen, ist keine allgemeine Anklage. Wir wollen nicht wissen, was wir falsch machen, sondern eine positive Äußerung hören; wir wollen wissen, was sie von uns wollen oder brauchen. Überlegen Sie einmal, wie Sie auf die folgenden beiden, recht unterschiedlichen Versuche reagieren würden.

Verallgemeinerung: »Du willst nie mit mir schlafen. Wann wirst du endlich einmal die Initiative ergreifen?«

Positive Äußerung des Bedürfnisses: »Ich möchte heute abend gern mit dir schlafen. Ich habe den ganzen Tag an dich gedacht.«

Die meisten von uns, egal, wie alt sie sind oder welche Entwicklung sie hinter sich haben, sind gehemmt, wenn es darum geht, über Sex zu sprechen. Wir mögen vielleicht glauben, wir wären in bezug auf unsere sexuellen Wünsche und Bedürfnisse offen, aber wir sabotieren uns selbst mit unseren selbstzerstörerischen Methoden, indem wir dem anderen nur einen Bruchteil von dem mitteilen, was in unseren Köpfen vorgeht.

Eine der besten Methoden, die Beziehung zu verbessern, besteht meiner Meinung nach darin, damit anzufangen, *daß man seine sexuellen Bedürfnisse und Wünsche in positiveren und präziseren Begriffen äußert;* eine Fähigkeit, die ich *sexuelle Eloquenz* genannt habe. Wenn Sie erst einmal sexuell eloquent sind, müssen Sie nicht länger raten, was Ihr Partner möchte, oder sich gegen kritische Bemerkungen verteidigen. Ein stärkeres Gefühl von Sicherheit und Vertrautheit wird sich zwischen Ihnen und Ihrem Partner entwickeln. Dadurch vergrößern sich die Chancen enorm, die Art von sexuellem Vergnügen zu erfahren, nach der Sie sich sehnen.

Um Paaren zu helfen, eloquenter zu werden, habe ich die folgenden abgestuften, einfachen Übungen entwickelt, mit denen die meisten Paare ihre Sprachbarrieren in einigen Wochen überwinden können. Selbst wenn Sie und Ihr Partner mit Ihrer Diskussion sexueller Probleme zufrieden sind, kann ich Ihnen garantieren, daß Sie mit diesen Übungen Neuland betreten werden.

Übung 1: Stellen Sie fest, wie Sie die Kommunikation verbessern können

Erläuterungen: Die erste Übung wird Ihnen helfen, Methoden zu identifizieren, wie Sie sicherer und effektiver über Sex sprechen können. Es handelt sich um eine einfache Übung, die Sie bitte getrennt voneinander durchführen.

Anweisungen:

1. Im folgenden sind einige spezielle Methoden aufgeführt, mit deren Hilfe man sicher und respektvoll über Sex sprechen kann. Haken Sie alle Äußerungen ab, die auf Sie zutreffen.

Um unsere Kommunikation zu verbessern, könnte ich:

a) meine Bedürfnisse ehrlicher äußern,
b) meine Bedürfnisse umfassender äußern,
c) häufiger über Sex sprechen,
d) meine Wünsche in positiven, respektvollen Begriffen äußern,
e) genauer auf das hören, was mein Partner zu sagen hat,
f) meinen Partner häufiger nach seinen Bedürfnissen und Wünschen fragen,
g) aufnahmebereiter für das sein, was mein Partner über meine sexuelle Technik sagt,
h) den Wünschen meines Partners bereitwilliger nachkommen,
i) Kritik unterlassen,
j) meinen Partner öfters loben,

k) über meinen Widerwillen oder mein Zögern sprechen, über Sex zu kommunizieren.

Weitere:____

____

____

2. Wählen Sie eine Verbesserungsmöglichkeit aus der obigen Liste aus und wenden Sie sie im Laufe der folgenden Woche ab und zu an.
3. Nehmen Sie in den kommenden Wochen noch zusätzliche Änderungen vor (vielleicht sollten Sie dieses Kapitel wöchentlich lesen, um Ihre Erinnerung darüber aufzufrischen, wie Sie sich verändern wollen).
4. Zollen Sie Ihrem Partner Anerkennung, falls Sie feststellen, daß er sich wirklich Mühe gibt, positiver oder offener über Sex zu kommunizieren.

Übung 2: Verwandeln Sie Kritik in Bitten

ERLÄUTERUNGEN: Sicherheit ist eine wesentliche Voraussetzung für die heiße Monogamie. Ihr sexuelles Selbst ist der intimste, persönlichste, privateste Teil Ihres Seins, und Sie werden Ihre sexuellen Wünsche, Ihre unbefriedigten Bedürfnisse wahrscheinlich erst dann enthüllen, wenn Sie sicher sind, daß Ihr Partner nicht wütend auf Sie wird, Sie weder kritisiert noch der Unverschämtheit bezichtigt, weder ignoriert noch verläßt.

Diese Übung wurde entwickelt, um Ihnen zu helfen, Kritik in positive Bedürfnisäußerungen zu verwandeln. Sie ist die Variante einer von Harville Hendrix erdachten Übung.

Hinter jeder Ihrer Kritiken, hinter jeder Kritik Ihres Partners verbirgt sich ein Wunsch. Sie müssen nur herausfinden, wel-

ches Verlangen sich hinter Ihrer Kritik versteckt, und dann in präzisen, positiven Begriffen sagen, was Sie wollen. Kurz gesagt: Sie müssen Ihre Kritik in Bitten verwandeln.
Hier ein paar Beispiele:

KRITIK: *»Du willst nur Sex.«*
VERSTECKTER WUNSCH: *»Ich möchte, daß du zärtlicher zu mir bist.«*
POSITIVE ÄUSSERUNG DES WUNSCHES: *»Ich mag es, wenn du im Laufe des Tages zu mir kommst und mich küßt.«*

KRITIK: *»Du machst beim Sex nie den ersten Schritt.«*
VERSTECKTER WUNSCH: *»Ich hätte gern, wenn du mehr Interesse daran zeigen würdest, mit mir zu schlafen.«*
POSITIVE ÄUSSERUNG DES WUNSCHES: *»Ich mag es, wenn du beim Sex den ersten Schritt machst. Dadurch fühle ich mich geliebter und begehrenswerter.«*

KRITIK: *»Dein Vorspiel ist mir jedesmal zu kurz.«*
VERSTECKTER WUNSCH: *»Ich wäre gern erregter, wenn wir mit dem Liebesspiel beginnen.«*
POSITIVE ÄUSSERUNG DES WUNSCHES: *»Heute abend hätte ich vor dem genitalen gern oralen Sex.«*

Achtung: Machen Sie diese Übungen allein. Teilen Sie Ihre Kritik nicht Ihrem Partner mit. Sprechen Sie nur über Ihre positiven Bitten mit ihm.

ANWEISUNGEN: Schreiben Sie zwei Punkte auf, die Sie am Liebesspiel Ihres Partners zu bemängeln haben (und zwar auf ein separates Blatt, damit Verschwiegenheit garantiert ist). Stellen Sie fest, welcher Wunsch sich hinter Ihrer Kritik verbirgt, und schreiben Sie ihn auf. Überlegen Sie, wie Sie Ihren

Wunsch in einer positiven, präzisen Form äußern können; schreiben Sie das Ergebnis ebenfalls auf.

KRITIK 1: ____

____

IN DER KRITIK VERSTECKTER WUNSCH: ______________

____

POSITIVE ÄUSSERUNG DES WUNSCHES: ______________

____

KRITIK 2: ____

____

IN DER KRITIK VERSTECKTER WUNSCH: ______________

____

POSITIVE ÄUSSERUNG DES WUNSCHES: ______________

____

Teilen Sie Ihrem Partner bei passender Gelegenheit einen Ihrer Wünsche mit. Es liegt an Ihrem Partner, zu entscheiden, ob er Ihnen diesen Wunsch erfüllt. Eine erfolgreiche Kommunikation heißt nicht automatisch, daß Ihr Wunsch garantiert erfüllt wird.

Übung 3: Entwickeln Sie eine allgemeine Liebessprache

ERLÄUTERUNGEN: Um über Sex zu sprechen, muß man Wörter benutzen. Aber welche Wörter? Es gibt vier Begriffsgruppen, mit denen Menschen normalerweise über Sex kommunizieren: *klinische Begriffe* (»Geschlechtsverkehr«), *unanständige Reden* (»Ficken«), *Slang* (»es machen«) und *romantische Begriffe* (»sich lieben«). Wie Sie sehen, gibt es riesige Unterschiede zwischen den einzelnen Wörtern. Ein Partner kann sich durchaus durch die sexuellen Begriffe gekränkt fühlen, die der andere benutzt. Aber es ist auch üblich für Paare, daß sie versäumen, die anregende Wirkung der Wörter zu untersuchen.

In dieser Übung werden Sie eine Liste von Wörtern erstellen, die Sie akzeptabel und/oder anregend finden. Sie können diese Übung allein oder gemeinsam mit Ihrem Partner ausführen. Falls Sie sie getrennt voneinander machen sollten, nehmen Sie sich hinterher die Zeit, Ihre Ergebnisse auszutauschen.

ANWEISUNGEN: Es folgt eine Liste mit klinischen Begriffen (die keinen Anspruch auf Vollständigkeit erhebt). Schauen Sie sich jeden Begriff an, und schreiben Sie den umgangssprachlichen Begriff daneben, den Sie bevorzugen. Machen Sie Anmerkungen, die sich für Ihren Partner als hilfreich erweisen können (zum Beispiel: »Ich mag das Wort ›Möse‹, aber nur wenn ich wirklich erregt bin, sonst finde ich es vulgär.«). Vielleicht möchten Sie zwei Begriffsgruppen schaffen, eine, mit der Sie Ihren Partner informieren, und eine zweite, mit der Sie ihn erregen.

Nachdem Sie beide die entsprechenden Listen ausgefüllt haben, tauschen Sie sie aus. Sprechen Sie über Ihre Reaktionen. Ziel der Übung ist, Begriffe zu finden, die für Sie beide akzeptabel und/oder anregend sind.

Wenn Sie wollen, können Sie Ihre Reaktion auf die Begriffe Ihres Partners mit den folgenden Symbolen anzeigen.

»X« – Wörter, die ich nicht mag.

»O.K.« – Wörter, die neutral oder okay sind.

»!« – Wörter, die ich erotisch oder anregend finde.

Liste für Partner 1

Weibliche Anatomie

Klinischer Begriff: *Vulva*
Bevorzugte Begriffe: ______________________________

____

Klinischer Begriff: *Vagina*
Bevorzugte Begriffe: ______________________________

____

Schamlippen ______________________________

____

Klitoris ______________________________

____

G-Punkt ______________________________

____

Brüste ______________________________

____

Brustwarzen ______________________________

____

Gesäß ______________________________

____

Anus ______________________________

____

Schamhaar ______________________________

____

Männliche Anatomie

Penis ______________________________

____

Hoden ______________________________

____

Hodensack ______________________________

____

Brustwarzen ______________________________

____

Gesäß ______________________________

____

Erektion ______________________________

____

Ejakulation ______________________________

____

Anus ______________________________

____

Schamhaar ______________________________

____

Sexuelle Aktivitäten

Geschlechtsverkehr ______________________________
Fellatio ______________________________
Cunnilingus ______________________________
oraler Sex (allgemein) ______________________________
Masturbation ______________________________

Liste für Partner 2

Weibliche Anatomie

Klinischer Begriff: *Vulva*
Bevorzugte Begriffe: ______________________________

____

Klinischer Begriff: *Vagina*
Bevorzugte Begriffe: ______________________________

____

Schamlippen ______________________________

____

Klitoris ______________________________

____

G-Punkt ______________________________

____

Brüste ______________________________

____

Brustwarzen ______________________________

____

Gesäß ______________________________

____

Anus ______________________________

____

Schamhaar ______________________________

____

Männliche Anatomie

Penis ______________________________

____

Hoden ______________________________

____

Hodensack ____

____

Brustwarzen ____

____

Gesäß ____

____

Erektion ____

____

Ejakulation ____

____

Anus ____

____

Schamhaar ____

____

SEXUELLE AKTIVITÄTEN

Geschlechtsverkehr ____
Fellatio ____
Cunnilingus ____
oraler Sex (allgemein) ____
Masturbation ____

Übung 4: Machen Sie alternative Vorschläge

ERLÄUTERUNGEN: Viele Menschen zögern, ihren Partner darum zu bitten, mit einer bestimmten Liebestechnik aufzuhören, die sie nicht mögen, besonders wenn er sie schon seit Jahren anwendet. Sie fürchten, die Gefühle ihres Partners zu verletzen. Sie können die Information auf respektvolle und wirksame Weise übermitteln, wenn Sie Ihrem Partner mit den

Worten »Es wäre schön, wenn du, statt …« einen Alternativvorschlag machen. Beispiele:

»Es wäre schön, wenn du statt Speichel am Finger ein Gleitmittel benutzen würdest.«
»Es wäre schön, wenn du, statt an der Spitze meines Penis zu saugen, an ihm lecken würdest.«
»Es wäre schön, wenn du, statt die Zunge tief in meinen Mund zu stecken, sie blitzschnell hinein- und wieder hinausgleiten ließest.«
»Es wäre schön, wenn du, statt mir ins Ohr zu blasen, Koseworte hineinflüstern würdest.«
»Es wäre schön, wenn du, statt mir in die Brustwarzen zu kneifen, daran saugen würdest.«

ANWEISUNGEN: Überlegen Sie, was Sie gern an den Liebestechniken Ihres Partners verändern würden. Suchen Sie in nächster Zukunft eine Gelegenheit, Ihrem Partner einen Alternativvorschlag zu machen, etwa beim Liebesspiel oder wenn Sie gemeinsam einen ruhigen Augenblick genießen.

Übung 5: Werden Sie sexuell eloquenter

ERLÄUTERUNGEN: Im Folgenden finden Sie eine Liste unvollständiger Sätze, die Sie als Starthilfen einer Diskussion über Ihre sexuelle Beziehung benutzen können. Die Sätze wurden nach dem Schwierigkeitsgrad geordnet, der von Mensch zu Mensch variieren wird. Suchen Sie sich ein Thema aus, über das Sie beide in Ruhe sprechen können. Arbeiten Sie sich im Laufe der nächsten Wochen durch die Liste. Halten Sie das Gespräch positiv. Falls negative Bemerkungen fallen sollten, beenden Sie das Gespräch, und bringen Sie das Thema zu einem späteren Zeitpunkt noch einmal zur Sprache.

Anweisungen: Vervollständigen Sie die folgenden Sätze. Achten Sie sorgsam auf das, was Ihr Partner zu sagen hat. Unterbrechen Sie ihn nicht. Fragen Sie, wenn Sie etwas nicht verstehen.

1. *Das erste, was ich an dir attraktiv fand, war …*
2. *Eine meiner besten sexuellen Erfahrungen war …*
3. *Am liebsten schlafe ich mit dir … (Zeit)*
4. *Eine sexuelle Aktivität, die ich gern einmal ausprobieren würde, ist …*
5. *Ich wünschte, ich wäre auf sexuellem Gebiet besser in …*
6. *Es wäre schön, wenn wir beim Liebesspiel öfters …*
7. *Es wäre schön, wenn wir beim Liebesspiel weniger …*
8. *Ich habe Diskussionsschwierigkeiten bei …*
9. *Etwas, was mir bei unserer sexuellen Beziehung Sorgen macht, ist …*
10. *Was ich gern über dich und Sex wissen möchte, ist …*

Übung 6: Tauschen Sie Ihre sexuellen Visionen aus

Erläuterungen: Die meisten Paare nehmen sich nicht die Zeit, einander zu beschreiben, was sie als die vollkommene Liebeserfahrung betrachten. Sie haben wunderschöne Bilder im Kopf, aber noch nie miteinander darüber gesprochen. Jetzt bietet sich Ihnen die Gelegenheit, mehr über die unausgesprochenen Bedürfnisse und Sehnsüchte Ihres Partners zu erfahren.

ANWEISUNGEN: Schreiben Sie, jeder für sich, auf ein Blatt, was Sie als ein zutiefst befriedigendes Liebesspiel betrachten (vielleicht haben Sie mehrere unterschiedliche Phantasien, zwischen denen Sie sich entscheiden müssen). Beachten Sie bei Ihrer Beschreibung die folgenden Fragen:

Wie sehen die Hintergrundbedingungen aus?
Wie ist die Stimmung zwischen Ihnen und Ihrem Partner, bevor sie miteinander schlafen?
Wer ergreift die Initiative?
Wie wird die Initiative ergriffen?
Wie reagiert der Partner darauf?
Wie bereiten Sie einander Freude? (Sie können so sehr ins Detail gehen, wie Sie wollen. Wenn Sie möchten, können Sie es in eine erotische Kurzgeschichte verwandeln.)
Wie erholen Sie sich nach dem Liebesspiel?
Wie ist die Stimmung zwischen Ihnen und Ihrem Partner nach dem Liebesspiel?

Sprechen Sie mit Ihrem Partner darüber, nachdem Sie Ihr Phantasieliebesspiel zu Papier gebracht haben. Wie unterscheiden sich Ihre Phantasieliebesspiele von Ihren üblichen Liebesspielen?
Halten Sie nach Ähnlichkeiten in Ihren Phantasien Ausschau.
Suchen Sie sich den Teil aus der Phantasie Ihres Partners heraus, den Sie bereitwillig mitmachen würden.
Verhandeln Sie über Zeit, Ort und Einzelheiten.

Übung 7: Gestalten Sie einen sexuellen Vertrag

Erläuterungen: Ein im beiderseitigen Einvernehmen geschlossener sexueller Vertrag kann das Gefühl der Sicherheit und der gegenseitigen Bindung stärken.

Anweisungen: Nachfolgend finden Sie einen Modellvertrag. Gehen Sie ihn Punkt für Punkt mit Ihrem Partner durch. Entscheiden Sie, welcher Punkt für Sie beide wichtig ist. Streichen Sie jede Erklärung, die Ihnen nicht gefällt oder der Sie nicht zustimmen. Das Ziel besteht darin, alle Bedingungen aufzulisten, die Sie beide brauchen, um sich in Ihrer sexuellen Beziehung wohl und sicher zu fühlen.

Modell eines Sexualvertrages

1. Wir verpflichten uns, willfährige und interessierte Geschlechtspartner zu sein.
2. Wir sagen einander, was uns am Liebesspiel des anderen gefällt.
3. Wir lassen den anderen auf eine offene, positive und gegenseitig vereinbarte Weise wissen, wenn wir uns nach Sex sehnen.
4. Wir äußern eine Bitte nach einer Veränderung unserer Liebespraktiken in positiven und präzisen Begriffen.
5. Wir respektieren die sexuellen Grenzen des anderen.
6. Wir behalten Informationen über unser Liebesleben für uns, es sei denn, wir haben die Erlaubnis, sie anderen mitzuteilen.
7. Wir lassen den anderen wissen, wenn unsere sexuellen Bedürfnisse innerhalb der Beziehung nicht befriedigt werden, und verpflichten uns, das Problem zu lösen,

entweder miteinander oder mit Hilfe eines Ehetherapeuten.

8. Wir respektieren alle früheren Vereinbarungen, wie beispielsweise die Entscheidungen, monogam zu sein und Safer Sex zu praktizieren; und teilen uns die Verantwortung für die Empfängnisverhütung.
9. Wir schließen jede Informationslücke des anderen in puncto Sexualität durch Gespräche.
10. Wir erklären uns damit einverstanden, unsere sexuellen Praktiken zu ändern, um sie den Veränderungen anzupassen, die Alter, Krankheit oder einschneidende Ereignisse mit sich bringen.
11. Wir vereinbaren eine Zusammenarbeit als sexuelles Team.

Weitere Vereinbarungen: ______________________________

____

____

____

____

4
Wenn ich will, und du willst nicht: Wie man das Problem des unterschiedlichen Verlangens löst

Das Taxi bahnte sich im Schrittempo seinen Weg vom Kennedy Airport zu meinem Hotel in Manhattan. Der Taxifahrer gehörte wie ich zur gesprächigen Sorte, und schon bald waren wir in eine Unterhaltung vertieft. Irgendwann fragte er mich, weshalb ich nach New York gekommen sei, und ich erwiderte, ich würde meinen Verleger besuchen. »Eine Autorin«, sagte er. »Ich fahre ständig Autoren. Wovon handelt Ihr Buch?«

»Es ist ein Buch über die Sexualität von Paaren. Es heißt ›Heiße Liebe in festen Partnerschaften‹«, erwiderte ich.

»Gute Idee«, sagte er. »Man kriegt Kinder. Man ist beschäftigt. Und plötzlich ist der Sex weg vom Fenster.«

Wir unterhielten uns eine Weile über den Straßenverkehr, über Politik, über das Wetter; dann sagte er, er brauche einen Rat. »Sie sind doch eine Seelenklempnerin, stimmt's?« fragte er, während er mich im Rückspiegel betrachtete.

Ich nickte.

»Nun«, begann er. »Wissen Sie, ich liebe meine Frau. Wir sind seit sechzehn Jahren verheiratet, und ich habe sie nie betrogen. Ich bin nicht der Typ. Aber die Wahrheit ist, daß ich mit unserem Liebesspiel nicht immer glücklich bin. Das Problem ist, daß immer ich es bin, der will, der die Initiative ergreift. Ich halte sie für sexy. Ich wünschte, sie würde das gleiche für mich empfinden.«

»Klingt plausibel«, sagte ich und schlüpfte in meine Therapeutenrolle. »Jeder möchte sich begehrenswert fühlen.«

Er fuhr fort: »Eines Tages fragte ich sie, weshalb sie nicht den ersten Schritt machte. Sie antwortete: ›Weil ich nicht daran denke.‹ Ich sagte: ›Gut, dann *denk* dran.‹ Ich hab' überlegt, ob ich mir nicht ein Buch darüber kaufen soll, wie man Frauen verrückt macht. Ich dachte, daß ich vielleicht etwas falsch mache. Aber sie sagte, ich hätte sie immer befriedigt, wenn Sie wissen, was ich meine. Dann versuchte ich zehn Tage lang, mich zurückzuhalten. Ich dachte, sie würde den Wink verstehen. Aber ich glaube, sie hat es noch nicht einmal bemerkt. Wie kann ich ihr Interesse wecken?«

Mein Taxifahrer beschrieb ein Phänomen, das von den Sexualtherapeuten Verlangensdiskrepanz genannt wird. Das bedeutet schlicht und einfach, daß einer der beiden Partner einen stärkeren Geschlechtstrieb hat als der andere. Es handelt sich um ein weitverbreitetes Problem. Früher gingen Paare hauptsächlich zum Sexualtherapeuten, weil der Mann Erektionsschwierigkeiten hatte oder vorzeitig ejakulierte oder die Frau Probleme hatte, einen Orgasmus zu bekommen. Heutzutage ist bei den meisten Paaren, die Hilfe suchen, noch nichts »zerbrochen«, sondern bei ihnen geht es darum, daß der eine will und der andere nicht.

Wenn zwischen Ihrem Ergebnis in der Kategorie »Verlangen« und dem Ihres Partners ein auffälliger Unterschied besteht, mag das eine nur allzu vertraute Situation sein. Aber selbst wenn Sie beide ein ähnliches Ergebnis erzielt haben sollten, haben Sie wahrscheinlich einige Fragen, was das sexuelle Verlangen angeht – ein Thema, das bei meinen Vorträgen und Workshops mit Abstand das meiste Interesse erzeugte.

Zu Anfang möchte ich Ihnen eine Arbeitsdefinition über den Begriff »sexuelles Verlangen« geben. Man kann ein typisches Liebesspiel theoretisch in drei einander überlappende Stufen einteilen. *Verlangen*, die erste Stufe, kann als »spontanes

Interesse« definiert werden, »sich auf eine sexuelle Erfahrung einzulassen«. Sie lesen die Zeitung, und eine Minute später träumen Sie von Sex. Auslöser kann eine erotische Werbung, ein Blick auf Ihren unvollständig bekleideten Partner oder ein zufälliger Gedanke sein. Aus irgendeinem Grunde sind Sie in der Stimmung für Liebe. Wenn Sie Ihren Partner ins Schlafzimmer locken können und ausreichend stimuliert werden, erreichen Sie die zweite Stufe, die *Erregung*. Jetzt finden Sie nicht nur Gefallen an der Idee, mit Ihrem Partner zu schlafen, sondern Sie sind körperlich erregt. Falls Sie ein Mann sind, wird Ihr Penis allmählich steif; wenn Sie eine Frau sind, kommt es zu Blutandrang in Ihren Genitalien, und Ihre Vagina wird feucht. Ihr Partner und Sie atmen schneller, und bei Ihnen beiden rötet sich die Haut. Falls sich die Erregung weiter steigert, erreichen Sie schließlich die dritte Stufe des Liebesspiels, den *Orgasmus*, einen Ansturm angenehmer Gefühle – manchmal sanft, manchmal intensiv –, verursacht durch Muskelkontraktionen, die das Blut zwingen, den Beckenbereich zu verlassen.

Ich arbeite gegenwärtig mit einem Paar, Pamela und Dan, die – wie viele Paare – Probleme mit der ersten Stufe haben, dem Verlangen. Pamela wäre damit zufrieden, drei- bis viermal im Monat mit Dan zu schlafen. Sie bekommt leicht einen Orgasmus. Tatsächlich gehört sie zu einer Minderheit von Frauen, die den Höhepunkt ohne direkte klitorale Stimulierung erreichen – dennoch verlangt es sie selten nach Sex. Ein Grund für ihr mangelndes Interesse ist, daß sie, wie viele Menschen mit einem schwachen Verlangen, lange braucht, bis sie erregt ist. Sie gestand mir offen: »In den ersten fünfzehn bis zwanzig Minuten des Liebesspiels könnte ich jederzeit aufhören. Ich spüre kaum etwas. Nur wenn mein Orgasmus unmittelbar bevorsteht, beginne ich, mich geil zu fühlen. Dann denke ich plötzlich: ›Nicht aufhören! Nicht aufhören!‹

Aber ich sehne mich nur zwei von zwanzig Minuten nach Sex. Den Rest der Zeit könnte ich es auch genausogut sein lassen.« Ihr Mann lebt in einer ganz anderen Realität. Dan würde am liebsten jeden Abend mit Pamela schlafen und denkt am Tag ein dutzendmal an Sex. Attraktive Frauen, die er bei der Arbeit sieht, und spontane Tagträume erregen ihn. Pamela meinte scherzhaft, es brauche nur eine leichte Brise und schon habe er eine Erektion. Dan liebt Sex, und sobald er und Pamela mit dem Vorspiel beginnen, wird sein Körper von angenehmen Empfindungen überschwemmt. Und schon wenige Minuten nach dem Orgasmus fragt er sich, wann es wieder soweit sein wird. Das einzige, was er sicher weiß, ist, daß es nicht bald genug sein wird. »Dan hat das Gefühl, ich hätte ihn auf Diät gesetzt, und das gefällt ihm ganz und gar nicht«, sagte Pamela. Als das Paar zum ersten Mal zu mir kam, betrachteten beide Pamela als diejenige »mit dem Problem«. Wenn man sieht, wie sehr sich unsere Gesellschaft mit Sex beschäftigt, überrascht das nicht. Heutzutage wird erwartet, daß die Menschen von der Jugend bis zum Alter ein ständiges Interesse an Sex haben. Aber wenn Pamela und Dan vor hundert Jahren gelebt hätten, würde die Gesellschaft ihre Situation anders betrachtet haben. Pamela wäre für ihren »tugendhaften Charakter« gelobt worden, während man Dan ins Gebet genommen und ihm geraten hätte, seine »unmoralische Lust« zu zügeln.

Obwohl sich die gesellschaftliche Sicht vom Sex geändert haben mag, scheint es eine grundlegende, biologische Konstante zu geben. Untersuchungen der menschlichen Sexualität in Kulturen weltweit haben gezeigt, daß die meisten Männer öfter an Sex denken, schneller erregt sind, regelmäßigeren Sex möchten, sich nach mehr Partnern sehnen und öfters masturbieren als die meisten Frauen. Selbst heutzutage, wo die Geschlechtsunterschiede auf jede Spur von Vorurteilen hin untersucht werden, behaupten die Fachleute immer noch, daß Männer biologisch gesehen das sexuell stärkere Geschlecht sind. Die bekannte Sexualtherapeutin Helen Singer Kaplan, die auf Jahrzehnte klinischer Erfahrung zurückblicken kann, sagte: »Alle Unterschiede zwischen männlicher und weiblicher Sexualität sind auf die Stärke des männlichen Geschlechtstriebes zurückzuführen, der um einiges höher zu sein scheint als der weibliche. Alle übrigen Unterschiede ergeben sich daraus.«

Falls es zwischen Mann und Frau nur einen geringfügigen Unterschied im Verlangen gibt, kann die Lücke wahrscheinlich leicht überbrückt werden. Der eine hat weniger oft Sex, als er möchte, und der andere bemüht sich, »in Stimmung« zu kommen. Probleme tauchen erst auf, wenn es einen gravierenden Unterschied zwischen dem sexuellen Verlangen des Mannes und dem der Frau gibt und wenn beide nur schwer Zugeständnisse machen können.

Sollte dies der Fall sein, so hilft es, wie ich festgestellt habe, einem Paar sehr, wenn der eine den Standpunkt des anderen Partners besser verstehen lernt. Bei einer der ersten Sitzungen mit Pamela und Dan fragte ich Dan, ob er bereit sei, Pamela zu sagen, wie er sich fühle, wenn er voller sexueller Energie sei. »Wie fühlt sich Ihr Körper an?« wollte ich wissen. »Welche Gedanken schießen Ihnen durch den Kopf?«

Dan wandte sich an Pamela und sagte: »Ehrlich gesagt gibt es in meinem Leben kaum einen Augenblick, in dem ich kein sexuelles Verlangen verspüre. Ich brauche nur die geringste Ermutigung – eine Frau, die über den Flur spaziert –, und es ist da. Am Anfang unserer Ehe waren diese Gefühle überwältigend. Sex war das einzige, was sich zu tun lohnte. Jetzt, wo ich über Vierzig bin, denke ich nicht mehr jede Minute an Sex. Ich kann mich zum ersten Mal in meinem Leben auf andere Dinge konzentrieren. Aber es schwelt immer noch im Hintergrund. Verstehst du?«

Pamela verstand nicht, wenigstens nicht aus ihrer eigenen Erfahrung. Sie sagte ihm, es habe kurze Perioden in ihrem Leben gegeben, in der sie stark an Sex interessiert gewesen sei, besonders zwischen zwanzig und dreißig, und sie habe diese Perioden sehr genossen. Aber die übrige Zeit habe sie nur wenig spontanes sexuelles Interesse empfunden. »Heute denke ich kaum noch an Sex«, sagte sie zu Dan. »Um ehrlich zu sein, ich glaube, wenn du keinen Druck ausübtest, würde ich eine Woche lang nicht ein einziges Mal an Sex denken. Du ergreifst die Initiative beim Sex, wenn dein Verlangen sich aufbaut, ich ergreife die Initiative, wenn mein Schuldgefühl sich aufbaut.«

»Das ist so schwer zu begreifen«, sagte Dan und schüttelte den Kopf. »Wenn du Sex genießt und immer zum Orgasmus kommst, verstehe ich nicht, weshalb du ihn nicht öfters willst. Das paßt nicht zusammen.«

Es paßt tatsächlich nicht zusammen; wenigstens nicht, wenn man die Daten durch einen typisch männlichen Computer laufen läßt. Aber ich für meinen Teil hatte kaum Schwierigkeiten, Pamelas Mangel an Verlangen zu verstehen, da ich die meiste Zeit meines Lebens selbst einen schwachen Geschlechtstrieb gehabt habe. Viele Menschen verstehen nicht, daß es Millionen Frauen wie Pamela und mich gibt, deren Nadel beim Sexometer die meiste Zeit auf Null steht. Wir brauchen einen Energieschub, um in Fahrt zu kommen. Wir mögen Sex genießen, wir mögen orgasmisch sein, aber wir haben kein drängendes *körperliches* Bedürfnis nach Sex. In einigen Untersuchungen wird behauptet, daß ein Drittel aller Frauen kaum ausreichend spontanes Interesse zeige, um die Initiative zu ergreifen.

Ich möchte klarstellen, daß, obwohl es viele Frauen mit einem schwachen Geschlechtstrieb gibt, es doch mehr Frauen mit einem großen sexuellen Interesse gibt, die regelmäßig ein sexuelles Verlangen verspüren. Tatsächlich klagen viele Frauen häufig darüber, daß ihr voller Terminkalender sie davon abhalte, so oft mit ihrem Partner zu schlafen, wie sie möchten. Aber selbst dann ist ihr Partner sehr wahrscheinlich immer noch stärker an Sex interessiert. In den meisten heterosexuellen Beziehungen hat der Mann einen stärkeren Geschlechtstrieb als die Frau. Gewisse graduelle Unterschiede beim sexuellen Verlangen scheinen zur Grundausstattung von Mann und Frau zu gehören.

Als ich diesen Umstand kürzlich einem männlichen Klienten mitteilte, fragte er mich wehmütig: »Gibt es denn dann überhaupt keine geilen Frauen?« Doch, versicherte ich ihm, es gibt sie. Ein signifikanter Prozentsatz an Frauen hat ein besonders starkes Verlangen nach Sex. Liz, eine meiner neuen Klientinnen, gehört in diese Kategorie. In ihrem ersten Collegejahr hatte sie einen Liebhaber, der drei- oder viermal am Tag mit ihr schlafen wollte. »Ich hatte keine Schwierigkeiten, mit ihm Schritt zu halten«, sagt sie mit einem Grinsen. Heute, zwanzig Jahre später, besteht ihr Appetit unvermindert. Tatsächlich ähnelt ihr sexuelles Interesse heute, wo sie dreiundvierzig Jahre alt ist, dem eines jungen Mannes. »Mein Geschlechtstrieb ist immer da«, sagt sie. »Ich muß ihn verdrängen, sonst bekommt er die Überhand. Ich spaziere mit einem unspezifischen sexuellen Interesse herum. Ich habe das Gefühl, als würde ich die sexuelle Aura anderer Menschen aufnehmen. Ich weiß nicht, wie ich es beschreiben soll. Der Trieb ist immer da.«

Wenn eine Frau mit einem für ihr Geschlecht starken Geschlechtstrieb mit einem typischen Mann zusammen ist, kann es zu besonders leidenschaftlichen Liebesspielen kommen. Falls die Beschreibung auf Sie und Ihren Partner zutrifft, betrachten Sie sich als glücklich; zwei Menschen mit gleich starkem Verlangen sind die Ausnahme, nicht die Regel. Selt-

samerweise leben viele Frauen mit einem starken Geschlechtstrieb entweder allein oder sind mit Männern verheiratet, deren Geschlechtstrieb nur *schwach* ausgeprägt ist.
Wenn eine Frau einen stärkeren Geschlechtstrieb hat als ihr Partner, kann der Unterschied besonders störend sein. Liz macht dieses Problem zu schaffen. Sie würde gern jeden Tag mit ihrem Mann schlafen, aber Tom hat nur einmal die Woche das Bedürfnis danach. Liz hat sich damit abgefunden, in einem anderen Zimmer zu schlafen, weil es ihr schwerfällt, mit Tom in einem Bett zu schlafen, ohne erregt zu werden. Und wenn sie in einem Bett schlafen, wartet sie darauf, daß Tom die Initiative ergreift. »Er ist so leicht einzuschüchtern«, sagte sie. »Ich fürchte, daß ihn mein starker Geschlechtstrieb zu sehr deprimieren würde.« Sie ist nicht nur wegen des Mangels an Sex frustriert, sondern hat auch Angst, ihren Mann zu »kastrieren«. Leider mangelt es ihrer Ehe auch an körperlicher Zärtlichkeit. »Tom greift nur in der Öffentlichkeit nach meiner Hand«, sagt Liz. »Vielleicht weil er genau weiß, daß es dann keine weiteren Folgen hat.«

Was verursacht sexuelles Verlangen?

Nach meiner Erfahrung gewinnen alle Paare – ob die Partner einen unterschiedlich starken Geschlechtstrieb haben oder nicht – wertvolle Erkenntnisse aus der Geschichte des Verlangens. Es handelt sich hierbei um einen jener Fälle, in denen eine kleine Information große Wirkung zeitigt. Es wäre schön gewesen, wenn mir diese Information bereits vor Jahren zur Verfügung gestanden hätte.
Bis zu den siebziger Jahren konzentrierte sich die Diskussion über das sexuelle Verlangen hauptsächlich auf psychische Faktoren wie Eheprobleme oder repressive Erziehung. Diese

Faktoren beeinflussen das Verlangen tatsächlich. Es ist schwer, einen gesunden Appetit nach Sex zu entwickeln, wenn man als Kind wegen sexueller Neugier zur Rede gestellt wurde oder wenn man Streit mit seinem Partner hat. Auch die geschlechtsspezifische Konditionierung kann eine große Rolle spielen. Unsere Gesellschaft hat lange Zeit den Männern in höherem Maße erlaubt, ihre Sexualität zu erkunden, als den Frauen, und das mag teilweise das größere Interesse der Männer an Sex erklären. Und während die gesellschaftlichen Beschränkungen der weiblichen Sexualität langsam aufgehoben werden, treten immer mehr Frauen auf, die kein Blatt vor den Mund nehmen, wenn es um ihr sexuelles Verlangen geht. Aber die psychischen und gesellschaftlichen Faktoren stellen keine ausreichende Erklärung für die Unterschiede zwischen männlicher und weiblicher Sexualität dar. Und obgleich die jungen Frauen von heute Madonna als Vorbild haben und von der Woodstock-Generation erzogen wurden, zeigen Untersuchungen, daß auch ihr sexuelles Verlangen nicht so stark ist wie das der jungen Männer.

Nur wenn wir die Rolle der Sexualhormone untersuchen, erhalten wir ein vollständiges Bild. Durch die in den sechziger Jahren entwickelten verfeinerten Meßmethoden können Wissenschaftler Hormone, die durch unseren Körper kreisen, jetzt nanogrammweise (ein Nanogramm ist der milliardste Teil eines Gramms) messen. Dabei entdeckten sie, daß Männer und Frauen die gleichen Sexualhormone haben: ein halbes Dutzend, aber in unterschiedlich hoher Konzentration. Testosteron, das lange als »männliches« Hormon betrachtet wurde, fördert den Geschlechtstrieb bei beiden Geschlechtern. Die Tatsache, daß Männer zehn- bis zwanzigmal mehr Testosteron im Körper haben als Frauen, ist in erster Linie für ihr stärkeres sexuelles Verlangen verantwortlich.

Dr. Barbara Sherwin, Professorin für Psychologie, Geburtshilfe und Frauenheilkunde an der McGill University, hat uns viele ihrer Erkenntnisse über Testosteron und Frauen vermittelt. Im Laufe ihrer Forschung hat sie Frauen mit einem niedrigen Hormonspiegel als Folge einer Entfernung beider Eierstöcke verschiedene Hormonpräparate verabreicht. Bei einem Experiment teilte sie vierundvierzig dieser Frauen in drei separate Gruppen auf. Den Frauen der ersten Gruppe wurde Östrogen gegeben, das normalerweise Frauen während der natürlichen oder chirurgisch bedingten Wechseljahre verabreicht wird. Den Frauen der zweiten Gruppe wurde eine Mischung aus Östrogen und Testosteron injiziert. Die Frauen in der dritten Gruppe bekamen Plazebos. Dann beobachtete Sherwin die sexuellen Aktivitäten dieser drei Gruppen. Die Frauen, die Östrogen und Plazebos bekommen hatten, spürten kaum eine Veränderung in ihrem sexuellen Verhalten, während die Frauen, denen zusätzlich Testosteron verabreicht worden war, einen drastischen Anstieg ihres Verlangens- und Erregungsniveaus erfuhren (siehe Graphiken). Nur wenige Untersuchungen erzielen derart drastische Ergebnisse. Tatsächlich erhielt Sherwin einige Telefonanrufe von verärgerten Ehemännern, die sich darüber beschwerten, daß ihre Frauen »zu heiß zum Anfassen« seien. »Alle lachen darüber«, sagte sie, »aber wenn ein Mann über Fünfzig ist, ist er vielleicht nicht mehr an einem häufigeren Beischlaf interessiert.« Doch die meisten Frauen beschlossen, im Programm zu bleiben. Dazu Sherwin: »Testosteron erneuert nicht nur das sexuelle Verlangen, sondern kann den Frauen auch ein gesteigertes Wohlbefinden vermitteln. Aber auch Östrogen kann die Stimmung einer Frau heben.« Die Mischung aus Östrogen und Testosteron scheint tatsächlich ein Stärkungsmittel zu sein.

Was ist mit dem Testosteron, das von Natur aus im Körper der Frauen kreist? Was für eine Wirkung hat es auf ihre Sexualität?

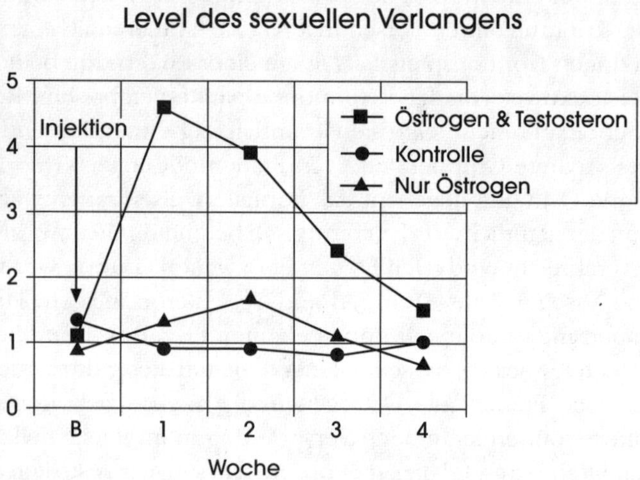
Level des sexuellen Verlangens
Injektion
Östrogen & Testosteron
Kontrolle
Nur Östrogen
5
4
3
2
1
0
B
1
2
3
4
Woche

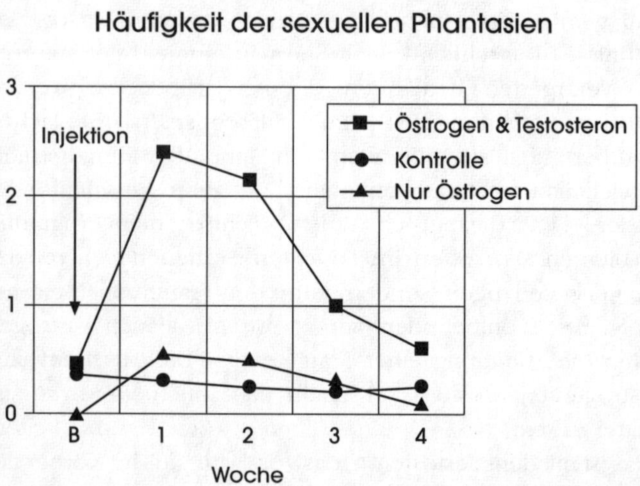
Häufigkeit der sexuellen Phantasien
Injektion
Östrogen & Testosteron
Kontrolle
Nur Östrogen
3
2
1
0
B
1
2
3
4
Woche

Um dies herauszufinden, untersuchte Dr. Patricia Shreiner-Engel, Leiterin des Psychologischen Dienstes der Abteilung Geburtshilfe und Frauenheilkunde am Mount Sinai Hospital, New York, die Beziehung zwischen Testosteron und sexueller Erregung anhand einer Gruppe von dreißig gesunden, jungen Frauen. Zuerst maß sie den Testosteronspiegel der Frauen. Dabei stellte sie einige bemerkenswerte Unterschiede fest. Sie nannte die Frauen mit dem höchsten Spiegel an natürlich auftretendem Testosteron die »Hoch-T«-Gruppe und die Frauen mit dem niedrigsten Niveau die »Niedrig-T«-Gruppe. Dann beobachtete sie einige Wochen lang die sexuellen Aktivitäten der Frauen aus beiden Gruppen und stellte fest, daß die Frauen in der »Hoch-T«-Gruppe das höchste Maß an sexueller Erregung erreichten und diese Erregung am längsten beibehielten. Gleichgültig, ob Testosteron gespritzt wird oder natürlich im Körper der Frau auftritt, es scheint auf jeden Fall eine bedeutsame Auswirkung auf ihren Geschlechtstrieb zu haben.

Shreiner-Engel stellte auch einige interessante Persönlichkeitsunterschiede zwischen den »Hoch-T«- und den »Niedrig-T«-Frauen fest. Bei den »Hoch-T«-Frauen handelte es sich um positiv eingestellte, wißbegierige Patientinnen, die eine Menge Fragen stellten und sich von anspruchsvollen Hochleistungsberufen angezogen fühlten, während die »Niedrig-T«-Frauen weniger neugierig waren und eher traditionellen Jobs nachgingen. Seltsamerweise hatten jedoch die »Hoch-T«-Frauen trotz ihres stärkeren Interesses an Sex größere Schwierigkeiten mit Liebesbeziehungen als die »Niedrig-T«-Frauen. Tatsächlich hatten nur zwei der »Hoch-T«-Frauen eine stabile, befriedigende Beziehung. Testosteron, das beim Mann Aggressivität und sexuelles Verlangen erzeugt, hat möglicherweise auf Frauen einen ähnlichen Effekt.

Eine andere Untersuchung über die Beziehung von Testosteron und sexuellem Verlangen, bei der zweiundfünfzig Frauen in den Wechseljahren mitmachten, erbrachte ähnlich faszinierende Ergebnisse. Die Forscher entdeckten, daß Frauen mit einem höheren Testosteronspiegel nicht nur sexuell aktiver waren, sondern durchschnittlich achtzehn Pfund weniger wogen und ein höheres Einkommen hatten. Offensichtlich hat Testosteron sehr weitreichende Auswirkungen auf Frauen; Auswirkungen, die wir gerade erst zu verstehen beginnen.

Das schwankende Niveau des sexuellen Verlangens

Das Verlangen nach Sex ist nicht nur von Frau zu Frau recht unterschiedlich, sondern es kann auch bei einer Frau von Tag zu Tag variieren. Manche Frauen stellen fest, daß sie während des Eisprungs stärker an Sex interessiert sind, in der Zeit, in der unser Körper das meiste Testosteron produziert. Andere, besonders die »Hoch-T«-Frauen, fühlen sich kurz vor oder während der Menstruation am sinnlichsten. (Diese monatliche Welle des Verlangens ist für »Hoch-T«-Frauen derart typisch, daß sie als guter Indikator für den Testosteronspiegel einer Frau gelten kann. Frauen mit einem niedrigeren Spiegel neigen dazu, während der Periode nur lustlos zu reagieren.) Andere Frauen scheinen in der ersten Hälfte des Menstruationszyklus mehr an Sex interessiert zu sein, was möglicherweise durch jenes Wohlbefinden verursacht wird, das bezeichnenderweise den monatlichen Anstieg des Östrogens begleitet.

Zusätzlich zu diesen periodischen Höhen und Tiefen tendieren Frauen zu längeren Verlangenszyklen, die mit den hormonellen Veränderungen während der Schwangerschaft, des

Stillens und der Wechseljahre einhergehen. Eine Freundin gestand mir, daß sie während ihrer letzten Schwangerschaft einen ungewöhnlich starken Geschlechtstrieb hatte. »Ich habe meinen Mann richtiggehend überfallen«, sagte sie. »Er wußte nicht, was über mich gekommen war, aber er beschwerte sich nicht.« Nach der Geburt des Kindes schwand das Verlangen. »Ich weiß nicht, wie ich es erklären soll; ich hatte auf einmal keinen Appetit mehr. Erst war ich unglaublich erregt, und im nächsten Augenblick war es mir egal, ob ich jemals wieder Sex haben würde. Ich spürte kein Verlangen mehr.« Als ihr Kind fünf Monate alt war, faßte ihr Mann sich schließlich das Herz und erkundigte sich, was los sei. »Er war erregt, verwirrt und fühlte sich vernachlässigt.«

Was dieses Paar nicht wußte, war, daß Frauen oft ein drastisches Absinken des sexuellen Interesses erleben, wenn sie stillen, was entweder durch einen Anstieg des Prolaktins (des Hormons, das die Milchproduktion anregt) oder durch eine Abnahme des Testosterons verursacht werden kann. Dieses zeitweilig fehlende sexuelle Interesse mag als natürliche Form der Familienplanung fungieren und schafft mehr Raum in der Kinderfolge. Doch es kann auch eine unerwünschte Distanz zwischen Mann und Frau verursachen. Viele Paare, mit denen ich zu tun hatte, können den Beginn ihrer sexuellen Probleme bis zur Geburt eines Babys zurückverfolgen. Die Ursache ist leicht zu erkennen. Sobald ein Kind geboren ist, muß die Frau mit den unerbittlichen Forderungen der Mutterschaft, mit dem Schlafmangel und dem plötzlichen Absinken des sexuellen Verlangens fertig werden. Wenn beide Partner nicht wissen, daß für das Nachlassen des Verlangens Hormone verantwortlich sein können, könnten sie annehmen, daß sie einander nicht mehr lieben.

Es wird oft angenommen, daß sich das sexuelle Verlangen in den mittleren Jahren steigert. Das gilt für einige Frauen, aber nicht für alle. Tatsächlich haben die meisten Frauen einen verminderten Geschlechtstrieb, wenn ihre Eierstöcke aufhören, Testosteron zu produzieren. Eine Untersuchung folgte einer Gruppe von Frauen durch die Wechseljahre. Nach der letzten Periode hatten die Frauen weniger sexuelle Gedanken und Phantasien, produzierten weniger vaginale Gleitflüssigkeit und waren mit ihren Partnern als Liebhaber weniger zufrieden. Sie berichteten auch von einer nachlassenden Häufigkeit des Geschlechtsverkehrs.

Testosteron, Männer und sexuelles Verlangen

Lange Zeit nahm man an, nur Frauen würden diese hormonellen Gezeiten erleben. Aber das trifft nicht zu. Auch Männer haben innere Gezeiten. Der Testosteronspiegel kann sich in den Morgenstunden verdoppeln, ein zirkadianischer Rhythmus, der mit zunehmendem Alter dazu neigt, schwächer zu werden. Es wurden lang andauernde Höhen und Tiefen belegt. Zum Beispiel gab es bei einer Gruppe von Männern, die monatelang unter Wasser in einem Atom-U-Boot lebten, Perioden von verstärktem Bartwuchs, die von auffälligen, von Euphorie bis zur leichten Depression reichenden Stimmungsschwankungen begleitet wurden. Wissenschaftler schreiben diese Veränderungen einem vorher noch nicht beobachteten vier- bis sechswöchigen Testosteronzyklus zu.
Auch bestimmte Vorfälle – selbst kleinere Ereignisse wie ein Sieg oder eine Niederlage im Sport – können den Testosteronspiegel eines Mannes beeinflussen. In einer Studie wurden sechs College-Tennisspieler ein ganzes Semester lang untersucht. Die Gewinner eines Spiels verzeichneten einen Anstieg des Testosteronspiegels, während er bei den Verlierern sank. Seltsamerweise wurde der gleiche Testosteronan-

stieg auch bei Männern beobachtet, die beim Schachspiel gewannen, sich also nicht sonderlich viel bewegten.
Führt dieser Testosteronanstieg zu einem größeren sexuellen Interesse? Wir wissen es nicht. Aber es sieht so aus, als würde der *durchschnittliche* Testosteronspiegel eines Mannes sein Verlangen beeinflussen. Bei der Untersuchung einer Gruppe junger Männer stellte sich heraus, daß die Männer mit einem höheren Testosteronspiegel sexuell aktiver waren (einschließlich Masturbation) als Männer mit einem niedrigen Testosteronspiegel. In einer anderen Langzeitstudie kam man zu dem Schluß, daß Männer mit dem höchsten Hormonspiegel das sexuell aktivste Verhalten zeigten.
Beeinflußt ein zeitweiliges Absinken des männlichen Testosteronspiegels sein Interesse am Sex? Wahrscheinlich nicht. Die meisten Männer haben mehr als genug Testosteron, um ihr sexuelles Interesse aufrechtzuerhalten, selbst wenn sie gerade am schwachen Ende des Zyklus angelangt sind. Bei den meisten Männern führt allein der mit zunehmendem Alter stetig sinkende Testosteronspiegel zu einer auffallenden Senkung der sexuellen Aktivität. Nur ein Prozent der Männer zwischen zwanzig und vierzig Jahren verzeichnet einen bedeutenden Testosteronmangel; bei Männern im Alter zwischen vierzig und fünfundsechzig sind es bereits fünf und bei Männern über fünfundsechzig zwanzig Prozent.
Bei den Frauen scheint es anders zu sein. Wissenschaftler glauben, daß der Testosteronspiegel vieler Frauen im Laufe des Monats in regelmäßigen Intervallen unter einen kritischen Schwellwert sinkt und so ihr sexuelles Interesse verringert oder ausschaltet. Wieder andere Frauen haben einen derart niedrigen Testosteronspiegel, daß es sie nie nach Sex verlangt, selbst wenn ihre Hormonproduktion die Spitze erreicht hat.
Wie ich festgestellt habe, klärt diese kurze Einführung in die

Biologie des sexuellen Verlangens einiges an Verwirrung, mit der manche Paare leben. Ein Mann sagte: »Man neigt zu der Annahme, der Partner hätte das gleiche sexuelle Interesse wie man selbst. Und wenn die Frau nicht mit einem schlafen will, nimmt man an, daß sie einen nicht mehr liebt oder nicht mehr attraktiv findet. Es tut gut zu wissen, daß es noch eine andere Erklärung gibt.« Eine Frau Anfang Sechzig kam zu einem ähnlichen Schluß: »Jetzt sehe ich, daß das Alter meines Mannes viel mit seinem schwindenden Interesse an Sex zu tun haben mag. Er bekommt einfach weniger Testosteron. Und ich dachte schon, er würde mich nicht mehr begehrenswert finden.« Eine Frau sagte während einer Workshoppause zu mir: »Ich hatte noch nie viel Interesse am Sex. Nachdem ich Ihnen zugehört habe, komme ich mir zum ersten Mal im Leben normal vor. Es ist eine große Erleichterung.«

Aber Information und Erkenntnis reichen nicht aus. Die meisten Paare möchten die Unterschiede nicht nur verstehen, sondern verringern. Ein Mann gestand offen: »Großartig. Jetzt weiß ich, weshalb sich meine Frau nicht für Sex interessiert. Aber ich möchte sie immer noch umkrempeln ...«

Häufig werde ich gefragt, ob es möglich ist, das sexuelle Verlangen durch Zusätze von Testosteron zu steigern. Die Antwort ist ein eingeschränktes Ja – solange es sich bei der betreffenden Person um einen Mann mit einem unnormal niedrigen Geschlechtshormonspiegel handelt. Früher injizierten Ärzte älteren Männern oder Männern mit unnormal niedrigem Hormonspiegel Testosteron. Jetzt kann das Testosteron durch ein transkutanes Pflaster verabreicht werden, was das ganze Verfahren angenehmer macht. Doch die unbeantworteten Fragen über die Beziehung zwischen Testosteron und Prostatakrebs gebieten einer weiteren Ausbreitung dieser Praxis Einhalt.

Kann man Testosteron nicht den Millionen von Frauen mit

schwachem sexuellem Interesse verschreiben? Als die drastischen Resultate von Barbara Sherwins Untersuchung über Testosteron und Frauen in die Presse gelangten, konnte sie sich vor Bitten nach mehr Information kaum retten. Welches Mittel verabreichte sie? In welcher Dosis? Wie sehen die Nebenwirkungen aus?

Trotz der anfänglichen Begeisterung verschrieben die Ärzte Frauen nur zögernd Testosteron. Auf einer Konferenz über Störungen des sexuellen Verlangens berichtete unlängst ein Arzt, er habe fünf Stunden lang herumtelefonieren müssen, ehe er einen Endokrinologen gefunden hätte, der seinen Vorschlag, einer seiner Patientinnen Testosteron zu geben, überhaupt angehört habe.

Weshalb dieser Widerstand? Einige Ärzte sind vielleicht nicht ausreichend darüber informiert, welche Rolle das Testosteron in der weiblichen Sexualität spielt. Viele Frauen erleben als Erwachsene immer wieder ärztliche Untersuchungen, bei denen sie nicht nach ihrer Sexualität gefragt werden. Eine Frau sagte mir, sie habe sich bei ihrem Arzt über ihr schwaches sexuelles Interesse beklagt, worauf dieser ihr antwortete: »Keine Sorge. Seien Sie dankbar, daß Sie die Erregung vortäuschen können. Ihr Mann kann es nicht.«

Andere Ärzte werden vielleicht durch die möglichen Nebenwirkungen davon abgehalten, Hormone zu verschreiben. Übermäßige Gaben von Testosteron können verstärkte Gesichtsbehaarung, eine tiefere Stimme, Akne und eine Veränderung des Menstruationszyklus zur Folge haben. Und obgleich die Frauen in Barbara Sherwins Untersuchung nur leichte und reparable Nebenwirkungen verzeichneten, machen sich viele Ärzte wegen des Vermännlichungseffektes bei Testosterongaben und wegen möglicher juristischer Schritte gegen sie Sorgen.

Mein Rat für Personen mit ungewöhnlich niedrigem sexuellem Verlangen lautet, sich einer umfassenden ärztlichen Untersuchung zu unterziehen. Dadurch können einige andere Gründe für ein schwaches sexuelles Verlangen ausgeschlossen werden, wie Depression, Nebenwirkungen eingenommener Medikamente, übermäßiges Trinken und bestimmte chronische Krankheiten. Falls die Bluttests einen Hormonmangel anzeigen, sollte man den Patienten für weitere Tests und Behandlungen an einen Endokrinologen überweisen. (Frauen müssen möglicherweise eine Reihe von Spezialisten befragen, bis sie einen finden, der Erfahrung darin hat, auch ihnen Testosteron zu verabreichen.)

Die Überwindung der Polarisierung

Aber was ist mit den vielen Paaren, die einen normalen Hormonspiegel haben oder keine Geschlechtshormone einnehmen wollen? Was können sie tun, um ihr unterschiedliches sexuelles Verlangen auszugleichen? Vor Jahren versuchte ich die abendlichen Kämpfe mit meinem Partner mit einer breiten Palette an selbstzerstörerischen Verhaltensweisen zu meistern, einschließlich vorgetäuschten Interesses, Entschuldigungen, Vorwürfen, Kampfansagen, vorgetäuschter Orgasmen und des Vermeidens von Sex überhaupt. Wenn ich mehr über die Biologie des sexuellen Verlangens gewußt hätte, wäre ich mir in sexueller Hinsicht weniger minderwertig vorgekommen und hätte mehr Mitgefühl für meinen Partner gehabt. Dadurch hätten wir viel konstruktiver mit der Situation umgehen können.

Meiner Meinung nach müssen wir, um eine Lösung zu finden, mehr über die Psychologie des Verlangens wissen, besonders über die verwirrende Dynamik der Polarisierung. Am Anfang unserer Beziehung wollte mein Partner nur ein klein wenig häufiger Sex als ich. Doch im Laufe der Zeit schien sein Verlangen stärker und meines schwächer zu werden. Schließlich ähnelten wir den Charakteren in dem Film *Annie Hall*: er dachte, wir hätten »kaum mal« Sex, und ich war der Meinung, wir hätten »die ganze Zeit« Sex. Wir waren durch die Frage der sexuellen Häufigkeit polarisiert worden, wodurch sich unsere körperlichen Differenzen zu vergrößern schienen.

Viele meiner Klienten sind der Polarisierung zum Opfer gefallen. Es folgt ein extremes Beispiel, das mir nicht aus dem Kopf geht: Ich habe mehrere Jahre lang mit einer jungen Frau namens Janet gearbeitet, die über einen ausgeprägten Geschlechtstrieb verfügte. Sie erzählte mir, sie habe während einer Liebesaffäre auf dem College ein derart starkes sexuelles Verlangen verspürt, daß sie – obwohl sie jeden Tag mit ihrem Partner schlief – masturbieren mußte, um ihren sexuellen Appetit zu befriedigen. Nach einer besonders stürmischen Runde auf dem Rücksitz eines Wagens war sie so erregt, daß sie Schwierigkeiten hatte, ins Wohnheim zurückzugehen. Sie sagte: »Meine Knie knickten ein. Es war genauso wie in den Liebesromanen.«

Nach ihrem Collegeabschluß zog Janet mit Frank zusammen, einem Mann, dessen sexuelles Verlangen das ihre noch übertraf. Anfangs kam ihr das Zusammenleben mit Frank wie ein sinnliches Bankett vor. Wann immer es Janet nach Sex gelüstete, konnte sie ihn haben. Doch nach einem Jahr begann Janet sich von Franks unerbittlichem Verlangen überrollt zu fühlen: »Ständig wurde mir Sex angeboten – ob ich wollte oder nicht, morgens und abends. Ich begann mich nach einer Pause zu sehnen.« Nach drei Jahren fühlte sie sich durch Frank bedrängt. »Es kam so weit, daß ich kein Verlangen mehr empfand. Wie sollte ich auch, wenn er andauernd auf mir herumturnte? Ich wies ihn immer häufiger ab. Bald war Sex das Problem Nummer eins in unserer Beziehung. Er hatte das

Gefühl, nie genug zu bekommen, und ich kam mir belagert vor.« Die beiden waren zu einem Musterfall der Polarisierung geworden.

Vielleicht können Sie Janets Standpunkt besser verstehen, wenn man ihn auf einen anderen Bereich überträgt. Stellen Sie sich vor, Sie hätten einen Partner, der Ihnen, immer eine Stunde bevor Sie Hunger haben, ein Essen serviert. Anfangs werden Sie die Aufmerksamkeit begrüßen; es schmeichelt uns, wenn jemand unsere Bedürfnisse vorausahnt. Aber nach wenigen Wochen werden Sie sich wahrscheinlich belästigt fühlen. Das Essen wird Ihnen serviert, ob Sie es wollen oder nicht. Sie fangen an, es zurückzuweisen. Falls Ihr Partner weiter darauf beharrt, Sie zu füttern, auch wenn Sie keinen Hunger haben, werden Sie möglicherweise wütend. Sie lieben das Essen, Sie brauchen das Essen, Sie würden ohne Essen sterben – aber Sie möchten nicht, daß Ihr Partner bestimmt, wann und wie oft Sie essen! Sie wurden durch die Problematik, die im Essensbereich aufgetaucht ist, polarisiert.

Die gleiche Dynamik gilt auch für Sex. Wenn jemand Sie ständig wegen Sex angeht, bevor Sie ein Verlangen danach verspüren, verlieren Sie Ihren sexuellen Appetit und kommen sich vielleicht wie ein Objekt für die sexuelle Erleichterung eines anderen Menschen vor. Und schon bald errichten Sie immer mehr Hindernisse, die dem Liebesspiel im Wege stehen: »Ja, Schatz, ich würde gern mit dir schlafen – vorausgesetzt, das Zimmer ist warm genug; es ist noch früh am Abend; das Geschirr ist gespült; meine Büroarbeit ist fertig; du warst schon mit dem Hund draußen …«

Bedauerlicherweise haben Sie die Tatsache aus den Augen verloren, daß auch Sie einen Geschlechtstrieb besitzen und Sex in der Regel sehr genießen.

Lassen Sie uns jetzt die Situation von der anderen Seite des

Bettes aus betrachten. Falls Sie ein Mensch mit einem starken sexuellen Verlangen sind, sieht das Ganze schon sehr viel anders aus. Zu Beginn Ihrer Beziehung ist Ihr Partner höchstwahrscheinlich ein stark motivierter Liebhaber. Die noch frische Beziehung und der ansteckende Einfluß der romantischen Verliebtheit münden in ein wunderschönes, leidenschaftliches Liebesspiel. Aber nach wenigen Monaten oder Jahren, oder vielleicht nach der Geburt eines Kindes, beginnt Ihr Partner, das Interesse zu verlieren. Jetzt sieht es so aus, als müßten Sie beim Sex immer den ersten Schritt tun. Und zu Ihrem Entsetzen fällt es Ihrem Partner jetzt auch schwerer, in einen starken Erregungszustand zu kommen, was Ihnen wiederum erschwert, eine starke Leidenschaft zu empfinden, da Sie durch die Trägheit Ihres Partners gebremst werden. (Ich erinnere mich an einen Klienten, der mir sagte: »Wenn ich mit meiner Frau schlafe, habe ich das Gefühl, sie sei eine schwere Last, die ich in einem Schubkarren einen Berg hinaufbefördern muß. Ich mache die ganze Arbeit.«)

Falls sich die Situation trotz Ihrer Bemühungen nicht bessert, sind Sie vielleicht wütend oder fühlen sich zurückgewiesen. Sie beginnen sich zu fragen, ob Ihr Partner Sie überhaupt noch liebt, eine Affäre hat oder ob er Sie körperlich nicht mehr attraktiv findet.

Mein Mitgefühl für den Standpunkt des Partners mit dem starken sexuellen Verlangen stieg, als ich einer Gruppe von Männern zuhörte, die darüber sprachen, wie sie sich fühlten, wenn ihre Frauen ihre Annäherungsversuche immer wieder zurückwiesen. Ihr Schmerz und ihre Enttäuschung waren fühlbar:

LENNY: Wenn meine Frau kein sexuelles Interesse zeigt, fühle ich mich leer, traurig, ungeliebt, stehengelassen, isoliert …

Trevor: Ich komme mir wertlos vor. Es hat etwas mit meiner gesamten Existenz zu tun.

Frank: Ich bin frustriert, wütend, gereizt …

Mark: Ich bin verwirrt.

John: Zurückgestoßen. Es ist eine Kastration.

Trevor: Demütigung.

Mark: Der Mangel an Reaktion muß nicht unbedingt im Bett anfangen. Ich spüre es schon auf zwei Kilometer Entfernung, wenn die Zeichen schlecht stehen. Ich brauche nicht zu warten, bis wir ins Bett gehen. Ich weiß es schon. Also bin ich den ganzen Tag über deprimiert.

Dan: Da gibt es ein Schild an der Tür, auf dem steht: ›Falls du dich fragen solltest – die Antwort lautet: Nein!‹ (Die Gruppe lacht.)

Stuart: Ich komme mir hilflos vor. Ich kann nichts dagegen tun, wenn ich weiß, daß meine Frau vorhat, mich zurückzuweisen. Es ist ein schreckliches Gefühl.

Dan: Ich begehre meine Frau wirklich und möchte, daß sie mich begehrt. Ist das zuviel verlangt?

In dieser Gruppe schien es von der Länge der Beziehung abzuhängen, ob die Männer nur ein wenig oder sehr wütend waren; ob sie sich nur ein wenig oder stark zurückgestoßen fühlten. Einer der Männer sagte, er sei, anders als die anderen, nicht aufgebracht, wenn seine Freundin kein sexuelles Interesse zeige. Er nehme es als Herausforderung. Er sagte: »Dann muß ich lächeln.«

»Wirklich?« fragte der Mann neben ihm. »Und wie lange leben Sie schon zusammen?«

»Zwei Jahre«, erwiderte er.

»Gut, dann reden wir noch einmal darüber, wenn Sie dreizehn Jahre verheiratet sind«, sagte er grimmig. »Dann werden wir sehen, ob Sie immer noch lächeln.«

Doch nicht nur Männer erfahren diese Frustration. Frauen mit einem starken sexuellen Verlangen, deren Partner nur ein schwaches Interesse haben, können sich ebenso ungeliebt vorkommen und verzweifelt sein. Eine meiner Klientinnen ist über den Sexmangel in ihrer Ehe tief betrübt. »Ich werde im August vierzig«, sagte sie. »Kürzlich machte ich eine Geschäftsreise. Ich war allein in meinem Hotelzimmer und überlegte, wie lange es her war, seit mein Mann sich mir mit sexuellen Absichten genähert hatte. Ich dachte: ›Ich werde nie wieder Sex haben.‹ Dann erinnerte ich mich an den Beginn unserer Beziehung, als wir wilde und verrückte Sachen anstellten. Wenn ich das jetzt machte, würde er sagen: ›Laß mich in Ruhe. Stör mich nicht.‹ Es gibt keine Aufregung mehr in unserer Ehe. Keine Leidenschaft. Je länger ich darüber nachdachte, desto unglücklicher wurde ich. Es endete damit, daß ich anderthalb Stunden lang weinte.«

Wenn es zwei Menschen nicht gelingt, sich darüber zu einigen, wie oft sie miteinander schlafen, können beide darunter leiden. Manchmal fühlt sich der Partner mit dem starken Verlangen vielleicht zurückgestoßen, benachteiligt und ist enttäuscht, während der Partner mit dem schwachen Interesse sich möglicherweise unter Druck gesetzt, unzulänglich oder schuldig vorkommt. Aber Paare, die sich gemeinsam bemühen, den Standpunkt des anderen zu verstehen, erleben häufig eine drastische Veränderung.

Zweien meiner Klienten, Karen und Arnold, beide Ende Dreißig, gelang es, nach fünf Jahren schließlich aus einer Sackgasse herauszufinden, nachdem sie Einsichten in ihre unterschiedlichen Wirklichkeiten bekommen hatten. Meinen Anweisungen gemäß sprachen sie abwechselnd über ihre Sexualität, wobei sie sorgsam darauf achteten, einander nicht die Schuld zuzuschieben und weder kritische Bemerkungen zu machen noch alte Probleme zur Sprache zu bringen. Sie beschrieben einfach, so gut sie konnten, wie sie sich in bezug auf ihr eigenes Maß an sexuellem Verlangen fühlten.

Am stärksten berührte es Karen, als sie hörte, wie Arnold sich fühlte, wenn er mehrere Tage nicht mit ihr geschlafen hatte. Es unterschied sich sehr von ihrer Erfahrung. Für sie war eine Woche ohne Sex ein Urlaub, indem sie ihr Schlafdefizit aufholte und mehr las. Sie sagt scherzhaft zu Arnold, ihr »Lesetrieb« sei stärker als ihr Geschlechtstrieb.

Arnold gestand demgegenüber, daß Sex für ihn sehr wichtig sei, nicht nur wegen der körperlichen Befreiung, sondern auch aus emotionalen Gründen. Er sprach mit Karen über sein starkes Bedürfnis, zu berühren und berührt zu werden. Er sagte, daß Sex fast eine heilende Form der Berührung für ihn darstellte. »Wenn wir lange Zeit nicht miteinander geschlafen haben«, sagte er, »spüre ich einen emotionalen Schmerz; es ist, als würde meine Psyche härter und kleiner. Ich fühle mich stärker isoliert, nicht nur von dir, sondern von allen Menschen in meiner Umgebung.« Karen hatte bislang angenommen, er würde nur einen simplen sexuellen Drang verspüren, »wie eine juckende Stelle, die man kratzen muß«.

Vor diesem Gespräch hatte Arnold weder sich selbst, geschweige denn Karen gegenüber in Worte fassen können, was für eine wichtige Rolle der Sex in seinem Leben spielte. In den folgenden Wochen stellte Karen fest, daß sie jetzt bereiter war, regelmäßig mit Arnold zu schlafen. »Unser Liebesspiel dauerte meistens nur fünfzehn oder zwanzig Minuten«, sagte sie mir. »Ich habe zuviel Widerstand geleistet; besonders wenn man bedenkt, daß ich Sex genauso genieße wie er, wenn ich einmal in Stimmung bin. Jetzt, wo ich weiß, was Sex für ihn bedeutet, bin ich öfters bereit, ja zu sagen.«

Es verwundert nicht, daß Arnold weniger drängte, als Karens

Widerstand nachließ. Man kann nicht tauziehen, wenn der andere das Seil losläßt.
Aber es gab noch eine weitere Veränderung nach diesem Gespräch. Arnold freundete sich stärker mit dem Gedanken an, daß Karen niemals sein Maß an Verlangen erreichen und es Zeiten geben würde, wo sie nur mit ihm schlief, um sein stärkeres Bedürfnis zu befriedigen, was er anfangs als enttäuschend empfand. Ich erinnere mich noch daran, daß er zu mir sagte: »Ich möchte erst dann mit Karen schlafen, wenn sie es auch will. Ich habe nicht so viel Spaß daran, wenn ich der einzige Nutznießer bin. Ich möchte, daß sie ebenfalls erregt ist!« Aber schließlich erkannte er, wie unrealistisch es war, zu erwarten, daß sie, jedesmal wenn sie sich liebten, genauso erregt war wie er. Jetzt kann er ihre freiwillige Teilnahme als das sehen, was sie ist: ein Akt der Liebe. »Es ist leicht, mit jemandem schlafen zu wollen, wenn man ein starkes sexuelles Verlangen hat«, räumte er bei unserer letzten Sitzung ihr gegenüber ein. »Ich weiß, daß du es manchmal nur tust, um mich zu befriedigen. Und dafür danke ich dir.«
Eine der Übungen am Ende dieses Kapitels wird Sie und Ihren Partner in die Lage versetzen, ein ähnliches Gespräch über die Rolle zu führen, die das sexuelle Verlangen in Ihrer Partnerschaft spielt. Selbst wenn Ihrer beider Verlangen gleich stark oder gleich schwach sein sollte, werden Sie neue Einsichten über Ihren Partner bekommen.
Zusätzlich möchte ich Ihnen noch folgende praktische Vorschläge mit auf den Weg geben, Früchte meiner Arbeit mit Hunderten von Paaren mit unterschiedlichem sexuellem Interesse. Lesen Sie alle Vorschläge durch, um herauszufinden, welche davon Ihnen helfen können, Ihre Beziehung harmonischer und genußvoller zu gestalten.

Vorschläge für den Partner mit dem stärkeren sexuellen Verlangen

1. *Seien Sie direkter bei Ihrer Bitte um Sex.* Seltsamerweise verhalten sich viele Menschen mit einem starken sexuellen Verlangen passiv, wenn es um die Befriedigung ihrer Bedürfnisse geht. Sie deuten ihre sexuelle Bereitschaft an und erwarten dann, daß ihr Partner die Initiative ergreift. Gewöhnen Sie sich an, direkter zu sein. Sie könnten beispielsweise zu Ihrem Partner sagen: »Ich fühle mich heute abend richtig sexy. Ich würde gern mit dir schlafen« oder »Es würde mir gefallen, wenn wir heute abend miteinander schliefen. Du machst mich richtig an.« Eine klare und positive Kommunikation kann eine positivere Reaktion hervorrufen.
2. *Ergreifen Sie aus Lust und Interesse am Sex die Initiative, nicht aus Gewohnheit.* Bei Menschen mit einem starken sexuellen Verlangen ist es üblich, daß sie aus Gewohnheit die Initiative ergreifen und den Partner fragen, ob er mit ihnen schlafen möchte, obwohl sie selbst nicht erregt sind. Sie sind festgefahren und haben das tatsächliche Niveau ihres Verlangens aus den Augen verloren. Vergewissern Sie sich, daß Sie die Situation nicht polarisieren, indem Sie nach Sex fragen, obwohl Sie überhaupt nicht interessiert sind.
3. *Werden Sie ein Experte darin, das Interesse in Ihrem Partner zu schüren.* Falls Ihr Partner ein schwächeres sexuelles Verlangen hat als Sie, sind Ihre Fähigkeiten als Liebhaber(in) besonders wichtig. Je geschickter Sie darin werden, Ihren Partner zu erregen, desto häufiger werden Sie es mit einem stark stimulierten Partner zu tun haben.

4. *Akzeptieren Sie die Tatsache, daß Ihr Partner zusätzliche Stimulierung nötig hat, um endgültig erregt zu werden.* Bei vielen Menschen mit einem schwachen sexuellen Verlangen reicht es nicht aus, sie zu streicheln oder zu küssen, um sie zu erregen. Sie brauchen vielleicht eine zusätzliche Stimulierung in Form von sexuellen Phantasien, erotischen Schriften oder einem Vibrator. Je wohlwollender Sie diese Wirklichkeit annehmen können, desto harmonischer und befriedigender wird Ihre sexuelle Beziehung sein.
5. *Steigern Sie Ihr Verlangen nicht bewußt.* Wenn das unterschiedlich starke sexuelle Verlangen ein größeres Problem zwischen Ihnen darstellt, sollten Sie alle Aktivitäten unterlassen, die Ihr Verlangen schüren. Wenn Sie in sexuellen Phantasien schwelgen, Pornographie lesen oder sich »heiße« Filme anschauen, werden Sie den Unterschied im sexuellen Verlangen nur vergrößern.
6. *Respektieren Sie die sexuellen Vorbedingungen Ihres Partners.* Ihr Partner hat höchstwahrscheinlich eine Reihe von Vorbedingungen, deren Erfüllung ihn zum Liebesspiel bereiter macht. Befriedigen Sie diese Bedingungen, soweit möglich. Wenn Ihr Partner beispielsweise lieber abends mit Ihnen schläft, respektieren Sie seinen Wunsch. Ihnen mag es gleich sein, wann Sie sich lieben, aber Ihr Partner wird zugänglicher sein.
7. *Ziehen Sie in Erwägung, Ihre rein körperlichen Bedürfnisse gelegentlich durch Masturbation zu befriedigen.* Masturbation ist natürlich und normal. Tatsächlich befriedigen sich die meisten Menschen selbst – ja sogar diejenigen, die glücklich verheiratet sind. Wenn Sie sehr erregt sind und Ihr Partner nicht in Stimmung ist, stellt Selbststimulierung eine Möglichkeit dar, Ihren Trieb zu reduzieren. Die Masturbation wird zwar nicht Ihr Bedürfnis nach

Liebe, Zuneigung und Vertrautheit befriedigen, aber Ihr Verlangen mildern. Und Sie können sich, wenn Sie das nächste Mal mit Ihrem Partner schlafen, mehr auf die emotionale Verbindung konzentrieren als auf Ihre drängenden körperlichen Bedürfnisse.

8. *Leiten Sie einen Teil Ihrer sexuellen Energie um.* »Libido« bedeutet im weitesten Sinne »Lebensenergie« und nicht nur »sexuelles Verlangen«. Wenn Ihr Leben erfüllt und aufregend ist, besitzt Ihre Energie eine Reihe von Ventilen neben dem Sex. Falls Sex zur Besessenheit geworden sein sollte, werden Sie vielleicht feststellen, daß einige Unterschiede, die zwischen Ihnen und Ihrem Partner bestehen, ausgeglichen werden, wenn Sie Ihre Energie in andere Kanäle lenken.
9. *Verwechseln Sie Lust nicht mit Liebe.* Versuchen Sie, das geringe Interesse Ihres Partners am Sex nicht allzu persönlich zu nehmen. Es kann das Ergebnis einer Reihe von Faktoren sein, einschließlich des Alterungsprozesses, Müdigkeit, früheren sexuellen Mißbrauchs, einer repressiven Erziehung oder eines niedrigen Hormonspiegels. Falls Sie fürchten, das mangelnde sexuelle Verlangen Ihres Partners würde durch einen Mangel an Liebe verursacht, werden Sie auch in allen anderen Bereichen eine Bestätigung dafür sehen, nicht nur im sexuellen.

Vorschläge für den Partner mit dem schwächeren sexuellen Verlangen

1. *Übernehmen Sie mehr Verantwortung für Ihre eigene Erregung.* Erwarten Sie nicht, daß Ihr Partner die ganze Arbeit macht. Was macht Sie an? Erotika? Aufregende Kleidung? Umarmen und küssen? Ein vertrautes Ge-

spräch? Sich fein herausputzen und abends ausgehen? Da Sie ein weniger spontanes sexuelles Verlangen besitzen, müssen Sie lernen, wie man es entwickelt. Ergreifen Sie die Initiative bei den Aktivitäten, die *Sie* erotisch finden. Machen Sie Ihrem Partner von Zeit zu Zeit das Vergnügen, bereits erregt ins Bett zu kommen.

2. *Achten Sie auf zarte sexuelle Stimmungen*. Anders als Ihr Partner haben Sie wahrscheinlich niemals ein starkes sexuelles Verlangen verspürt und müssen möglicherweise jeden noch so zarten Lustimpuls vergrößern. Falls Sie auch nur die geringste Lust verspüren, mit Ihrem Partner zu schlafen, geben Sie ihr nach. Wenn Sie auf eine Welle der Leidenschaft warten, die Sie fortreißt, müssen Sie vielleicht beide sehr lange warten. Versuchen Sie, Zyklen des Verlangens auszumachen. Sind Sie zu einer bestimmten Tageszeit williger? An einem bestimmten Platz? In einer bestimmten Situation oder Position? Während einer vorhersagbaren Zeit des Monats? Merken Sie sich diese Zeiten, und nutzen Sie sie.
3. *Seien Sie bei Ihren Vorbedingungen deutlich und vernünftig*. Definieren Sie die Bedingungen, die Sie für die Liebe bereiter machen, und sprechen Sie mit Ihrem Partner darüber. Vielleicht sind Sie nach einer Entspannungsmassage oder einem langen, warmen Bad williger, mit ihm zu schlafen. Seien Sie vernünftig bei Ihren Bedingungen (und seien Sie sich bewußt, daß Sie mit einer langen Liste von Vorbedingungen möglicherweise einige ungelöste Probleme verdecken).
4. *Masturbieren Sie, falls Sie es tun, weniger häufig*. Seltsamerweise befreien viele Menschen mit einem schwachen Geschlechtstrieb einen Teil ihrer geringen sexuellen Energie durch Masturbation, was angesichts der Komplexität einer sexuellen Beziehung verständlich ist. Manchmal

möchte man ein dringendes körperliches Bedürfnis befriedigen, ohne mit den Problemen konfrontiert zu werden, die man mit dem Partner hat. Doch falls Sie den aufrichtigen Wunsch haben, die Unterschiede zwischen Ihrem Partner und sich auszugleichen, sollten Sie mehr von Ihrer sexuellen Energie für ihn reservieren.

5. *Wenn Sie keinen Sex wollen, sagen Sie es, ohne sich schuldig zu fühlen.* Wenn Sie sich die meiste Zeit über bemühen, auf die sexuellen Bedürfnisse Ihres Partners einzugehen, brauchen Sie sich nicht schuldig zu fühlen, wenn Sie ab und zu nein sagen. Aber wenn Sie nein sagen, sollten Sie auch sagen, wann Sie bereit sind. Mit anderen Worten: Lassen Sie Ihren Partner wissen, wann Sie wieder gewillt sind, mit ihm zu schlafen. Dann sieht das Nein nicht so endgültig aus.
6. *Bringen Sie Ihr Leben ins Gleichgewicht.* Ein geringes sexuelles Verlangen kann ein Spiegelbild dafür sein, daß es Ihrem Leben allgemein an Aufregung mangelt. Falls nur wenige Ihrer täglichen Unternehmungen Sie »anmachen«, überrascht es nicht, daß Ihre Sexualität ebenfalls gedämpft ist. Seien Sie interessiert. Werden Sie körperlich bewußter. Sorgen Sie für ein erfülltes und interessantes Leben. Wenn Sie einen guten Grund haben, jeden Morgen aufzuwachen, wacht vielleicht auch Ihre Libido auf.
7. *Schaffen Sie in Ihrem Leben Platz für Sex.* Viele Menschen mit einem schwachen sexuellen Verlangen genießen den Sex sehr, sobald sie einmal erregt sind. Das Problem besteht darin, daß ihr geringer Geschlechtstrieb sie nicht stark genug motiviert, den ersten Schritt zu tun. Sie müssen möglicherweise bewußt festlegen, wann Sie mit Ihrem Partner schlafen. Ihr Partner wird durch spontanes Verlangen motiviert; Sie müssen sich möglicherweise auf den geistigen Ansporn verlassen.

8. *Feiern Sie Ihr mentales Verlangen.* Sie können selbst mit einem schwachen sexuellen Verlangen ein wunderbarer Geschlechtspartner sein. Ihre Bereitschaft, die Bedürfnisse Ihres Partners zu befriedigen und ein stärkeres sexuelles Verlangen zu entwickeln, ist ein Grund zum Feiern. Erfreuen Sie sich Ihrer positiven Haltung, und seien Sie versichert, daß Ihr Partner und Sie eine dauerhafte, beidseitig befriedigende sexuelle Beziehung entwickeln können.

In den folgenden Kapiteln werden Sie das sexuelle Verlangen aus verschiedenen Blickwinkeln untersuchen. Wenn Sie beispielsweise eine der in Kapitel 7 vorgeschlagenen Liebestechniken ausprobieren, kann es geschehen, daß einer von Ihnen – oder Sie beide – erneutes sexuelles Interesse verspürt. Durch die später folgende Spiegelbild-Übung können Sie ein größeres Maß an emotionaler Vertrautheit erreichen, das oft zu einer verstärkten sexuellen Leidenschaft führt. Das sexuelle Verlangen ist ein faszinierendes, komplexes Phänomen, das Sie im Laufe des Programms wahrscheinlich immer besser verstehen werden.

Übungsteil

Übung 1: Die Sicht Ihres Partners

ERLÄUTERUNGEN: Die erste Übung soll Ihnen helfen, sich bewußter zu machen, wie hoch oder niedrig das sexuelle Verlangen Ihres Partners ist. Je offener und objektiver Sie Ihre Erfahrungen mitteilen, desto mehr Einsichten erlangen Sie.

Anweisungen: Beantworten Sie die folgenden Fragen im Wechsel. Wählen Sie Ihre Worte sorgsam. Es ist wichtig, daß Sie Ihre eigene Erfahrung beschreiben und davon absehen, Ihrem Partner die Schuld zuzuweisen oder ihn zu kritisieren. Hören Sie aufmerksam zu, wenn Ihr Partner spricht. Verteidigen Sie sich nicht. Sammeln Sie nur Informationen.
Falls Probleme auftauchen, verlangen Sie eine Unterbrechung. Versuchen Sie es noch einmal, nachdem Sie Kapitel 5 gelesen und die Spiegelbild-Übung im Übungsteil ausgeführt haben.

Mögliche Themen:

Wie oft am Tage (in der Woche) fühlst du dich erregt?
Wie fühlst du dich, wenn wir mehrere Tage (Wochen) nicht miteinander geschlafen haben?
Welche Rolle spielt der Sex in deinem Leben?
Gibt es vorhersagbare Zeiten am Tage, in der Woche, im Monat, in denen du ein sexuelles Verlangen verspürst?
Wie fühlst du dich, wenn ich keine Lust habe, mit dir zu schlafen?
Wie fühlst du dich, wenn ich Lust habe, mit dir zu schlafen, und du nicht?
Wie fühlst du dich, wenn wir anfangen, uns zu lieben, obwohl du nicht erregt bist?
Wie fühlst du dich, wenn du deine sexuelle Erregung unterdrücken mußt, weil ich keine Lust habe?
Wann ist deine Erregung am stärksten?

Übung 2: Ändern Sie Ihr Verhalten

ERLÄUTERUNGEN: Im vorhergegangenen Kapitel konnten Sie eine Liste mit Vorschlägen darüber lesen, wie Sie Unterschiede in der Stärke des sexuellen Verlangens überbrücken können. In dieser Übung werden Sie gebeten, sich zu verpflichten, einige der genannten Vorschläge auszuführen.

ANWEISUNGEN:

1. Blättern Sie zurück, und lesen Sie die Vorschläge für die Partner mit hohem und niedrigem sexuellem Verlangen.
2. Markieren Sie jeden Vorschlag, von dem Sie glauben, daß er Ihre Beziehung verbessert (die Veränderungen sollen sich allein auf *Ihr* Verhalten beziehen). Bitten Sie Ihren Partner, das gleiche zu tun.
3. Entscheiden Sie sich, welche der markierten Vorschläge Sie gerne durchführen würden. Versehen Sie sie mit einem Sternchen. Bitten Sie Ihren Partner, das gleiche zu tun.
4. Sprechen Sie über die Veränderungen, die Sie sich zum Ziel gesetzt haben.
5. Erkennen Sie die Bemühungen Ihres Partners an, falls er einen der Vorschläge ausführt.

Übung 3: Entfachen Sie das Verlangen

ERLÄUTERUNGEN: Diese Übung soll dem Partner mit dem geringen sexuellen Verlangen helfen, es zu verstärken.

ANWEISUNGEN:

1. Achten Sie im Laufe der nächsten Wochen auf jeden sexuellen Gedanken, auf jedes sexuelle Gefühl. Versuchen Sie, herauszufinden, ob diese Gefühle und Gedan-

ken einem bestimmten Muster folgen. Möglicherweise stellen Sie fest, daß Sie zu einer bestimmten Tages- oder Monatszeit an Sex denken oder wenn Sie allein sind, wenn Sie trainieren, wenn Sie ein bestimmtes Buch lesen oder sich einen speziellen Film oder ein bestimmtes Fernsehprogramm anschauen. Versuchen Sie, die Erfahrungen, die Ihr Interesse an Sex entfachen, zu wiederholen oder sich zunutze zu machen.

2. Denken Sie an die Zeiten, zu denen Sie (wenn überhaupt) ein größeres sexuelles Interesse verspürten. Gibt es etwas, das den einzelnen Erlebnissen gemeinsam ist (zum Beispiel während des Urlaubs, außer Haus, nach einem vertrauten Gespräch, zu Beginn Ihrer Beziehung oder als Sie besonders entspannt oder energiegeladen waren)? Besteht die Möglichkeit, diese Situation erneut zu erzeugen?
3. Wählen Sie in den nächsten zwei Wochen einen Abend aus, an dem Sie bereits sexuell erregt zu Bett gehen. Widmen Sie sich, bevor Sie ins Bett steigen, Gedanken, Aktivitäten und Verhaltensweisen, die Sie sexuell stimulierend finden.

Stimulieren Sie sich im Bad oder unter der Dusche (hören Sie auf, bevor Sie einen Orgasmus erreichen).
Lesen Sie ein Buch oder ein Magazin, das Sie erregt.
Schauen Sie sich einen Film oder ein Video an, das Sie erregt.
Schließen Sie die Augen, und konzentrieren Sie sich auf Ihre sexuelle Phantasie.
Kleiden Sie sich auf eine Weise, die Sie (nicht Ihr Partner) verführerisch finden.
Unterhalten Sie sich mit Ihrem Partner auf eine anregende Weise.

Bitten Sie Ihren Partner um eine sinnliche/sexuelle Massage.

4. Schlagen Sie Ihrem Partner während der folgenden Wochen ab und zu eine neue sexuelle Aktivität vor, die Sie erregend finden. (Im Kapitel 7 finden Sie Vorschläge.)

Frage und Antwort

Die Teilnehmer meiner Workshops stellten so viele Fragen über das sexuelle Verlangen, daß ich es für hilfreich hielt, diesem Kapitel einen Frage-und-Antwort-Teil über das Thema hinzuzufügen.

Frage: Mein Partner scheint ein übermäßiges sexuelles Verlangen zu haben. Er möchte jeden Abend mit mir schlafen und masturbiert zwei- bis dreimal am Tag. Er denkt und spricht die ganze Zeit über Sex. Ich fühle mich von ihm überrannt. Was kann ich tun?

Antwort: Für manche Menschen hat Sex nicht nur höchste Priorität, sondern sie sind besessen davon. Ihr sexuelles Verlangen ist stärker als sie selbst.
Menschen, die ein zwanghaftes sexuelles Verhalten an den Tag legen, sind normalerweise in gestörten Familien aufgewachsen oder wurden sexuell mißbraucht. Patrick Carnes, ein genauer Kenner dieser Problematik, führt in seinem Buch *Wenn Sex zur Sucht wird* zehn Anzeichen für ein zwanghaftes sexuelles Verhalten auf.

1. Unkontrolliertes Verhalten,
2. ernste Folgen des sexuellen Verhaltens,

3. die Unfähigkeit, trotz nachteiliger Folgen aufzuhören,
4. hartnäckige Verfolgung des selbstzerstörerischen oder risikoreichen Verhaltens,
5. fortwährendes Verlangen oder Bemühen, das sexuelle Verhalten einzuschränken,
6. sexuelle Besessenheit und Phantasie als primäre Bewältigungsstrategie,
7. Steigerung der sexuellen Erfahrung, weil das gegenwärtige Maß an Aktivität nicht mehr genügt,
8. ernsthafte Stimmungsschwankungen im Bereich der sexuellen Aktivität,
9. ungewöhnlich hoher Zeitaufwand, um Sex zu bekommen, sexuell aktiv zu sein oder sich von sexuellen Erfahrungen zu erholen,
10. Vernachlässigung von wichtigen gesellschaftlichen, beruflichen oder entspannenden Aktivitäten als Folge des sexuellen Verhaltens.

Wenn Ihr Partner eine oder mehrere dieser Verhaltensweisen zeigt, sollte er sich an einen Sexualtherapeuten wenden.

Frage: Ich habe ein sehr niedriges sexuelles Verlangen und frage mich oft, ob ich sexuell mißbraucht worden bin und die Erinnerung daran verdränge.

Antwort: Normalerweise erinnern sich die Opfer eines sexuellen Mißbrauchs an den Vorfall (oder die Vorfälle), ohne daß ihnen bewußt ist, wie schmerzhaft die Situation für sie war. Nur ein geringer Prozentsatz der Opfer erinnert sich an Augenblicke oder Gefühle, die mit dem Trauma verbunden sind.
In ihrem Buch *Sexual Healing* bietet die Psychotherapeutin Wendy Maltz, eine Pionierin auf dem Gebiet der Heilung

sexueller Wunden, folgende Checkliste an, mit deren Hilfe Sie jene sexuellen Probleme ausfindig machen können, die normalerweise durch sexuellen Mißbrauch verursacht werden:

1. Ich meide und fürchte Sex, und mir mangelt es an sexuellem Interesse.
2. Ich betrachte Sex als eine Verpflichtung.
3. Ich habe negative Gefühle wie Wut, Ekel oder Schuld, wenn ich berührt werde.
4. Ich habe Schwierigkeiten, erregt zu werden oder etwas zu empfinden.
5. Ich fühle mich während des Beischlafs fern oder komme mir vor, als sei ich nicht anwesend.
6. Ich habe aufdringliche oder störende sexuelle Gedanken und Bilder.
7. Ich lege zwanghafte oder unangemessene sexuelle Verhaltensweisen an den Tag.
8. Ich habe Schwierigkeiten, eine intime Beziehung herzustellen oder aufrechtzuerhalten.
9. Ich habe Vaginalschmerzen/Orgasmusschwierigkeiten.
10. Ich habe Erektions- und Ejakulationsschwierigkeiten.

Maltz' Buch enthält einen weitaus umfassenderen Überblick über die sexuellen Symptome des sexuellen Mißbrauchs. Die Autorin stellt ein ausführliches Heilungsprogramm vor, mit dessen Hilfe die Überlebenden eines Mißbrauchs ein Gefühl der Sicherheit in bezug auf die Intimität entwickeln können.

Falls Sie glauben, sexuell mißbraucht worden zu sein, gibt es zusätzliche Hilfen: Selbsthilfebücher, Kassetten, Hilfsgruppen, Therapiegruppen und Konferenzen über dieses Thema. Ich habe viele Menschen getroffen, die wunderbare sexuelle

Beziehungen aufgebaut haben, obwohl sie eine Vergewaltigung oder einen Inzest hinter sich hatten. Sie sind es sich und Ihrem Partner schuldig, Ihre sexuelle und emotionale Gesundheit wiederzuerlangen.

FRAGE: Meine Freundin hat nicht nur ein geringes sexuelles Interesse, sondern scheint sich sogar vor Sex zu fürchten. Sie unternimmt alles, um ihm aus dem Weg zu gehen. Wenn sie schließlich doch noch einwilligt, mit mir zu schlafen, knirscht sie mit den Zähnen und wartet darauf, daß es vorübergeht. Danach stürzt sie unter die Dusche. Sex scheint ihr ebensoviel Spaß zu machen wie ein Gang zum Zahnarzt. Kann man uns helfen?

ANTWORT: Wenn ein Mensch weniger als zweimal im Monat Interesse am Sex verspürt, sexuellen Phantasien nachhängt oder sich sexuell betätigt (einschließlich Masturbation), erfüllt er die Kriterien des Hypoactive Sexual Desire (HSD; hypoaktives sexuelles Verlangen). Es gibt zwei Kategorien des HSD: normales HSD und phobisches HSD. Jemand mit normalem HSD zeigt nur wenig Interesse am Sex. Er liest lieber ein Buch oder schaut fern, als daß er die sexuelle Initiative ergreift. Im Unterschied dazu hat ein Mensch mit phobischem HSD eine starke Abneigung gegen Sex. Er fürchtet sich möglicherweise vor sexuellen Aktivitäten und kann beim Beischlaf von Angst- oder Übelkeitsattacken überwältigt werden. Hinterher vergleicht er den Liebesakt möglicherweise mit einer Vergewaltigung oder Schändung. Für einen solchen Menschen ist es normal, eine Dusche oder ein Bad nehmen zu wollen, um sich nach einer derartigen Tortur zu reinigen.
Sexualtherapeuten haben auf dem Gebiet des phobischen HSD große Fortschritte gemacht. Indem sie ihre Klienten nach

und nach sexuellen Erfahrungen aussetzten, gelang es ihnen, die Verknüpfung von Sex und Angst zu lösen. Falls Sie vermuten, daß Ihr Partner unter einem phobischen HSD leidet, möchte ich Ihnen empfehlen, einen Termin mit einem kompetenten Sexualtherapeuten zu vereinbaren. Experten berichten von einer über neunzigprozentigen Heilungsrate bei dieser Form der sexuellen Störung.

5
Vertrautheit:
Was ist Vertrautheit? Wie erlangt man sie? Was hat sie mit Sex zu tun?

Vertrautheit ist ein seltsames Phänomen. Die meisten Paare beteuern, mehr davon zu wollen, aber nur wenige Menschen können sie definieren. Thomas und Mara, seit elf Jahren verheiratet, beklagten sich bei mir über einen Mangel an Vertrautheit. Für beide war es die zweite Ehe, und sie waren entschlossen, sie zum Funktionieren zu bringen. Für Mara hatte die Beziehung zwei Jahre vorher mitten in einem Seminar ihrer Kirche zur Stabilisierung der Ehe ihren Tiefpunkt erreicht. Thomas war wegen einer der Kommunikationsübungen so frustriert, daß er das Seminar verließ. Auf dem Weg zur Tür warf er sein halb ausgefülltes Arbeitsheft in Maras Richtung und sagte: »Ich werde mich nicht ändern. Ich bin, wie ich bin. Es ist alles, was ich habe, und mehr bekommst du nicht.«

Mara war noch Monate danach deprimiert. Sie glaubte, daß ihr Exmann eine Wand zwischen sich und ihr errichtet hatte, und fand sich jetzt wieder mit einem Mann verheiratet, der zur Vertrautheit unfähig war. Sie war es leid, verheiratet zu sein und sich einsam zu fühlen, wollte sich aber nicht ein zweites Mal scheiden lassen. Sie hatte das Gefühl, in der Falle zu sitzen.

Zu ihrer Erleichterung verringerte sich ein Jahr nach dem Workshop Thomas' Widerstand dagegen, an ihrer Ehe zu arbeiten. Er willigte schließlich ein, mich mit Mara wegen einer Ehetherapie aufzusuchen. Bei einer unserer Sitzungen bat ich Mara, mir ein Beispiel dafür zu geben, was sie unter

»Vertrautheit« verstünde. Sie dachte einen Augenblick nach, dann lachte sie und sagte: »Ich glaube, ich habe noch nie eine gute Definition für Vertrautheit gehabt. Es ist nur ein Etikett für etwas, von dem ich weiß, daß ich es brauche. Aber was ist es? Ich denke, ich vermittle Thomas folgende Botschaft: Wenn du mich liebst, wirst du es herausfinden.«
Ich wandte mich an Thomas und bat ihn, mir zu sagen, was Vertrautheit für ihn bedeute. Seine Antwort war ähnlich vage: »Ich wurde vor dreizehn Jahren geschieden. Meine erste Frau bekam das Sorgerecht für die Kinder. Sie zogen sechzehnhundert Kilometer weit fort. Die Kinder nicht sehen zu können ... ich möchte nicht noch einmal verletzt werden. Ich glaube, ich habe angefangen, meine Gefühle einzumauern.«
Wie viele Menschen hatten auch Thomas und Mara Probleme, zu erklären, was sie unter »Vertrautheit« verstanden. Mara konnte nur sagen, daß Vertrautheit etwas war, das sie sich wünschte, aber nicht besaß, und Thomas konnte nur sagen, daß Vertrautheit etwas war, das er nur schwer schenken konnte. An diesem Punkt bot ich eine einfache Definition an, die für mich immer funktioniert hat: *Vertrautheit ist Kommunikation auf einem persönlichen Level.* Mara und Thomas dachten einen Augenblick darüber nach und kamen dann zu dem Schluß, daß die Definition für sie plausibel klang. Mara sagte: »Ich glaube, das vermisse ich in unserer Beziehung. Ich habe nicht das Gefühl, daß Thomas mit mir spricht oder mir zuhört – wenigstens nicht, wenn es um persönliche Dinge geht. Ich habe einfach nicht das Gefühl, daß wir innig verbunden sind.« Sie wandte sich direkt an ihren Mann: »Du beantwortest meine Frage mit einem Satz oder zwei Sätzen. Das ist alles. Ich habe das Gefühl, daß nur ein Zehntel von dir da ist. Der Rest ist irgendwo anders. Ich weiß nie, was du denkst, und das schafft eine unglaubliche Distanz zwischen uns.«

Im weiteren Verlauf der Sitzung bemerkte Mara, daß es so aussähe, als gäbe es eine direkte Verbindung zwischen ihrem Mangel an Vertrautheit und ihrer Unzufriedenheit mit dem Liebesspiel. Sie sagte zu Thomas: »Wenn du den ganzen Tag über stumm und distanziert bist und am Abend kommst und mit mir schlafen willst, habe ich das Gefühl, als ginge es dir um ein körperliches Bedürfnis, nicht um Liebe. Ich habe Sex, du hast Sex, aber wir haben keinen gemeinsamen Sex. Uns fehlt eine fundamentale Verbindung. Ich möchte, daß wir ganz am Liebesspiel beteiligt sind, nicht nur unsere Genitalien.«

Nachdem ich Hunderte solcher Gespräche angehört hatte, kam ich zu dem Schluß, daß eine gute verbale Kommunikation einer der Schlüssel für ein befriedigendes Liebesleben ist. Wenn Paare tagsüber offen über ihre Gedanken und Gefühle sprechen, stellen sie ein hohes Maß an Vertrauen und emotionaler Bindung her, was ihnen die Freiheit gibt, ihre Sexualität eingehender zu erforschen.

Vertrautheit führt zu Sexualität.

Vertrautheit und geschlechtsspezifische Unterschiede

Leider fällt es vielen Paaren schwer, eine dauerhafte Vertrautheit herzustellen. Sie finden es verhältnismäßig einfach, einander am Anfang einer Beziehung nahe zu fühlen. Aber im Laufe der Jahre verbringen sie immer weniger Zeit damit, über das zu sprechen, was in ihnen vorgeht, über ihre Gedanken und Gefühle, und diskutieren häufiger über Rechnungen, Hausarbeiten und Hypothekenraten.

Es ist leicht zu erkennen, wie die Logistik des Alltags allmählich in eine Liebesbeziehung eindringen kann. Aber es gibt andere, weniger offensichtliche Gründe, weshalb Frauen und Männer auseinanderdriften. Einer davon ist, daß Männer und Frauen oft sehr unterschiedliche Gesprächsstile haben, die auf subtile Weise ihre Kommunikationsversuche sabotieren. Dank der Arbeit der Linguistin Deborah Tannen, Autorin des Buches *Du kannst mich einfach nicht verstehen*, wissen wir jetzt mehr über diese weitverbreiteten Sprachbarrieren. Tannen hat unter anderem beobachtet, daß Männer sich als Gruppe in dem hervortun, was sie »Berichtsgespräch« nennt, dem Austausch nützlicher Informationen; während Frauen sich als Gruppe im »Beziehungsgespräch« auszeichnen, einem Gespräch, das eine emotionale Brücke zwischen den Menschen schlägt. Tannen stellte fest, daß Männer in Gesellschaft und am Arbeitsplatz viel freier reden, während Frauen von Mensch zu Mensch und zu Hause offener sprechen können. Das bedeutet, daß – wenn ein Mann und eine Frau abends beim Essen sitzen – die Frau vielleicht über ihre Gefühle und über Familienfragen sprechen möchte, während der Mann möglicherweise den Wirtschaftsteil der Zeitung lesen will. Sie betrachtet das Abendessen als Möglichkeit, zwischenmenschliche Beziehungen zu knüpfen, er sieht es als Gelegenheit, sich mit Fakten zu wappnen.

Ich habe in meiner Therapiepraxis viele Beispiele für diese geschlechtsspezifischen Unterschiede gesehen. In der Regel finden meine weiblichen Klienten es einfacher, über persönliche Dinge zu sprechen, als meine männlichen Klienten. Frauen sind gewöhnlich die ersten, die ein Beziehungsproblem ansprechen, und sie reden länger darüber. Ein Thema, das viele Frauen zur Sprache bringen, ist der Mangel an emotionaler Vertrautheit. Ab und zu beschwert sich einmal ein Mann darüber, seine Frau oder Freundin sei gefühlsmäßig distanziert, aber ich weiß nicht, wie oft Frauen Bemerkungen wie die folgenden gemacht haben:

»Er hört mir nie zu.«
»Er will mir nicht sagen, was er denkt.«
»Wut ist das einzige Gefühl, das er zeigt.«
»Ich habe ihn noch nie weinen sehen.«
»Er behält alles für sich.«
»Er spricht mit dem Kopf, nicht mit dem Herzen.«

Doch wenn auch Frauen sich bei mir über die scheinbare Unfähigkeit ihrer Männer zur Kommunikation auf einem persönlichen Niveau beklagen, heißt das noch lange nicht, daß sie Meister in der Kunst der verbalen Vertrautheit wären. Die geschlechtsspezifische Konditionierung mag es ihnen erleichtern, ihre Gedanken und Gefühle auszudrücken, aber sie verleiht ihnen nicht automatisch bessere Beziehungsfähigkeiten.

Mir wurden die Augen darüber geöffnet, wie Frauen zur Vergrößerung der Kommunikationslücke beitragen können, als ich eine Gruppe von vierzehn Männern bat, über ihre Probleme mit der Vertrautheit zu sprechen. Es überraschte nicht, daß sie sich auf die Fehler ihrer Partnerinnen konzentrierten statt auf ihre eigenen Fehler. Hier die Äußerungen dreier Männer:

STEVE: Meine Frau ist der Redner und ich nicht. Ich weiß nicht, wie es Ihnen geht, aber mich erschlägt es einfach. Heute morgen nach dem Aufstehen redete Sally in den ersten fünfzehn Minuten vierzehn Minuten lang über zwölf verschiedene Themen. Ich war in der Double-bind-Falle: Sollte ich versuchen zuzuhören? Wenn ja, würde ich bei dem Versuch scheitern, alle Informationen aufzunehmen. Oder sollte ich nur so tun, als würde ich zuhören, und einfach abschalten? Dann erwischt sie mich. Sie fragt: »Und was hältst du davon?« Und ich habe nicht zugehört.

MARIO: Ich habe die Kunst des »selektiven Ignorierens« gelernt, auch wenn das zynisch klingen mag. Dazu muß man nur seinen Prozessor im Hintergrund laufen lassen, damit man etwas nachplappern und es so klingen lassen kann, als höre man zu.

MARK: Das mache ich auch. Es ist ein Filterprozeß. Meine Frau redet und redet und redet. Eine Art Hintergrundrauschen. Ich achte mit einem Ohr auf wichtige Wörter, auf eine bestimmte Stimmlage oder ein Thema, das mir sagt, ich solle besser zuhören. Aber die Hälfte der Zeit lasse ich es in ein Ohr hinein- und zum anderen hinausgehen.

Während ich ihnen zuhörte, wurde mir plötzlich bewußt, daß diese Männer eine verbale Vertrautheit vortäuschten wie manche Frauen einen Orgasmus. Sie nickten und sagten an den passenden Stellen »Aha«, doch der an sie gerichtete Wortschwall war für sie zu groß, um sie genauer zuhören zu lassen.

Viele der Ratschläge an Paare, die ihre Kommunikationsfähigkeit verbessern wollen, konzentrieren sich auf die Verantwortlichkeit des Zuhörers: Sei aufmerksam, unterbrich nicht, sei nicht kritisch, nicht abwehrend usw. Aber auch der *Sprecher* hat Verpflichtungen, zu denen unter anderem gehört, daß er seine Worte weise wählt. Das trifft besonders auf langjährige Beziehungen zu. Man kann seinen Partner nicht zu jeder Tages- und Nachtzeit mit seinen Gedanken und Gefühlen überschütten und erwarten, daß er einem zuhört. Viele der Frauen, die sich bei mir über die emotionale Distanz ihres Partners beklagten, haben unwissentlich zu diesem Problem beigetragen. In meinem Büro erlebte ich einige Frauen, die eine oder mehrere der folgenden störenden Verhaltensweisen zeigten:

Den Partner regelmäßig zu unterbrechen,
zu viel zu reden,
zu schnell zu reden,
bei einem Gespräch über zu viele Themen zu reden,
unangemessen heftig auf das zu reagieren, was der Partner sagt,
ausschließlich bei Beziehungsproblemen zu verweilen,
dem Partner Worte in den Mund zu legen,
dem Bedürfnis des Partners nach Frieden und Ruhe gegenüber unempfindlich zu sein.

Es stimmt zwar, daß viele Männer häufiger über ihre Gedanken und Gefühle sprechen sollten, aber es ist ebenfalls wahr, daß viele Frauen einige ihrer Gedanken und Gefühle für sich behalten und für einen passenderen Zeitpunkt oder Ort aufsparen sollten. In den meisten Liebesbeziehungen müssen beide Partner noch einiges über verbale Vertrautheit lernen.

Die Spiegelbild-Übung

Glücklicherweise gibt es eine einfache, von mir angewandte Technik, die Paaren hilft, ein tieferes Maß an Vertrautheit zu erfahren. Einer der Vorteile dabei ist, daß sie den bei Männern und Frauen üblichen, die Vertrautheit verhindernden Verhaltensweisen entgegenwirkt und das Spielfeld zwischen den Geschlechtern ebnet.
Diese Technik, Spiegelbild-Übung genannt, ist die Variante einer Übung, die der Therapeut Harville Hendrix, Verfasser des Buches *Soviel Liebe, wie du brauchst*, anwandte. Hendrix hat mich ausgebildet, und ich bin seit mehr als zehn Jahren mit ihm befreundet. Immer wieder wurde ich Zeugin, wie

diese wirksame Technik Beziehungen veränderte. Die Übung ist verblüffend einfach. Ein Partner, der Sender, sagt ein, zwei Sätze. Der andere, der Empfänger, wiederholt die Botschaft mit seinen Worten; das heißt, der Empfänger wird zu einem Spiegel, der Inhalt und Ton der Botschaft reflektiert. Die Rolle des Empfängers besteht nicht darin, die Botschaft abzuschwächen oder aufzubauschen; er soll das Gesagte einfach nur wiedergeben.

Nachdem der Empfänger die Nachricht mit seinen eigenen Worten wiedergegeben hat, fragt er den Sender, ob er die Botschaft richtig verstanden habe. Falls nicht, erklärt der Sender dem Empfänger das Gesagte. Dieser Prozeß wird so lange fortgesetzt, bis die Botschaft so empfangen wird, wie sie abgeschickt wurde. Danach steht es dem Sender frei, weitere Informationshappen abzuschicken. Beide bleiben in ihrer Rolle, bis über eine komplette Gedankenkette gesprochen wurde. Danach wird der Empfänger zum Sender und kann entweder auf die vorherige Botschaft antworten oder dem Gespräch eine neue Richtung geben.

Hier ein kurzes Beispiel aus einem meiner Workshops, in dem zwei Menschen einander »widerspiegelten«:

Der Sender macht eine kurze Aussage: »Ich möchte, daß wir öfters miteinander reden, aber konstruktiv, nicht destruktiv. Wir haben es so oft probiert, aber es ging immer schlimmer aus, als es angefangen hat.«

Der Empfänger gibt die Aussage mit seinen Worten wieder und fragt dann, ob er die Botschaft richtig verstanden hat: »Du möchtest also, daß wir öfters miteinander sprechen, aber positiv. Bei unseren früheren Gesprächen haben wir die Sache manchmal noch verschlimmert. Habe ich es richtig verstanden?«

Der Sender zeigt an, daß die Botschaft korrekt empfangen

wurde, und fügt einen Gedanken hinzu: »Ja. Ich will damit sagen, daß es so aussieht, als ob es bei uns immer mit einem Streit oder in einer Art Wettbewerb enden würde, wenn wir über bestimmte Themen sprechen.«

Der Empfänger gibt auch diese Aussage mit seinen Worten wieder und bittet dann um Bestätigung: »Es gibt bestimmte Themen, die in einen Wettbewerb münden oder damit enden, daß wir uns anschreien. Richtig?«

Der Sender stellt etwas klar: »Nun, es endet nicht immer damit, daß wir uns anschreien. Aber es sieht so aus, als würden wir gegeneinander und nicht als Team arbeiten.«

Der Empfänger gibt die Äußerung wieder und bittet um Bestätigung: »Es ist also nicht so, daß wir uns immer anschreien, aber wir arbeiten nicht als Team zusammen. Ist das richtig?«

Der Sender antwortet: »Ja.«

Jetzt kann der Empfänger fragen, ob der Sender noch etwas sagen möchte: »Möchtest du noch mehr darüber sagen?«

Der Sender fährt fort, die Aussage klarzustellen: »Nun, nicht jetzt. Ich denke, ich möchte nur das Gefühl haben, daß wir auf derselben Seite stehen und nicht gegeneinander kämpfen. Ich möchte nicht, daß wir uns wie Fremde vorkommen.«

Der Empfänger gibt es mit seinen Worten wieder: »Du möchtest das Gefühl haben, daß wir ein Team sind und einander nicht bekämpfen. Du willst, daß wir auf derselben Seite stehen.«

Sender: »Genau.«

An dieser Stelle tauschen die beiden Partner ihre Rollen: Der Empfänger wird zum Sender und verwandelt das Gespräch in einen Dialog (diese Technik wird in der Übung 4 am Ende dieses Kapitels ausführlicher erklärt).

Die vielen Belohnungen der Spiegelbild-Übung

Ist diese Technik ermüdend? Natürlich. Wenn Sie einander widerspiegeln, verläuft das Gespräch im Schneckentempo. Ist dieses Verfahren der Mühe wert? Auf jeden Fall.
Diese Übung ist unter anderem deshalb äußerst hilfreich, weil sie viele jener allgemein üblichen Verhaltensweisen, die die Vertrautheit verhindern und die ich bereits erwähnte, ausschaltet; dazu gehören: zu unterbrechen, überkritisch oder zu mundfaul zu sein, nicht genau zuzuhören oder das Gespräch beherrschen zu wollen. Es macht auch mit der »Schießen und aufladen«-Kommunikation Schluß, bei der ein Partner die erste Wortsalve »abfeuert« und das geistige Gewehr wieder »lädt«, wenn der andere spricht. Während der Spiegelbild-Übung können Sie weder »schießen« noch »laden«, weil Sie Ihrem Partner genau zuhören müssen.
Dadurch wird eine sehr wichtige, entmilitarisierte Zone geschaffen. Und solange Sie beide sich an die Regeln halten, werden Sie einander nicht durch Ignoranz, Geringschätzung, Täuschung, Unterbrechung oder Widerspruch psychisch verletzen. Sie können nur das, was der andere sagt, in Ihren Worten wiedergeben. Sobald Sie gelernt haben, daß Sie auf die neutrale Antwort Ihres Partners vertrauen können, werden Sie höchstwahrscheinlich bereiter sein, über heikle Themen zu reden. Themen, die früher erbitterte Auseinandersetzungen auslösten, können jetzt in Sicherheit diskutiert werden.
Ein weiterer Vorteil dieser Übung besteht darin, daß sie Ihnen den Luxus der ungeteilten Aufmerksamkeit Ihres Partners

schenkt. Es kann bewegend sein, zu wissen, daß der Partner einem zuhört und zu verstehen versucht, was man sagt. Allzuoft hören wir unserem Partner nur mit einem Ohr zu. Wie der Mann in der Gesprächsgruppe sagen wir an den richtigen Stellen »Aha« und nicken, während wir unseren Tagtraum weiterspinnen. Wenn Ihr Partner Ihre Worte richtig wiedergibt, haben Sie den Beweis dafür, daß Ihre Botschaft richtig angekommen ist. Während meiner Therapiesitzungen waren Menschen oft über die simple Tatsache zu Tränen gerührt, daß sie gehört und verstanden wurden.

Aber die Vorteile dieser Übung gehen noch darüber hinaus. Wenn Sie sie ein paar Wochen lang gewissenhaft ausführen, werden Sie bei sich und Ihrem Partner eine grundlegende Wahrnehmungsveränderung spüren. Der größte Teil dieser Transformation findet auf einer unbewußten Ebene statt. Als Empfänger werden Sie mit der unausweichlichen Tatsache konfrontiert, daß Ihr Partner anders ist als Sie, was Sie irgendwie schon immer gewußt haben. Aber wie die meisten Menschen haben Sie sich wahrscheinlich bemüht, dieser unerfreulichen Wahrheit aus dem Weg zu gehen. In meiner Praxis komme ich mit Menschen in Berührung, die versuchen, einander zu zwingen, einen dem ihren ähnlichen Standpunkt einzunehmen, indem sie eine endlose Vielfalt von Finten benutzen, einschließlich Einschüchterung, Manipulation, Täuschung und Vorhaltungen.

Dieser mentale Zwang kommt nicht nur in Liebesbeziehungen vor. Viele Familien sind auf der Prämisse aufgebaut: »Wir sind alle gleich.« Eltern diktieren ihren Kindern, wie sie denken, fühlen und sich benehmen sollen. Aber auch Freundschaften bilden sich oft um gemeinsame, geteilte Ansichten und Werte. Viele unserer engsten Freunde haben wahrscheinlich Meinungen, Werte und Lebensstile, die den unseren ähneln.

Einer der Hauptgründe dafür, daß wir uns mit ähnlich denkenden Menschen umgeben, ist, daß wir unser Getrenntsein nicht spüren wollen. Wenn jemand allem, was wir sagen, zustimmt, können wir uns vormachen, wir wären nicht von ihm getrennt. Wir möchten mit anderen psychisch verbunden sein, weil wir uns, wenn wir uns unseres Getrenntseins bewußt werden, mit der Angst vor dem Tode konfrontiert sehen.

Das mag auf einer bewußten Ebene keinen Sinn ergeben, aber das Unterbewußtsein hat seine eigene Logik. Auf unbewußter Ebene unterliegen wir der irrigen Annahme, daß wir allein nicht überleben können. Was auf die ersten zehn Jahre unseres Lebens auch zutrifft, da Menschen länger als jedes andere Lebewesen der Fürsorge bedürfen. Um sicherzustellen, daß wir diese Fürsorge bekommen, sind wir darauf programmiert, uns denen, die sich um uns kümmern, eng anzuschließen. Deshalb klammert sich ein zweijähriges Mädchen an die Mutter, wenn diese sie mit einem fremden Babysitter allein läßt; deshalb bricht ein Dreijähriger in Tränen aus, wenn er seine Mutter im Einkaufszentrum aus den Augen verliert. »Ohne dich werde ich sterben«, denkt das Unterbewußtsein; und viele Jahre lang wird diese Überzeugung als unantastbare Wahrheit betrachtet.

Bedauerlicherweise verschwindet dieser Überlebensmechanismus nicht, wenn wir alt genug sind, um uns selbst zu verteidigen. Der primitive Teil des Gehirns, der die Reflexe und die ursprünglichen, grundlegenden Gefühle steuert, handelt noch immer nach der Überzeugung: »Wenn ich nicht innig mit jemandem verbunden bin, werde ich sterben.« Deshalb erscheinen einem Beziehungsprobleme oft als so lebensbedrohlich. Auf einer unbewußten Ebene heißt, vom Partner verlassen zu werden, sich mit der Angst vor dem Tod konfrontiert zu sehen.

Es gab eine Zeit, da war meine Trennungsangst so groß, daß ich jedesmal wütend wurde, wenn mein Mann einer anderen Frau auch nur Komplimente machte. Unbewußt benutzte ich diese Wut dazu, die Angst zu verdecken, mein Partner könne die andere Frau interessanter, attraktiver oder intelligenter als mich finden und mich ihretwegen verlassen. Ein verborgener Teil in mir war davon überzeugt, daß ich sterben würde, wenn er mich verließe. Ist das seltsam? Ja. Ist das normal? Ja.

Zu den wichtigsten Folgen der Spiegelbild-Übung gehört, daß Sie einfach nur dadurch, daß Sie Ihrem Partner aufmerksam zuhören, gezwungen werden, Ihrem Getrenntsein ins Gesicht zu sehen. Sie können weder Wut noch andere Abwehrmanöver dazu benutzen, abzuleugnen, daß Sie und Ihr Partner zwei verschiedene Menschen sind. Die Übung zwingt Sie dazu, ein Spiegel zu sein, zu bestätigen, was immer Ihr Partner zu sagen hat – ganz gleich, wie stark diese Worte den Unterschied zwischen Ihnen betonen mögen.

Doch das Geniale an dieser Übung ist, daß sie Sie nicht zwingt, sich dieser existentiellen Wahrheit auf einmal zu stellen. Sie nehmen sie in kleinen Happen auf. Jedesmal wenn Sie die Äußerung Ihres Partners mit eigenen Worten wiedergeben, erkennen Sie einen anderen kleinen Aspekt der Individualität Ihres Partners an. Dadurch bleibt dem primitiven Teil Ihres Gehirns Zeit, sich an die Realität Ihres Getrenntseins anzupassen.

Sie werden sich dieses Vorgangs während der Übung nicht bewußt sein, sondern wahrscheinlich an das denken, was Ihnen daran nicht gefällt: »Es ist ermüdend«, »Wir kommen nicht weiter«, »Müssen wir das schon wieder machen?«, »Ich hasse es, wenn ich dir nicht direkt antworten kann«, »Das kommt mir an den Haaren herbeigezogen und peinlich vor«. Aber unter all diesen Klagen wird Ihr Unterbewußtsein allmählich die vielen Unterschiede zwischen Ihnen und Ihrem Partner registrieren, zusammen mit der tröstlichen Tatsache, daß Sie noch leben. Und mit der Zeit wird Ihr Unterbewußtsein in der Lage sein, eine erwachsene Weltsicht zu formen. »Ja, ich bin tatsächlich von meinem Partner getrennt. Aber ich muß dennoch nicht sterben. Vielleicht bin ich ja auch reif genug, um unabhängig von anderen überleben zu können.«

Falls Sie die Rolle des Senders spielen, wird Ihr Unterbewußtsein ähnlich bedeutende Entdeckungen machen. Wenn Sie eine Bemerkung machen und hören, wie sie von Ihrem Partner korrekt wiedergegeben wird, werden Sie sich seiner Gegenwart wirklich bewußt. Dieses Reflektieren ist der unmittelbare Beweis dafür, daß dort draußen jemand ist, der Ihnen zuhört, Sie versteht, Sie bestätigt. Vielleicht gibt es doch intelligentes Leben im Universum! Und Sie haben dadurch, daß Ihr Partner bereit ist, diese ermüdende, zeitaufwendige, frustrierende Übung mit Ihnen zu machen, den greifbaren Beweis, daß ihm etwas an Ihnen liegt. Auf einer tiefen, fundamentalen Ebene beginnen Sie zu spüren, daß Sie zwar von Ihrem Partner getrennt, *aber nicht allein sind.*

Die Spiegelbild-Übung gibt Ihnen die Bestätigung, daß Sie als getrennte Wesenheit überleben können. Gleichzeitig versichert sie Ihnen, daß Ihr Partner sich für Sie interessiert. Diese scheinbar gegensätzlichen Erkenntnisse führen zu einem hochentwickelten Geisteszustand, den man Differenzierung nennt: das Gefühl, daß man zwar von anderen getrennt, aber immer noch in der Lage ist, eine Verbindung zu knüpfen. Differenzierung ist die letzte Stufe im Entwicklungsprozeß des Erwachsenen. Ein differenzierter Mensch fürchtet weder das Verlassen- noch das Verschlungenwerden. Ich weiß, daß ich ich sein und dennoch eine Beziehung zu dir haben kann.

Du kannst mich weder verschlingen noch beherrschen oder manipulieren, weil ich gelernt habe, daß ich ohne dich überleben kann. Ich habe mich mit meinem Getrenntsein abgefunden. Du kannst mich verlassen, und ich werde nicht sterben.
Paradoxerweise erlaubt dieses Gefühl der Unabhängigkeit mir, mich noch fester an dich zu binden. Weil ich keine Angst mehr habe, allein gelassen oder verschlungen zu werden, brauche ich nicht mehr so viele Schutzwälle zu errichten. Ich kann sicher und frei erkunden, was es heißt, mit jemandem vertraut zu sein. Nicht Angst oder Verlangen binden mich an dich, sondern die bewußte Wahl. Ich bin ein selbständiges Individuum, das sich dafür entscheidet, eine Beziehung mit dir einzugehen.
Für mich steht es außer Frage, daß die Differenzierung der Schlüssel zu einer tiefen und dauerhaften Beziehung ist; und der schnellste mir bekannte Weg, differenzierter zu werden, ist die Spiegelbild-Übung.

Ein vertrautes Gespräch

Paaren, denen ich die Spiegelbild-Übung aufgebe, schlage ich stets vor, erst einmal über einfache, ungefährliche Themen zu sprechen. Sobald sie mit der Übungstechnik vertraut sind, können sie sich heikleren Themen zuwenden. Am Ende werden sie einander sicher und sorglos all ihre Gedanken und Gefühle mitteilen können.
Um Ihnen zu zeigen, wie ein solches Gespräch verläuft, habe ich ein vertrautes Gespräch zwischen einem Paar namens Jane und Fred entworfen. Sie beginnen, indem sie über triviale Angelegenheiten sprechen, aber schon nach wenigen Minuten erreichen Sie eine tiefe Vertrautheit. Sie gehören zu

jenen wenigen Paaren, die offen über alles sprechen können. Jane und Fred können so intim miteinander sprechen, weil sie im Laufe der Jahre ein hohes Maß an gegenseitigem Vertrauen und Respekt entwickelt haben. Wie Sie sehen werden, ist es ihnen durch Übung und Wiederholung gelungen, den strengen Rahmen der Spiegelbild-Übung abzulegen. Sie haben jedoch das Wesentliche beibehalten und gelernt, aufmerksam zuzuhören, die Erfahrungen des Partners zu bestätigen und seine Äußerungen, falls nötig, mit eigenen Worten wiederzugeben, was zeigt, daß sie die Kunst des vertrauten Gesprächs beherrschen.

Szenischer Hintergrund: Jane ist gerade vom Kinobesuch nach Hause gekommen; sie und Fred sind dabei, ins Bett zu gehen. Fred zieht sein Hemd aus, Jane schüttelt ihr Kissen auf. Sie beginnt zu sprechen. Fred wendet den Kopf in Janes Richtung. Er schenkt ihr seine volle Aufmerksamkeit. Sein Gesicht ist entspannt und offen.

JANE: Oh, ich habe ganz vergessen, dir zu sagen, daß heute morgen jemand vom Roten Kreuz angerufen hat, um dich an den Termin morgen früh um acht zu erinnern.

FRED: Danke. Ich hatte es ganz vergessen. Ich habe mir *Wall Street Week* angeschaut, während du im Kino warst. Es ging um gegenseitige Schenkungen. Kaum neue Information; du hast nichts verpaßt. Was hältst du übrigens von dem Film *Alice*?

Bis jetzt unterhalten sich Fred und Jane über recht triviale Themen. Doch da Fred und Jane einander aufmerksam zuhören, entwickelt sich zwischen ihnen ein Gefühl der Sicherheit und Nähe.

JANE: Da gab es eine Stelle in dem Film, die mich wirklich nachdenklich gemacht hat. Kannst du dich noch an die letzte Szene erinnern, wo Alice ihre Kinder auf der Schaukel anstößt? Ich weiß, es ist schon lange her, seit du den Film gesehen hast.

FRED: Doch, ich kann mich erinnern, daß ich das Ende ein wenig abrupt fand. Als hätte Woody Allen einen zweiminütigen Schluß auf einen meiner Meinung nach ausgezeichneten Film gepappt.

JANE: Nun, ich habe stark auf diese Schlußszene reagiert. Sie vermittelte mir die Botschaft, daß wir alle aus dem Wettbewerb aussteigen und uns das Leben leichter machen sollten. Ich dachte daran, wie chaotisch mein Leben ist und wie ausgebrannt ich mich bei der Arbeit fühle. Aber ich habe Angst, den Anschluß zu verlieren, vergessen zu werden, wenn ich eine Zeitlang nicht mehr arbeiten gehe. Ich fühle mich wie in einer Falle.

Das Gespräch ist vertrauter geworden. Erst teilt Jane ihre Gefühle in bezug auf den Film mit, dann enthüllt sie einige persönliche Gedanken. Fred zeigt einen verständnisvollen Gesichtsausdruck und stumme Zustimmung. Ohne daß es ihm bewußt ist, gibt er Janes Bemerkungen mit seinen Worten wieder, um sich zu vergewissern, daß er das Gesagte versteht. Dann teilt er ihr einige seiner Gefühle mit.

FRED: Ja. Du möchtest die Dinge vereinfachen, aber das ist nicht leicht. Ich verstehe, weshalb du dich so fühlst. Wir beide sind zu sehr in unserer Arbeit eingespannt. Alles kommt zu kurz: du, ich, die Kinder. Es bedrückt mich, wenn ich nur daran denke. Aber es scheint keine einfache Lösung zu geben. Ich wünschte mir ebenfalls, du könntest kündigen, damit wenigstens einer von uns mehr Zeit mit den Kindern verbringt. Aber du würdest deine Gehaltserhöhung verlieren. Ich weiß auch keine Antwort.

Während Fred sprach, hörte Jane aufmerksam zu. Auf ihrem Gesicht spiegelt sich Zuneigung und Wohlwollen, nicht Angst oder Wut darüber, daß Fred seine eigene Verletzlichkeit offenbarte. Ihre Körpersprache erlaubte ihm, seine wahren Gefühle zu zeigen und nicht in der Form des starken, schweigenden Mannes zu verharren.

JANE.: Manchmal kann ich nur weitermachen, weil ich weiß, daß wir beide am gleichen Strang ziehen, daß wir beide nicht nur schwer arbeiten, um weiterzukommen, sondern auch versuchen, mehr Zeit mit den Kindern zu verbringen, einige Dinge gemeinsam zu machen, uns einiges zu erleichtern. Du sagst immer: »Wir können es. Wir werden es schaffen.« Ich vertraue auf deinen Optimismus.

FRED: Schön, daß du das sagst. Weißt du, ich liebe dich wirklich.

Während Fred dies sagt, steigt er zusammen mit Jane ins Bett und legt seinen Arm um sie. Er sagt nicht automatisch »Ich liebe dich«, so wie viele Menschen. Er schaut ihr in die Augen und sagt es mit Gefühl. Jane legt den Kopf auf Freds Schulter. Sie liegen eine Weile still beieinander. Da sich die psychischen Barrieren durch das ehrliche, vertraute Gespräch verflüchtigt haben, lösen sich auch die physischen Hindernisse in Luft auf. Als sie anfangen, sich zu lieben, vergrößert sich ihre verbale Vertrautheit zu einem hohen Maß an sexueller Vertrautheit.

Denken Sie einen Augenblick darüber nach, auf welche Weise Fred und Jane ihr vertrautes Intermezzo hätten zerstören können.

1. Fred hätte Jane nicht seine volle Aufmerksamkeit schenken können, als sie mit ihm über den Rot-Kreuz-Termin sprach. Wenn er gekränkt, gelangweilt oder zerstreut reagiert hätte, wäre Jane wahrscheinlich nicht bereit gewesen, über ihre Reaktion auf den Film zu sprechen.
2. Fred und Jane hätten sich in eine Diskussion über den Film selbst einlassen und dabei die Gefühle umgehen können, die Jane ausdrücken wollte. Es ist um einiges sicherer, Gespräche auf einer unpersönlichen Ebene zu führen.
3. Fred hätte Janes Reaktion auf den Film auf vielfältige Weise entkräften können. Er hätte das Gespräch auf seine Reaktion statt auf ihre Reaktion lenken, hätte ihr das Gefühl geben können, ihre Reaktion auf den Film sei kindisch, hätte ihr vorwerfen können, sie sei zu emotional, hätte wütend darüber sein können, daß sie ungelöste Probleme zur Sprache brachte. Und so weiter und so weiter.
4. Fred hätte sich, wie viele Männer, verpflichtet gefühlt haben können, Janes Probleme zu lösen, sobald sie sie ausgesprochen hatte, ohne seine eigenen Gefühle zu zeigen. Das hätte nur ein Pflaster über die Situation gedeckt und jegliche Vertrautheit verhindert.
5. Und schließlich hätte Jane, wie viele Frauen, wütend oder ängstlich reagieren können, als Fred anfing, seine eigene Verletzlichkeit zu zeigen, und dadurch die widersprüchliche Botschaft senden können: »Ich möchte, daß du mir zuhörst, wenn ich über meine Gefühle spreche, fühle mich jedoch von deinen bedroht.«

Jane und Fred gelang es, diesen Fallgruben aus dem Weg zu gehen, weil sie gelernt hatten:

1. einander die volle Aufmerksamkeit zu schenken,
2. sorgsam auf die Bedeutung des Gesagten zu achten,
3. die Realität des anderen zu bestätigen.

Durch ihre ausgezeichneten Vertrautheitsfähigkeiten konnten sie jene Liebe und Innigkeit erfahren, nach denen sich jedes Paar sehnt.
In der folgenden Übung werden Sie ein paar Ihrer Beziehungsfähigkeiten schleifen können. Zu Beginn machen Sie die Unterschiede in Ihren Gesprächsstilen ausfindig. Dann schreiben Sie die Bedingungen auf, unter denen Sie bereiter sind, sich auf ein persönliches Gespräch einzulassen. Und am Schluß werden Sie die äußerst wichtige Spiegelbild-Übung in Angriff nehmen.

Übungsteil

Übung 1: Definition der verbalen Vertrautheitsstile

ERLÄUTERUNGEN: Sie sind sich wahrscheinlich einiger der Unterschiede in der Art und Weise bewußt, in der Sie und Ihr Partner kommunizieren. Diese Übung wird Ihnen helfen, Ihre Beobachtungen zu erhellen.

Anweisungen für Partner 1: Gine

1. Lesen Sie die folgenden Behauptungen, und kreisen Sie die Zahl ein, die Ihrer Antwort am nächsten kommt (beide Partner haben eine eigene Checkliste).

NIE	SELTEN	MANCHMAL	OFT
0	1	2	3

1. Ich nehme Information rasch auf.
   0 1 2 3
2. Ich bin schon frühmorgens gesprächig.
   0 1 2 3
3. Ich achte auf visuelle Einzelheiten.
   0 1 2 3
4. Ich gebe auf die meisten Fragen knappe, präzise Antworten.
   0 1 2 3
5. Ich behalte die meisten meiner Gedanken für mich.
   0 1 2 3
6. Ich bin meistens mit meinen eigenen Gedanken beschäftigt.
   0 1 2 3
7. Es fällt mir leicht, meine Gefühle zu erkennen.
   0 1 2 3
8. Ich glaube, daß die meisten meiner Gedanken andere interessieren.
   0 1 2 3
9. Ich verteidige meine Gedanken und Meinungen rücksichtslos.
   0 1 2 3

10. Ich habe Schwierigkeiten, meine Gedanken auszudrükken.
0 1 2 3
11. Ich gründe meine Entscheidungen eher auf Logik als auf Gefühle.
0 1 2 3
12. Es fällt mir schwer, meine Gefühle auszudrücken.
0 1 2 3
13. Ich spreche gern über persönliche Angelegenheiten.
0 1 2 3
14. Ich stehe gern im Mittelpunkt.
0 1 2 3
15. Es fällt mir schwer, zu wissen, was ich fühle.
0 1 2 3
16. Ich fühle mich überfahren, wenn jemand von einer Idee zur anderen springt.
0 1 2 3
17. Ich rede schnell.
0 1 2 3
18. Ich bin ein Thema schnell leid.
0 1 2 3
19. Ich spreche langsam und mache oft Pausen, um nachzudenken.
0 1 2 3
20. Ich bin gelangweilt oder wütend, wenn mein Partner zu langsam spricht.
0 1 2 3

2. Gehen Sie jetzt die Checkliste ein zweites Mal durch, und kreisen Sie die Zahlen ein, die am ehesten auf Ihren Partner zutreffen. Beachten Sie die Ähnlichkeiten und Unterschiede.

Anweisungen für Partner 2: Peter

1. Lesen Sie die folgenden Behauptungen, und kreisen Sie die Zahl ein, die Ihrer Antwort am nächsten kommt (beide Partner haben eine eigene Checkliste).

NIE	SELTEN	MANCHMAL	OFT
0	1	2	3

1. Ich nehme Information rasch auf.
   0 1 2 3
2. Ich bin schon frühmorgens gesprächig.
   0 1 2 3
3. Ich achte auf visuelle Einzelheiten.
   0 1 2 3
4. Ich gebe auf die meisten Fragen knappe, präzise Antworten.
   0 1 2 3
5. Ich behalte die meisten meiner Gedanken für mich.
   0 1 2 3
6. Ich bin meistens mit meinen eigenen Gedanken beschäftigt.
   0 1 2 3
7. Es fällt mir leicht, meine Gefühle zu erkennen.
   0 1 2 3
8. Ich glaube, daß die meisten meiner Gedanken andere interessieren.
   0 1 2 3
9. Ich verteidige meine Gedanken und Meinungen rücksichtslos.
   0 1 2 3

10. Ich habe Schwierigkeiten, meine Gedanken auszudrükken.
   0 1 2 3
11. Ich gründe meine Entscheidungen eher auf Logik als auf Gefühle.
   0 1 2 3
12. Es fällt mir schwer, meine Gefühle auszudrücken.
   0 1 2 3
13. Ich spreche gern über persönliche Angelegenheiten.
   0 1 2 3
14. Ich stehe gern im Mittelpunkt.
   0 1 2 3
15. Es fällt mir schwer, zu wissen, was ich fühle.
   0 1 2 3
16. Ich fühle mich überfahren, wenn jemand von einer Idee zur anderen springt.
   0 1 2 3
17. Ich rede schnell.
   0 1 2 3
18. Ich bin ein Thema schnell leid.
   0 1 2 3
19. Ich spreche langsam und mache oft Pausen, um nachzudenken.
   0 1 2 3
20. Ich bin gelangweilt oder wütend, wenn mein Partner zu langsam spricht.
   0 1 2 3

2. Gehen Sie jetzt die Checkliste ein zweites Mal durch, und kreisen Sie die Zahlen ein, die am ehesten auf Ihren Partner zutreffen. Beachten Sie die Ähnlichkeiten und Unterschiede.

Beide Partner: Wenn Sie beide den Test beendet haben, sprechen Sie mit Ihrem Partner darüber, wie man den persönlichen Redestil des anderen besser verstehen, respektieren und sich ihm anpassen kann. Überprüfen Sie während des Gesprächs, ob Sie nicht gerade jene Eigenarten manifestieren, über die Sie sich unterhalten.

Übung 2: Abstimmung der unterschiedlichen Kommunikationsstile

Erläuterungen: Viele Menschen wählen einen Partner mit einem anderen Kommunikationsstil. Ein Schnellredner heiratet einen Langsamredner. Ein rationaler Denker verliebt sich in jemanden, der sehr emotional ist. Ein Mensch, der konkrete Einzelheiten genießt, heiratet jemanden, der in Abstraktionen schwelgt.
Diese Übung erforscht zwei der meistverbreiteten Fehlanpassungen in bezug auf Gesprächsstile und zeigt Ihnen einige Möglichkeiten auf, die Probleme zu lösen.

Anweisungen: Lesen Sie die folgenden Tips durch und stellen Sie fest, ob sie auf Sie und Ihren Partner zutreffen. Falls ja, unterhalten Sie sich mit Ihrem Partner darüber. Achten Sie auf Ihren Gesprächsstil, während Sie sprechen. Erklären Sie, zu welchen Veränderungen Sie bereit wären, um Ihre unterschiedlichen Kommunikationsstile anzupassen.

Tips für eine Schnelldenker/Langsamdenker-Partnerschaft

- *Falls Sie ein schneller Denker sind,* achten Sie bei dem Gespräch darauf, daß Ihr Partner mit Ihnen Schritt hält. Falls Ihr Partner nicht mitkommt, verlangsamen Sie Ihre Übermittlungsgeschwindigkeit, bleiben Sie für längere Zeit bei einem Thema, oder lassen Sie Ihrem Partner mehr Raum, um in das Gespräch einzusteigen. Vielleicht müssen Sie eine ganze Minute lang still sein (was Ihnen wie eine Ewigkeit vorkommen wird), bevor Ihr Partner antwortet. Diese Vorschläge sind nicht leicht auszuführen, doch wird sich zwischen Ihnen beiden keine Vertrautheit entwickeln, wenn Sie ständig das Gespräch beherrschen.
  Also unterlassen Sie es erstens, Ihren Partner zu unterbrechen; zweitens, ihm Worte in den Mund zu legen; drittens, seine Sätze für ihn zu beenden; viertens, über seine langsamere Gangart Verärgerung zu zeigen; und fünftens, unaufmerksam zu sein, wenn *Ihr Partner* spricht. Ich habe bisher noch nie mit jemandem gearbeitet, der sich über die Unwilligkeit seines Partners zu kommunizieren oder über dessen Langsamkeit beschwerte, der nicht wenigstens eine dieser Vertrautheit verhindernden Verhaltensweisen gezeigt hätte.
- *Falls Sie ein langsamer Denker sind,* machen Sie Ihren Denkprozeß für Ihren Partner durchsichtiger. Statt lange Zeit nichts zu sagen, üben Sie sich darin, hilfreiche Bemerkungen zu machen wie:

  »Warte einen Moment; ich denke noch darüber nach.«
  »Ich ignoriere dich nicht, ich überlege nur, was ich sagen soll.«

»Laß uns noch einmal über Thema X sprechen. Ich möchte dazu noch einiges anmerken.«
»Ich sage dir in dreißig Minuten Bescheid. Geht das in Ordnung?«
»Ich höre dir jetzt nicht zu. Ich denke noch immer darüber nach, was du vor fünf Minuten gesagt hast.«

Ihr Partner wird es zu schätzen wissen.
Langsame Denker neigen dazu, lange Zeit bei einem Thema zu verweilen und es von allen Seiten zu untersuchen. Falls es bei Ihnen so sein sollte, versuchen Sie, herauszufinden, ob Ihr Partner sich über Ihre Liebe zum Detail langweilt.

Tips für eine Rationaldenker/Intuitivdenker-Partnerschaft

- *Falls Sie ein rationaler Denker sind*, sollten Sie die Tatsache anerkennen, daß eine logische Präsentation und eine gute Kenntnis der Fakten und Zahlen nicht die einzigen Maßstäbe dafür sind, ob eine Idee richtig oder falsch ist. Wie Sie wissen, läßt sich für beide Seiten des Problems ein rationales Argument konstruieren.
  Wenn Ihr Partner in dem von Ihnen bevorzugten Denkmodus weniger geschickt ist, sollten Sie sich vergewissern, ob Sie Ihren scharfen Verstand nicht als Waffe benutzen. Sie mögen vielleicht Diskussionspunkte gewinnen, aber Sie werden die Kluft zwischen sich selbst und Ihrem Partner nur noch mehr vergrößern.
  Benutzen Sie Ihre Fähigkeit lieber dazu, Ihre rationale Präsentation durch Gefühle zu ergänzen. Fragen Sie sich:

»Wie fühle ich mich jetzt?« Lassen Sie Ihren Partner Zeugen Ihrer inneren Reaktion sein.

- *Falls Sie ein intuitiver Denker sind*, wird es Zeiten geben, in denen es hilfreich ist, Ihre Meinungen mit Fakten und Zahlen zu untermauern. Das mag Ihnen vielleicht wie verschwendete Zeit vorkommen, doch werden Sie dadurch in den Augen Ihres Partners an Glaubwürdigkeit gewinnen. Eine meiner Freundinnen fühlte sich zum Beispiel von Ross Perot als Präsidentschaftskandidaten angezogen. Sie reagierte positiv auf ihn, nachdem sie ihn in einer Fernsehsendung gesehen hatte. Aber sie wußte, daß ihr Partner ihre Meinung erst respektieren würde, wenn sie rational über Perots Politik sprechen konnte, also bemühte sie sich, mehr darüber zu erfahren.

  Wenn Sie mit Ihrem rationalen Partner ein Gespräch auf einer Gefühlsebene beginnen wollen, müssen Sie den Zeitpunkt weise wählen. Vielleicht ist Ihr Partner am späten Abend, nach dem Liebesspiel oder bei einem geruhsamen Frühstück am Sonntagmorgen gefühlvoller. Falls Ihr Partner Gefühl zeigt, stellen Sie sicher, daß Sie akzeptieren, was er sagt, was immer es auch sein mag. Die Gefühle Ihres Partners abzuwerten ist ein sicherer Weg, weitere Enthüllungen zu verhindern.

Übung 3: Voraussetzungen für verbale Vertrautheit

ERLÄUTERUNGEN: Diese Übung wird Ihnen helfen, festzustellen, unter welchen Bedingungen Sie und Ihr Partner bereiter sind, ein vertrautes Gespräch zu führen.

Anweisungen: Vervollständigen Sie folgende Sätze:

Partner 1:
Normalerweise spreche ich am liebsten mit dir, wenn (Tageszeit oder Situationen angeben) ______________________

____

____

Ich höre dir aufmerksamer zu, wenn du (Beispiele: langsam sprichst, dich nicht zu lange bei einem Thema aufhältst, begeistert bist, ruhig redest oder über deine Gefühle sprichst) ______________________________

____

____

Es fällt mir schwer, aufmerksam zu sein, wenn du (ausführlich über die Arbeit sprichst, von einem Thema zum anderen springst, nur über Probleme redest etc.) __________

____

____

Partner 2:
Normalerweise spreche ich am liebsten mit dir, wenn (Tageszeit oder Situationen angeben) ______________________

____

____

Ich höre dir aufmerksamer zu, wenn du (Beispiele: langsam sprichst, dich nicht zu lange bei einem Thema aufhältst, begeistert bist, ruhig redest oder über deine Gefühle sprichst) ______________________________

____

____

Es fällt mir schwer, aufmerksam zu sein, wenn du (ausführlich über die Arbeit sprichst, von einem Thema zum anderen springst, nur über Probleme redest etc.) ______________

____

____

Übung 4: Die Spiegelbild-Übung

Erläuterungen: Ich möchte Ihnen diese Übung wärmstens empfehlen.

Anweisungen: Um die besten Resultate zu erzielen, sollten Sie die Spiegelbild-Übung wenigstens drei- oder viermal wöchentlich zehn oder fünfzehn Minuten lang machen. Beginnen Sie mit einem einfachen, neutralen Informationsaustausch (verwenden Sie dazu die angefangenen Sätze am Schluß dieser Übung). Wenden Sie sich heikleren Themen zu, sobald die Unterhaltung auf dieser Ebene zufriedenstellend verläuft.

Sender	Empfänger
1. Macht eine kurze, zwei bis drei Sätze lange Aussage.	2. Wiederholt oder »reflektiert« die Aussage mit eigenen Worten, ohne etwas hinzuzufügen oder den Inhalt zu verändern.
	3. Überprüft die Genauigkeit: »Habe ich das richtig verstanden?« (Oder eine andere Frage)
4. Klärt, falls nötig, die ursprüngliche Aussage.	5. Reflektiert den Satz und überprüft die Genauigkeit, bis der Sender anzeigt, daß die

	Botschaft richtig verstanden wurde.
6. Der Sender setzt den Gedankengang fort.	7. Der Empfänger fährt fort, zu reflektieren und die Genauigkeit zu überprüfen.

Die Übung dauert so lange, bis der Sender einen vollständigen Gedankengang übermittelt hat. Danach tauschen die Partner die Rollen. Der Empfänger wird zum Sender und hat nun die Möglichkeit, dem Partner zu antworten oder das Gespräch in neue Bahnen zu lenken.

Sie können mit der Spiegelbild-Übung beginnen, indem Sie abwechselnd die folgenden Satzbruchstücke ergänzen:

> Wenn ich jeden Job auf der Welt haben könnte, …
> Etwas, was ich vor meinem Tod noch erleben möchte, ist …
> Ich denke, es wäre wirklich lustig, …
> Wenn ich morgens aufwache, komme ich mir manchmal …
> Eine meiner zärtlichsten Erinnerungen an dich …
> Ich bedaure, daß ich niemals …

Tips für die Spiegelbild-Übung

1. *Halten Sie Ihre Aussagen kurz.* Sprechen Sie besonders zu Beginn in kurzen Sätzen. Dadurch erhöhen Sie die Wahrscheinlichkeit, richtig verstanden zu werden. Falls Ihr Partner Schwierigkeiten hat, Ihre Aussage wiederzugeben, kürzen Sie Ihre Botschaft noch mehr.
2. *Vereinbaren Sie ein Handsignal, um anzuzeigen, daß Sie überlastet sind.* Signalisieren Sie Ihrem Partner, wenn er

Ihnen zuviel Information auf einmal gegeben hat. Sie können dazu eine Hand heben. Oder Sie sagen beispielsweise: »Einen Augenblick bitte. Ich muß das Gesagte noch verarbeiten.« Sprechen Sie in einem ruhigen, respektvollen Ton mit Ihrem Partner, wenn Sie ihn unterbrechen.

3. *Verwenden Sie die Spiegelbild-Übung, um positive Bemerkungen zu machen.* Die meisten Paare benutzen derartige Kommunikationstechniken, um schwierige Fragen abzuhandeln. Doch wie ich feststellte, haben einige Menschen ebenso viele oder noch mehr Probleme, Liebesbotschaften zu übermitteln. Benutzen Sie die Spiegelbild-Übung, falls Sie wirklich möchten, daß Ihr Partner einen positiven Kommentar hört und aufnimmt. Falls Sie Schwierigkeiten haben, die Komplimente Ihres Partners anzunehmen, sollten Sie die Spiegelbild-Übung machen. Möglicherweise werden Sie überrascht sein, wie wirkungsvoll diese Übung sein kann.
4. *Wechseln Sie ab!* Schreiben Sie keine schlechten Gewohnheiten fest, indem Sie dem gesprächigeren oder dominanten Partner mehr Zeit als Sender zugestehen. Sie sollten beide gleich lange als Sender oder Empfänger fungieren (falls Sie die Spiegelbild-Übung mehrere Wochen lang machen, werden Sie wahrscheinlich im Laufe der Zeit feststellen, daß der gesprächigere Partner das Gespräch weniger oft beherrscht und der zurückhaltendere Partner gute Fortschritte macht. Aber als erstes und vor allem müssen Sie darauf achten, daß gerecht abgewechselt wird).
5. *Rechnen Sie damit, daß während der Spiegelbild-Übung starke Gefühle an die Oberfläche kommen.* Es ist normal, daß während der Reflexion heftige Gefühle auftauchen. Machen Sie weiter, falls das auch bei Ihnen der Fall sein

sollte. Geben Sie die Gefühle Ihres Partners in Ihrer Tonlage und mit eigenen Worten wieder, falls Sie der Empfänger sind. Sie können beispielsweise sagen: »Und das berührt dich tief« oder »Und du bist wütend darüber«. Vorsicht: Geben Sie Gefühle erst dann wieder, wenn der Sender sie deutlich ausgedrückt hat. Ihre Rolle ist es nicht zu interpretieren, sondern zu reflektieren.

6. *Lassen Sie nicht zu, daß Ihr Partner Sie ins Aus stellt.* Nur weil Ihr Partner sich weigert, an der Übung teilzunehmen, bedeutet das noch lange nicht, daß Sie aufhören müssen. Wenn Sie der Sender sind und Ihr Partner aufhört, Sie zu reflektieren, wechseln Sie in die Empfängerrolle über. Das erfordert einiges an Reife und Egostärke, aber es gibt Ihnen Kontrolle über Ihr Verhalten und baut Vertrauen und Sicherheit innerhalb der Beziehung auf.
7. *Respektieren Sie Beschränkungen und persönliche Grenzen.* Manche Paare neigen dazu, diese Übung zu übertreiben. Sie möchten sie zu oft, zu lange oder an Stelle anderer Aktivitäten wie Sex, Spiel oder Entspannung machen. Am besten legt man vorher fest, wann und wie lange man übt, und hält sich daran.
8. *Üben Sie.* Nach meinen Erfahrungen besteht ein häufiges Problem bei der Spiegelbild-Übung darin, daß Paare sie nicht oft genug praktizieren. Sie tendieren dazu, kurz vor dem Durchbruch aufzugeben. Wenn Sie wirklich zu einem größeren Maß an Vertrautheit gelangen wollen, sollten Sie diese Übung zwei oder drei Monate lang gewissenhaft ausführen.
9. *Nehmen Sie Hilfe in Anspruch, falls Sie steckenbleiben.* Suchen Sie einen Therapeuten auf. Viele Therapeuten benutzen eine veränderte Form dieser Übung (die sie möglicherweise reflexives oder empathisches Zuhören nennen). Paare, die in einer sehr schmerzhaften, konflikt-

beladenen Beziehung leben, brauchen vielleicht eine dritte Partei, die als Trainer oder Schiedsrichter fungiert. Falls Ihnen Ihre Beziehung noch etwas wert ist, holen Sie sich die Hilfe, die Sie brauchen.

Übung 5: Sprechen Sie über erfreuliche Themen

ERLÄUTERUNGEN: Viele Menschen nehmen fälschlicherweise an, Vertrautheit bedeute, sich über die Beziehung zu unterhalten oder schmerzliche Themen zu sondieren. Aber ebenso wichtig ist es, über Unternehmungen und Ideen zu sprechen, die Sie begeistern. Eine bestimmte Art des Gesprächs – die ich Zukunftsgespräch nenne – kann besonders angenehm sein. Wenn Sie sich über Dinge unterhalten, die Sie gern im Laufe der Jahre unternehmen würden, begründen Sie eine positive Zukunft für Sie beide.

ANWEISUNGEN: Wählen Sie einen oder mehrere angefangene Sätze aus der folgenden Liste aus. Ergänzen Sie sie abwechselnd. Benutzen Sie die Spiegelbild-Übung, reflektieren Sie, was Ihr Partner Ihnen sagt.
Hierbei handelt es sich nicht um eine Übung zur Problemlösung. Widerstehen Sie der Versuchung, Konflikte zu untersuchen oder zu einem gemeinsamen Schluß gelangen zu wollen. Ziel ist es, einfach nur neue Informationen über Ihren Partner zu sammeln und ungefährliche Themen zu erkunden.

1. Ich muß immer noch lachen, wenn ich daran denke, wie wir beide …
2. Ich würde gern mit dir (…) unternehmen.
3. Seit fünf Jahren wünsche ich mir, daß wir beide einmal …

4. Zum idealen Ruhestand für uns beide gehört …
5. Manchmal würde ich gern mit dir …
6. Ich würde gern sehen, wie du dein Talent in (…) vergrößern würdest.
7. Ich habe stets deine Fähigkeit zu (…) geschätzt.
8. Was ich von dir vermisse, wenn wir getrennt sind, ist …
9. Ich würde gern mit dir nach (…) fahren.
10. Ein Hobby, das ich gern mit dir gemeinsam ausüben würde, ist …

Übung 6: Erkunden Sie vertrautere Themen

ERLÄUTERUNGEN: Sobald Sie die Spiegelbild-Übung beherrschen, können Sie über heiklere Themen sprechen. Bringen Sie Ihre eigenen Themen zur Sprache, oder verwenden Sie die folgenden angefangenen Sätze als Sprungbrett zu immer persönlicheren Offenbarungen.

ANWEISUNGEN: Benutzen Sie die Spiegelbild-Übung, um Ihre Gedanken und Gefühle über wichtige Beziehungsprobleme auszudrücken. Sie können jedoch auch eines der folgenden Themen wählen:

1. Ich bekomme wirklich Angst, wenn …
2. Ich habe dir nie gesagt, daß ich …
3. Ich glaube, du hast niemals richtig verstanden, wie ich mich in bezug auf (…) fühle.
4. Der innigste Augenblick bei unserem Liebesspiel ist für mich …
5. Es schmerzt immer noch, wenn ich an (…) denke.
6. Wenn ich dich verlieren würde, käme ich mir (…) vor.
7. Etwas, was ich dir noch nicht oft genug gesagt habe, ist …

8. Ich habe dich am stärksten geliebt, als ...
9. Ich war wütend, als ...
10. Wenn du nicht in meinem Leben wärst, würde ich (...) vermissen.

Übung 7: Erforschen Sie heiße Themen

Erläuterungen: Nachdem Sie die Spiegelbild-Übung einige Monate lang mehrmals wöchentlich praktiziert haben, können Sie sich nach und nach von den strengen Formalien befreien und zu einem spontaneren Gesprächsfluß zurückkehren. Möglicherweise werden Sie es jedoch als hilfreich empfinden, bei einem »heißen Thema« – einem Thema, das ein Aufflackern der Gefühle verursacht – wieder zu der formalen Methode zurückzukehren. Indem Sie die Aussage Ihres Partners mit eigenen Worten wiedergeben und um Klärung bitten, können Sie dem Gespräch eine positive Wendung geben.
Ich schlage vor, daß Sie, wenn die heikelsten Themen zur Sprache kommen, noch einen Schritt weiter gehen und einen »Termin« verabreden, zu dem darüber gesprochen werden soll. Der Sender kann beispielsweise anmerken: »Ich habe ein heikles Thema, über das wir sprechen müssen. Wann wäre es dir recht?« Sagen Sie es in einem gelassenen, ruhigen, vernünftigen Ton. Der Empfänger wird einen Gesprächstermin vorschlagen und versuchen, einen Zeitpunkt zu finden, zu dem er ausgeruht und entspannt sein wird.
Ich schlage vor, daß Sie den Termin mindestens zehn Minuten später legen, selbst wenn Sie im Augenblick nichts zu tun haben sollten. Das verschafft Ihnen Zeit, sich geistig darauf einzustimmen. Sprechen Sie während des Termins langsam

und ruhig über das Problem, vergewissern Sie sich, daß Sie mit voller Aufmerksamkeit zuhören, und geben Sie die Äußerungen des Partners mit Ihren Worten wieder. Falls diese Technik fehlschlägt und die Diskussion hitzig wird, verlangen Sie eine Unterbrechung, bis Sie sich wieder beruhigt haben. Verschieben Sie den Termin, falls die Glut nicht abkühlen will.

Wenn Sie sich getreu an die Spiegelbild-Übung halten, ist es möglich, auch über die schmerzlichsten Themen zu sprechen. Diese einfache Übung kann Ihre Beziehung retten.

Anweisungen:

1. Schreiben Sie zwei heiße Themen auf, über die Sie sich gern mit Ihrem Partner unterhalten würden.

   Partner 1: ________________________________
   ____
   ____

   Partner 2: ________________________________
   ____
   ____

2. Vereinbaren Sie einen Termin, zu dem Sie mit Hilfe der Spiegelbild-Übung über eines der oben aufgeführten Themen sprechen.
3. Setzen Sie sich mit Ihrem Partner zum geplanten Zeitpunkt zusammen, und legen Sie ein Zeitlimit für das Gespräch fest.
4. Einer von Ihnen meldet sich freiwillig als Sender und wählt ein Gesprächsthema aus.
5. Die Übung beginnt, sobald der Sender den ersten Satz sagt, zum Beispiel: »Ich bin frustriert, weil du beim Sex nie

die Initiative ergreifst.« Der Empfänger gibt diesen und die folgenden Sätze mit seinen Worten wieder, bis der Sender mit seinem Gedankengang zu Ende oder die Zeit abgelaufen ist.

6. Sie können die Rollen tauschen, falls noch Zeit bleibt, aber überschreiten Sie nicht die Zeitgrenze, es sei denn, Sie sind beide damit einverstanden, Ihre Vereinbarung abzuändern.

6
Sexualtechnik: Lernen, um das Gewünschte zu bitten

Während meiner Heißen-Monogamie-Workshops, die ein Wochenende lang dauern, halte ich unter anderem auch einen Vortrag über Sexualtechnik. Ich beschreibe die zahlreichen erogenen Zonen und spreche über einige grundlegende Liebestechniken. Dann gebe ich den Paaren eine Liste von Vorschlägen in die Hand, die sie in der Ungestörtheit ihres Hotelzimmers ausprobieren sollen. Diese Aktivitäten reichen von sinnlicher Massage bis zu einigen neuen Liebesstellungen. Als sich vor kurzem auf einem Workshop die Gruppe am nächsten Morgen wieder versammelte, hob ein freimütiger, grauhaariger Mann die Hand und sagte, er wolle etwas zu der »Hausaufgabe« sagen. »Meine Frau und ich haben den G-Punkt entdeckt«, sagte er. »Wir sind jetzt seit dreiundvierzig Jahren verheiratet, aber es war das erste Mal, daß wir nach ihm gesucht haben ... Wir hielten ihn für einen Medienschwindel.«

»Aber es ist keiner«, sagte seine charmante Frau errötend. (Der G-Punkt wird ausführlich in Kapitel 7 erläutert.)

Wie ich festgestellt habe, müssen die meisten Paare, gleich, welchen Alters, ermutigt werden, die ganze Bandbreite der sexuellen und sinnlichen Freuden zu erkunden, die ihren Körpern innewohnen. Und obwohl die eheliche Liebe von Kirche und Staat gutgeheißen wird, widerstrebt es vielen Paaren noch immer, herumzuexperimentieren. Überraschenderweise verläßt sich eine nicht unbedeutende Zahl der Menschen, mit denen ich zu tun habe, auf Liebestechniken, die noch aus der Zeit vor Masters und Johnson stammen. Ihr beschränktes, altmodisches Liebesrepertoire hält sie davon ab, ihr volles erotisches Potential auszuleben.

Ein Grund für die mangelnde Experimentierfreude vieler Menschen besteht darin, daß wir uns alle in einem Winkel unseres Wesens nach instinktivem und »natürlichem« Sex zu sehnen scheinen. Wir möchten uns lieben, ohne darüber zu sprechen oder uns auf Lehrbücher zu beziehen. Wir wollen alle Techniken vergessen – wer macht was mit wem und wo? – und uns selbst in einer Woge angenehmer Empfindungen treiben lassen können. Oder, wie es in der Nike-Werbung so schön heißt, »es einfach tun«.

Aber das Problem dabei ist, daß die einzigen natürlichen Techniken diejenigen sind, die eine Zeugung garantieren. Ohne eine bewußt gewählte Technik haben Sie beim Liebesspiel nur die Gewißheit, daß irgendwann genügend Sperma in der Nähe des Gebärmutterhalses abgelagert wird, um das Überleben der Spezies sicherzustellen. Doch heute erwarten wir vom Liebesspiel einiges mehr als das. Wir wollen aufregenden, romantischen, spirituellen Sex; Sex, der beiden Partnern Vergnügen bereitet und so befriedigend ist, daß wir auch weiterhin erfüllt und treu sind. Dieses leidenschaftliche, innige und fortdauernde Liebesspiel verlangt nach einer verfeinerten Technik.

Biologische Tendenzen

Notwendigerweise sind viele dieser Techniken der Befriedigung der Frau gewidmet, da die Männer, ob es Ihnen nun gefällt oder nicht, besser für die sexuelle Befriedigung ausgerüstet sind. Zuerst einmal sind Männer durch die Extragabe

Testosteron schneller erregt. Die Natur hat den Männern einen weiteren Vorteil geschenkt, indem sie ihre Partnerinnen mit warmen, selbstbefeuchtenden, von der Größe her passenden Vaginen ausrüstete, die sich ideal für die Stimulierung des Penis eignen. Die meisten Männer brauchen nur ein paar Minuten zuzustoßen, um zum Orgasmus zu kommen. Und obgleich sich der Großteil der Männer über Vielfalt beim Liebesspiel freut und nach Möglichkeiten Ausschau hält, das Vergnügen noch zu steigern, sind nur wenige auf exotische Techniken angewiesen, um zum Höhepunkt zu kommen. In der Tat sollen viele der für Männer entwickelten Liebestechniken den Orgasmus *verzögern*.

Bei den Frauen ist es anders. Jene Millionen von Frauen mit einem mäßigen oder schwachen Geschlechtstrieb brauchen oft einigen Anreiz, um auch nur in Stimmung zu kommen. Zusätzlich haben alle Frauen – wie stark ihr Verlangen auch sein mag – damit zu kämpfen, daß der Penis eines Mannes nicht sonderlich gut dazu geeignet ist, die Klitoris, den empfindlichsten Teil des weiblichen Körpers, zu stimulieren. Bei den meisten Liebestechniken wird die Klitoris nur indirekt gereizt, was bei vielen Frauen nicht ausreicht, um einen Orgasmus zu bekommen. In einer kürzlich gemachten Umfrage, an der über vierzigtausend verheiratete Frauen teilnahmen, stellte sich heraus, daß fast die Hälfte von ihnen weder regelmäßig noch gelegentlich durch Penetration zum Orgasmus kamen. Kurz gesagt: Der weibliche Orgasmus ist, anders als der männliche, durch die biologischen Gegebenheiten nicht garantiert.

Was vom evolutionären Standpunkt aus sinnvoll ist, da für die Empfängnis einzig der Mann den Höhepunkt erreichen muß. Die Frau braucht nur empfänglich zu sein, um ihre Gene weiterzugeben. Aber wenn beide Partner sexuelle Befriedigung erleben möchten, muß die Frau entweder das Glück haben, leicht zum Orgasmus zu gelangen, oder sie und ihr Partner müssen sich in Liebestechniken auskennen.

Der veränderte Standpunkt der Gesellschaft gegenüber der weiblichen Sexualität

Leider hat die westliche Gesellschaft bis vor kurzem die sexuelle Befriedigung der Frau eher unterdrückt als gefördert. Zu Zeiten unserer Urgroßmütter beispielsweise wurde allgemein angenommen, daß sich wohlerzogene Frauen nur aus Pflichtgefühl oder weil sie Kinder haben wollten, auf den Beischlaf einließen. Im Jahre 1857 nannte William Acton, ein hochgeachteter englischer Arzt, allein schon die Vorstellung, eine Frau könne sexuelle Gefühle hegen, eine »abscheuliche Verleumdung«. Er bemerkte: »Ich würde sagen, daß die meisten Frauen (zum Glück für die Gesellschaft) nicht sehr durch sexuelle Gefühle, gleich, welcher Art, geplagt werden. Die Liebe zu Heim, Kindern und den häuslichen Pflichten ist die einzige Leidenschaft, die sie empfinden.« Eine Frau, die während des Liebesaktes Leidenschaft zeigte, wurde verdächtigt, die unkeusche Natur des Mannes anzustacheln. Falls sie so weit ging, einen nervösen Krampf – also einen Orgasmus – zu haben, beschmutzte sie die »angeborene Würde« der weiblichen Rolle.
Es ist überflüssig, anzumerken, daß weder die Kunst noch die Wissenschaft davon, wie eine Frau Befriedigung erlangt, während dieser tugendhaften Periode unserer Geschichte viele Fortschritte machte.
Im zwanzigsten Jahrhundert ist es den Frauen gelungen, ihre Sexualität Stück für Stück zurückzuerobern, etwa in jeder Generation eine erogene Zone. Sigmund Freud zielte in die

richtige Richtung, als er verkündete, daß Frauen in der Tat einen Geschlechtstrieb besäßen. Tatsächlich war er der Meinung, daß viele Neurosen durch die Verdrängung dieses Triebes entstünden. Aber er errichtete ein erhebliches Hindernis für Frauen, als er kundtat, es gäbe zwei Arten von Orgasmen: den klitoralen und den vaginalen. Er betrachtete den klitoralen Orgasmus als »infantil und maskulin«. Freud schrieb, die sexuelle Funktion vieler Frauen würde dadurch gelähmt, daß sie sich hartnäckig an diese Erregbarkeit der Klitoris klammerten, so daß sie beim Geschlechtsverkehr unempfindlich blieben. Mit anderen Worten: Das Interesse der Frauen an klitoraler Stimulierung war eine Neurose, die sie davon abhielt, einen reifen und gesunden vaginalen Orgasmus zu haben.

Diese unglückselige Doktrin fand in medizinischen Kreisen weitgehend Anerkennung. In einem 1931 erschienenen Ehehandbuch schreibt ein gewisser Dr. Greer, die Klitoris sei überaus empfindlich, besonders bei Frauen mit einem anormalen sexuellen Verlangen. Er riet den Ehemännern, sich von ihr fernzuhalten.

Dreißig Jahre später veröffentlichten die Sexualforscher William H. Masters und Virginia E. Johnson eine ausführliche Übersicht über Sexpraktiken, die uns in die Lage versetzte, unser Verständnis der weiblichen Sexualität auf wissenschaftliche Beobachtungen statt auf Mutmaßungen zu gründen. Masters und Johnsons wichtigste Schlußfolgerung war, daß es nur eine Art von weiblichem Orgasmus gab. Ganz gleich, wie ihre weiblichen Versuchspersonen stimuliert wurden – durch vaginale Penetration oder klitorale Stimulation –, ihre Körper schienen auf sehr ähnliche Weise zu reagieren. Masters und Johnson glaubten, es gäbe nur eine Art von Orgasmus, einen universellen »sexuellen« Orgasmus, der ihrer Meinung nach stets entweder durch direkte oder indirekte Stimulation der Klitoris ausgelöst wurde.

Das Duo machte noch zwei wichtige Entdeckungen. Die erste war, daß Frauen genauso schnell zum Orgasmus kommen konnten wie Männer – vorausgesetzt, ihre Klitoris wurde ausreichend stimuliert; die zweite, daß faktisch jede Frau multiple Orgasmen haben konnte. Trotz der Laborsituation waren einige ihrer Versuchspersonen in der Lage, durch Masturbation innerhalb von Minuten sechsmal oder öfter zum Orgasmus zu kommen.

Masters' und Johnsons Erklärungen lösten eine Revolution in der weiblichen Sexualität aus. In Hunderten von »bewußtseinserweiternden« Gruppen im ganzen Land ermutigten Frauen einander, ihre Sexualität zu begreifen und zu erforschen. Frauen, die als Kinder ausgeschimpft worden waren, weil sie ihre Genitalien berührt oder angeschaut hatten, begannen sich jetzt unerschrocken mit Spekulum und Spiegel zu untersuchen.

Viele Frauen, denen es schwerfiel, durch bloße Penetration zum Höhepunkt zu kommen, erkannten, daß sie ein Anrecht auf ihn hatten. Statt ihrem Mann zuliebe Orgasmen vorzutäuschen oder die Penetration über sich ergehen zu lassen, lernten sie, sich durch klitorale Stimulation selbst zum Orgasmus zu bringen, und überredeten ihre Partner, den Trick ebenfalls zu erlernen. Es war nicht mehr die Rolle der Psychiater, Ärzte, Sexualwissenschaftler oder Ehemänner, die weibliche Sexualität zu definieren; die Frauen nahmen ihre Sexualität selbst in die Hand.

Aber die Entdeckung der zentralen Rolle der Klitoris war noch nicht das Ende der Offenbarungen über die weibliche Sexualität. Im Jahre 1982 wirbelte ein Buch mit dem Titel *The G Spot and Other Recent Discoveries About Human Sexuality* (dt.: *Der G-Punkt*, München: Heyne, 1983) in den Talkshows viel

Staub auf und brachte eine weitere erogene Zone der Frauen ins öffentliche Bewußtsein. Das von Alice Ladas, John Perry und Beverly Whipple geschriebene Buch focht an, was man damals für wahr hielt, nämlich daß alle weiblichen Orgasmen von einer Art klitoraler Stimulierung herrührten. Die Autoren behaupteten, es gebe ein überaus empfindliches, bohnenförmiges, in die Vorderwand der Vagina eingebettetes Schwellgewebe, genannt der Grafenberg-Punkt oder G-Punkt, von dem man annahm, daß er eine zweite Form des Orgasmus hervorbringe, den »vaginalen« oder »tiefen« Orgasmus.

In den letzten Jahren wurde die Existenz des G-Punkts durch eine Reihe von Untersuchungen bestätigt. Eine Umfrage, an der 1245 Krankenschwestern aus den Vereinigten Staaten und Kanada teilnahmen, enthüllte, daß über zwei Drittel der Frauen sich eines Bereichs erhöhter Empfindlichkeit in ihrer Vagina bewußt waren. 75 Prozent dieser Frauen konnten allein durch die Stimulierung dieses Bereichs zum Orgasmus kommen.

Und mit dem G-Punkt in der wachsenden Sammlung weiblicher erogener Zonen waren wir wieder bei Freuds Bemerkung, Frauen besäßen zwei Bereiche genitaler Empfindlichkeit: Klitoris und Vagina. Nur daß diesmal niemand wagte, die Frauen danach zu beurteilen, welche Art der Stimulation sie bevorzugten. Der G-Punkt wurde einfach nur als eine weitere erogene Zone betrachtet, die einer Untersuchung wert war.

Im Laufe von hundert Jahren wurde unsere Sicht der weiblichen Sexualität drastisch revidiert. Frauen, einst als scheue, sittsame, jungfräuliche Geschöpfe betrachtet, werden heute in den Medien als lebenslustige Verführerinnen dargestellt. Dieses moderne Bild der Frau spiegelt sich deutlich in den Frauenzeitschriften. Bei meinem letzten Besuch in einem Lebensmittelgeschäft entdeckte ich folgende Überschriften

auf den Titelseiten bekannter Frauenmagazine: »Sex mit einem jüngeren Mann – neue sexuelle Wonnen«, »Sex und Macht – wie Sie alles haben können«, »Sexuelle Freude – entdecken Sie das Vergnügen, böse zu sein«, »Liebesspielzeuge – bringen Sie den Kitzel zurück«, »Sexuelle Ekstase – wagen Sie es, einen Schritt weiter zu gehen«, »Reicht ein Partner, wenn Sie sehr sinnlich sind?«
Wahrscheinlich spiegelt kein Phänomen unsere liberalere Sicht der weiblichen Sexualität besser als die Neunziger-Jahre-Version einer Tupperware-Party. Wenn sich heutzutage Vorstadtmütter reihum in ihren vier Wänden treffen, bewundern sie keine Plastikbehälter, sondern liebäugeln möglicherweise mit einer Palette exotischen Sexzubehörs, darunter batteriebetriebene Vibratoren, »geschlitzte« Hosen, Spezial-Teddies, »Muschel«-BHs, die die Brustwarzen freilassen, und Gleitmittel mit Geschmack. Eine meiner Bekannten schickt ihre drei Töchter von dem Gewinn, den sie mit diesen Hausparties macht, aufs College. Sie berichtete mir, neulich hätte eine Frau auf einer Party darüber gescherzt, daß sie ihren Mann durch Radschlagen in ihren schrittlosen Hosen erregte. »Alle Frauen prusteten los«, sagte meine Bekannte, »vor zehn Jahren hätte niemand so reagiert.«

Die sexuelle Unterdrückung des Mannes

Und was ist mit den Männern? Hat sich auch unsere Sicht der männlichen Sexualität im Laufe der Jahre so drastisch verändert? In mancher Hinsicht hatten es die Männer leichter, da die Gesellschaft nie die Tatsache geleugnet hat, daß sie einen Geschlechtstrieb besitzen. Ihnen blieb auch die frustrierende Situation erspart, einen mythischen, weiblich definierten Orgasmus entwickeln zu müssen oder darum zu kämpfen, ohne

ausreichende Stimulierung zum Orgasmus zu kommen. Doch gab es im Laufe der neueren Geschichte Zeiten, in denen man den Männern, wie den Frauen, ein Gefühl von Schuld oder Unmoral vermittelte, wenn sie ihre Sexualität zeigten.
Im neunzehnten und zu Beginn des zwanzigsten Jahrhunderts wurden Männer beispielsweise ermahnt, ihre »niedrige, animalische Natur« zu bekämpfen. Sie wurden gezwungen, enthaltsam zu leben, nicht nur aus religiösen oder moralischen, sondern auch aus gesundheitlichen Gründen. Man stellte sich den menschlichen Körper als ein geschlossenes System vor, bei dem jeder unnötige Verlust von Körperflüssigkeit die Gesundheit und das Wohlbefinden gefährdete. In einer seltsamen männlichen Gleichung wurde eine Unze Samen mit vierzig Unzen Blut gleichgesetzt; also mußte die Zahl der Orgasmen sorgsam eingeteilt werden. In einem 1835 erschienenen Artikel des renommierten *Boston Medical and Surgical Journal* stand, daß Männer zwar Orgasmen haben sollten, aber sparsam, denn die »rüstige Männlichkeit« verlöre dadurch an Energie und würde durch den zu häufigen Verbrauch dieser wichtigen Körperflüssigkeit in die Knie gezwungen.
Der Gesundheitsfanatiker Sylvester Graham trieb seine Überzeugung auf die Spitze; er riet Männern zu zwölf sorgsam eingeteilten Orgasmen im Jahr. Um ihnen zu helfen, seinem spartanischen Regime treu zu bleiben, empfahl er ihnen milde Lebensmittel, besonders ganze Körner, um das Nervensystem nicht zu reizen – und so entstanden die »Graham«-Crackers.
Man glaubte damals auch, daß nächtliche Samenergüsse die Gesundheit des Mannes stark gefährdeten. Wenn ein Mann wiederholt des Nachts seinen Samen verspritzte, nahm man an, er leide an einer Krankheit namens Spermatorrhoe. Mehr als ein Erguß im Monat sollte zu Atemlosigkeit, Angst,

schlechter Verdauung, Gehirnfieber und lokalen Reizungen führen. Die Tatsache, daß einige junge Männer diesen Ratschlag beherzigten, wird durch den folgenden Auszug aus einem Brief bewiesen, den ein bekümmerter junger Mann an seinen Arzt schrieb:

> Ich habe Tage und Wochen hinter mir, in denen ich am liebsten gestorben wäre. Die Ergüsse greifen mich immer stärker an. Ich fühle mich erschöpft und recht geschwächt ... Ich habe einer Dame, die ich liebe, Aufmerksamkeit gezollt, und was mache ich? Wäre es nicht schimpflich von mir, ihr in meinem gegenwärtigen Zustand einen Heiratsantrag zu machen? ... Oh, Sir! Was würde ich nicht dafür geben, wenn ich diese Gefühle nur vertreiben könnte und wieder gesund würde!

So extrem uns die Kampagne gegen nächtliche Samenergüsse heute auch vorkommen mag – angesichts des viktorianischen Kreuzzugs gegen die Masturbation verblaßt sie. Religiöse Führer, Ärzte, Politiker, Lehrer, Autoren von Gesundheitsbüchern – sämtliche Autoritäten der damaligen Zeit – warnten die jungen Männer mit Donnerschall vor den entsetzlichen Folgen der »Selbstbefleckung«. Medizinische Abhandlungen lieferten »wissenschaftliche Beweise« dafür, daß Masturbation zu Irresein, Epilepsie, verzögerter körperlicher Entwicklung, Verlust der Denkschärfe, Depression, Muskelschwäche, gesellschaftlichem Ungeschick, Akne, Auszehrung, Diabetes, Gelbsucht und anderen Heimsuchungen führe. Und wenn man alle möglichen gesundheitlichen Folgen zusammenzählte, dann wurde Masturbation für eine indirekte oder direkte Todesursache gehalten. Unseren Großvätern und Urgroßvätern war beigebracht worden, sich genauso vor Masturbation zu ängstigen, wie wir uns heute vor Aids fürchten.

Die gewaltsame Unterdrückung der männlichen und weiblichen Sexualität begann zu Beginn dieses Jahrhunderts ein wenig von ihrer Radikalität zu verlieren, aber nur ein wenig. Es ist erstaunlich, daß man vor über sechzig Jahren Eheleuten riet, in getrennten Betten zu schlafen. Dr. Greer schrieb 1931 in seinem Ehehandbuch: »Wenn Eheleute in verschiedenen Zimmern schlafen, werden sie nur dann an Befriedigung denken, wenn ein natürliches, gesundes Verlangen besteht. Gelegenheit führt zu Zudringlichkeit. Wer immer auch zusammen schlafen mag, Eheleute sollten es nicht tun.«
Viele der Menschen, die ich für dieses Buch interviewt habe, sind im Schatten dieser Unterdrückung aufgewachsen, mit der unseligen Folge, daß sie kaum aufgeklärt wurden. Eine Frau sagte, ihre Mutter habe ihr in bezug auf die Sexualität nur verraten: »Da gibt es etwas, das du tun mußt, wenn du verheiratet bist, und das dir nicht gefallen wird, und ich meine damit nicht das Geschirrspülen.« Eine andere Frau berichtete: »Sex war in meiner Familie nicht tabu, er existierte einfach nicht. Es gab nichts darüber zu sagen. Soweit ich weiß, lebte ich in einer vollkommen asexuellen Welt.« Ein Mann gestand mir, wie verwirrt er während der Pubertät war, als er nicht verstand, was mit ihm geschah. »Ich kam mir vor, als sei ich der einzige Mensch auf Erden, der sexuelle Gefühle hatte. Es war seltsam, es war erschreckend. Ich dachte, etwas würde ganz und gar nicht mit mir stimmen.« Ein anderer Mann wuchs in dem Glauben auf, körperlich verkrüppelt zu sein, weil er das einzige unbeschnittene männliche Familienmitglied war: »Niemand machte sich die Mühe, mir zu sagen, weshalb ich anders war. Ich dachte, ich wäre krank. Als ich auf die Junior-High-School ging, schwitzte ich vor Sorge, wenn ich im Bett lag.«

Es kostete mich Jahre, die Geister der Unterdrückung aus meinem Leben zu verbannen. Wie viele der in den vierziger Jahren Geborenen wuchs ich meinem Körper entfremdet auf. Ich warf nicht einmal einen Blick auf meine Genitalien, bis man mich in meinem letzten Jahr auf der Uni anwies, nach Hause zu gehen, einen Spiegel zu nehmen und mir anzuschauen, wie ich dort aussah. Beim Beischlaf lag ich passiv unter meinem Partner und ließ ihn die ganze Arbeit machen. Es kam mir nie in den Sinn, etwas zu tun, um sein Vergnügen zu erhöhen, oder für mich um etwas anderes zu bitten.

In den ersten Monaten unserer Beziehung reichte das normale Penetrieren aus, um mich zum Orgasmus zu bringen. Aber im Laufe der Zeit brauchte ich mehr Stimulierung. Da wir nie über Sex gesprochen hatten, bemerkte mein Partner nicht, daß er mich nicht mehr befriedigte. Als er versuchte, experimentierfreudiger zu werden – etwas, das unser Liebesspiel verzweifelt brauchte –, spielte ich nicht mit. Eines Tages kaufte er ein erotisches Video, in der Hoffnung, daß es uns inspirierte. Ich wies ihn derart zurecht, daß er es in den Müll warf. Ich wußte nicht, daß es für Paare normal und natürlich war, im Bett experimentierfreudig zu sein, daß es zu einer Notwendigkeit werden kann.

Doch wie ich bemerkte, existiert auch in den Liebesbeziehungen der neunziger Jahre ein überraschendes Ausmaß an Unterdrückung – selbst unter jungen Menschen –, das sich vor allem im Schweigen der Frauen zeigt. Bei einer neueren Untersuchung, an der neunzig verheiratete Frauen teilnahmen, gaben nur einundvierzig Prozent an, sie hätten keine Probleme, ihre Männer beim Sex um das zu bitten, was sie wollten. Diese Passivität bringt viele Paare um ein größeres Vergnügen. In einer anderen Untersuchung wird festgestellt, daß sexuell aggressive Frauen »zu tieferer ehelicher und sexueller Befriedigung gelangen, öfters Geschlechtsverkehr, mehr

Orgasmen, ein größeres sexuelles Verlangen und mehr multiple Orgasmen haben«. In einer dritten Studie wird eine Gruppe äußerst orgasmischer Frauen mit Frauen verglichen, die Schwierigkeiten haben, zum Höhepunkt zu kommen. Die beiden Gruppen unterschieden sich kaum voneinander. Sie hatten das gleiche Maß an sexuellem Verlangen, reagierten ähnlich auf erotische Filme und unternahmen mit ihren Partnern ähnliche sexuelle Aktivitäten. Der einzige, gravierende Unterschied zwischen ihnen war, daß die Frauen mit Orgasmusproblemen Schwierigkeiten damit hatten, um die Art von Stimulierung zu bitten, die sie brauchten, um zum Orgasmus zu kommen.

Einer der Gründe, weshalb freimütige Frauen sexuell befriedigter sind, ist der, daß Frauen in sexueller Hinsicht sehr unterschiedlich reagieren. Ungeachtet der Versprechungen, die Sie in manchen Büchern lesen können, gibt es keine Liebesstellung oder -technik, die bei allen Frauen funktioniert. Um zum größtmöglichen Vergnügen zu gelangen, müssen Frauen fähig sein, ihren Partnern beizubringen, was ihnen am besten gefällt.

Ich bekam erneut Einsicht in die große sexuelle Vielfalt, als ich acht Frauen zu einem Gespräch über Sexualtechniken einlud. Im Laufe des Gesprächs bat ich sie, im Zimmer umherzugehen und ausführlich die Liebestechniken zu beschreiben, die ihnen am besten gefielen. Wie sie aus dem folgenden anschaulichen Auszug ersehen können, verfügt jede Frau über eine ihr eigene Liste von Anweisungen:

JANE: Ich hatte noch nie einen »vaginalen« Orgasmus, einen Orgasmus ohne klitorale Stimulierung. Normalerweise ist es am besten, wenn ich meine Klitoris stimuliere, weil ich einen bestimmten Rhythmus, einen bestimmten Druck brauche. Manchmal kann mein Mann es machen, und es ist schön, weil es ihm gefällt. Aber meistens muß ich es tun. Wir haben verschiedene Positionen gefunden, bei denen ich meine Hand auf der Klitoris lassen kann. Ich teile meine Schamlippen mit der linken Hand, während ich sie mit der anderen kreisförmig reibe. Ich benutze Gleitmittel. Ich stimuliere meine Klitoris bis zum Orgasmus.

MARION: Ich komme am schnellsten zum Orgasmus, wenn mein Mann flach auf dem Rücken liegt und ich auf ihm sitze, als würde ich ein Pferd reiten; so gefällt es mir auch am besten. Ich knie und achte darauf, daß sein Schwanz vorne anstößt. Ich glaube, daß dadurch meine Klitoris und mein G-Punkt stimuliert werden. Ich kontrolliere, was genau stimuliert wird, indem ich vorn anstoße oder mich zurücklehne. Ich richte mich nach meinen eigenen Empfindungen. Robert gefällt es so. Ich kann auf verschiedene Arten kommen, aber so geht es am schnellsten. Und so gefällt es mir am besten.

JANE: Haben Sie jemals die Klitoris während der Penetration stimuliert?

MARION: Nein, das brauche ich nicht. Ich mag es nicht, wenn Robert auf mir liegt. Dann habe ich das Gefühl, als würde ich ersticken. Ich muß immer oben sein. Ich habe einen großen Mann. Ich mag es nicht, wenn jemand auf mir liegt, selbst wenn er sein Gewicht abstützt. Ich habe auch gern alles unter Kontrolle. Und ihm gefällt es so. Er sagt immer: »Ganz, wie du willst.«

JANE: Ich mag es von hinten.

NAOMI: Ich auch.

JANE: Aber ich bekomme so keinen Orgasmus.

NAOMI: Die beste Methode für mich, einen Orgasmus zu bekommen, ist nicht die leichteste. Am günstigsten ist es, wenn ich mich selbst stimuliere oder mein Mann es tut und wenn er dann, nach meinem ersten Orgasmus, in mich eindringt. Das fühlt sich absolut wunderbar an. Dann kann ich noch einmal kommen. Nur so kann ich multiple Orgasmen erleben. Es ist ein unglaubliches Gefühl. Ich habe noch nie gehört, daß jemand es so macht.

GRACE: Nun, wir machen es ähnlich, nur daß Jack seine Finger benutzt. Ich stimuliere meine Klitoris bis zum Orgasmus, während er mit seinen Fingern den G-Punkt streichelt. Er massiert ihn weiter, nachdem ich gekommen bin. Dadurch wird der Orgasmus verlängert. Es ist wunderbar. Ich wette, Sie bekommen die gleiche Stimulierung durch Penetration.

MARION: Nach unserer Heirat hat Robert mich als erstes über den G-Punkt aufgeklärt. Ich wußte gar nicht, wovon er sprach. Das war vor neun Jahren. Mein erster Mann hatte überhaupt keine Ahnung davon.

LINDA: Ich mag es nicht mit den Händen. Das reißt mich aus der Stimmung. Ich mag nur die Missionarsstellung. Aber ich komme jedesmal.

JANE: Ohne die Klitoris zu stimulieren?

LINDA: Ohne die Klitoris zu stimulieren. Ich bin immer schon leicht zum Höhepunkt gekommen.

TONI: Ich muß klitoral stimuliert werden. Aber ich habe vor kurzem festgestellt, daß ich mehr auf vaginale Stimulierung reagiere, wenn wir Seite an Seite liegen. Mein Bein ist oben, dann kommt seins, dann meins, dann seins. Wie eine Schere. Ich glaube, daß mein G-Punkt bei dieser Scherenposition stärker stimuliert wird. Und ich komme in dieser Position leichter an meine Klitoris.

JANE: Ich habe noch niemals einen Orgasmus nur durch Penetration gehabt. Bevor ich heiratete, habe ich mit vielen Männern geschlafen. Männern mit unterschiedlichen Penisgrößen und -formen, unterschiedlichen Rhythmen, unterschiedlicher Durchhaltekraft, aber ich bin bei keinem von ihnen zum Orgasmus gekommen. Dazu muß ich lange Zeit mit einem Mann zusammensein und herausfinden, wie ich meine Klitoris am besten stimuliere; und es darf mir nicht peinlich sein, darum zu bitten.

Barbara: Ich komme am leichtesten, wenn wir auf der Seite liegen und uns anschauen. Denton saugt an meinen Brüsten, und ich kontrolliere den Rhythmus. Aber ich muß bereits erregt sein. Er darf meine Brüste erst berühren, wenn ich erregt bin. Sonst ist die Stimmung verflogen. Aber wenn ich bereit bin – was er durch oralen Sex fertigbringt –, mag ich überall berührt werden. Ich komme am leichtesten, wenn ich die Stöße kontrolliere. Das ist sehr wichtig für mich.

Susan: Für mich ist es mit dem Vibrator am einfachsten. Mein Mann hat mir die wundervolle Vibratortechnik gezeigt. Es ist besser, als wenn ich es selber machen würde. Er sitzt auf dem Bett, ich sitze vor ihm und wende ihm den Rücken zu. Er umarmt mich und hält mich zärtlich, und mit der anderen Hand greift er nach unten und benutzt den Vibrator. Es ist wirklich schön. So kuschelig. Ich werde liebkost und umarmt. Da gibt es viel Haut gegen Haut. Es ist wirklich sinnlich, und ich komme jedesmal.

Jane: Bis jetzt hat niemand über Bruststimulierung gesprochen. Ich bin am stärksten erregt, wenn Greg meine Brüste berührt. Wenn ich nicht daran interessiert oder zu müde bin, mit ihm zu schlafen, braucht er nur meine Brüste zu streicheln, und ich bin bereit. Ein paarmal bin ich allein dadurch zum Höhepunkt gekommen.

Toni: Ich bin neidisch! Ich spüre es kaum, wenn Dave meine Brüste berührt. Sieht ganz so aus, als würde mir diese Verbindung fehlen.

Viele Frauen haben sexuelle Vorlieben, die ebenso individuell sind wie die Frauen in dieser Gruppe. Um sich uneingeschränkt an ihren Körpern erfreuen zu können, müssen sie ihre Bedürfnisse mutig und offen äußern.
Meiner Erfahrung nach fällt es den Frauen, die Vibratoren oder Selbststimulierung brauchen, um zum Orgasmus zu kommen, am schwersten, dem Partner ihre Wünsche mitzuteilen. Ein altmodisches Gebot, das auch heute noch unser Liebesspiel beeinflußt, ist: »Ihr sollt euch nicht selbst berühren.« Alle Stimulation soll durch Penetration oder andere Liebesdienste des Partners kommen. Aber viele Frauen brauchen eine bestimmte Art der Stimulation, die ihnen ihr Partner nur unter Schwierigkeiten geben kann. Eine Umfrage ergab, daß dreißig Prozent aller Frauen nur durch Selbststimulierung zum Orgasmus kommen können. Um zu einem befriedigenden Liebesleben zu gelangen, müssen sie jedes Schamgefühl, jedes Gefühl der Unzulänglichkeit darüber, wie ihr Körper reagiert, beiseite schieben und ehrlich und offen sagen: »So bin ich. Und danach sehne ich mich.«

Warum Männer zögern, um das zu bitten, was sie wollen

Auch viele Männer haben Schwierigkeiten, ihre Gefährtinnen um die von ihnen bevorzugten Liebestechniken zu bitten. Was einige Männer davon abhält, offen zu sein, ist die überholte Vorstellung, daß ein »richtiger Mann« kein anderes sexuelles Bedürfnis hat als das nach leidenschaftlichem und regelmäßigem Geschlechtsverkehr. Wenn sich ein Mann ein vertrauteres, müßigeres oder romantischeres Liebesspiel wünscht, muß etwas mit ihm nicht stimmen; denn das sind »weibliche« Wünsche. Und der Himmel möge ihm helfen, falls er eine bestimmte Technik braucht, um eine Erektion aufrechtzuerhalten oder zum Orgasmus zu kommen. Einer meiner Klienten machte fünf Jahre lang lieber einen großen Bogen um Sex, statt seine Frau um oralen Sex zu bitten; für ihn die einzige Liebestechnik, bei der er garantiert zum Orgasmus kam.

Andere Männer sprechen aus dem einfachen Grund nicht über Sexualtechniken, weil sie durch Penetration zum Höhepunkt gelangen. Was jedoch nicht bedeutet, daß sie sich nicht für andere sexuelle Aktivitäten interessieren. Ein paar Tage nach der Diskussion der Frauengruppe über sexuelle Techniken machte ich einer Gruppe von Männern den gleichen Vorschlag. Auch sie verfügten über eine ähnlich große Palette von Vorlieben:

MARK: Erstens mag ich es, wenn meine Freundin mir die Brust massiert. Es gefällt mir, wenn sie meine Brustwarzen küßt und kurz darauf mit meinen Genitalien spielt, erst mit den Händen, dann mit dem Mund. Ich mag es nicht, wenn sie mich neckt, indem sie sich zu lange von meinem Penis fernhält. Das holt mich runter. Ich mag es, wenn sie meinen Penis in den Händen hält und zu mir aufschaut, während sie ihn leckt. Der Augenkontakt macht mich an. Wenn eine Frau deinen Schwanz lecken kann, während sie dir in die Augen schaut, weißt du, daß sie deine Männlichkeit mag.

ROBERT: Meine Brustwarzen sind unempfindlich. Ich spüre nichts.

SAM: Da gab es diese Frau ... sie nahm meinen Penis in

den Mund und hinterließ eine Menge Speichel. Er war richtig schlüpfrig. Dann nahm sie ihn in die Hand und bewegte sie auf und ab. Es war großartig.

GLEN: Ich mag es immer auf die gleiche Art. Es gefällt mir, wenn meine Frau ihn so tief in den Mund nimmt, wie sie kann. Besonders gefällt mir, wenn mein Penis ihre Kehle berührt. Ich halte gern ihren Kopf und bewege ihn langsam vor und zurück.

ROBERT: Ich mag es, wenn meine Eier stimuliert werden, während eine Frau an mir saugt. Ganz leicht. Sie muß nur über die Haut streichen.

GREG: Bei mir ist die Schwanzspitze alles. Meine Hoden brauchen nicht dabeizusein.

SAM: Bei mir ist es genau umgekehrt. Ich mag es, wenn man meine Eier drückt, bewegt, in den Mund nimmt, beknabbert oder leckt. Das ist schön.

MARK: Ich habe festgestellt, daß meine Frau es immer wieder macht, wenn ich ihr sage, daß ich etwas Bestimmtes möchte. Ich mag Kreativität. Ich möchte überrascht werden.

GREG: Es ist die Kreativität, die mich anmacht. Das Spielerische. Ich mag es, wenn meine Frau etwas Unerwartetes tut. Ich möchte, daß sie damit aufhört, wenn sie sieht, daß mir etwas gefällt. Mich neckt. Mich betteln läßt. Das schafft diese echte Verbindung zwischen uns. Sie ist vollkommen in Einklang mit meiner Reaktion.

In einer idealen Welt wären wir alle intuitive, kreative Liebhaber(innen), die genau wüßten, was unsere Partner möchten. Aber nur wenige von uns verfügen über hellseherische Fähigkeiten. Man muß uns sagen oder zeigen, was man möchte. Manchmal können unsere Partner uns ihre Wünsche durch ein Stöhnen oder Seufzen mitteilen, aber ein anderes

Mal ist eine direktere Kommunikation notwendig. Die Fähigkeit, offen und klar über unsere sexuellen Wünsche zu sprechen, gehört zu den wesentlichen Bestandteilen der heißen Monogamie. Aber das ist nur der Anfang. Wir müssen auch alle Tabus, alle alten Gebote überwinden, die uns davon abhalten, im gesamten Bereich unserer sinnlichen und sexuellen Freuden zu schwelgen. Wir müssen die Reife und das Vertrauen entwickeln, zuzulassen, daß unsere Partner uns berühren, stimulieren und unsere Körper erkunden – uns im gewöhnlichen und biblischen Sinn »erkennen«.

Die folgenden Übungen sollen Ihnen helfen, ein besseres Gefühl zu haben, wenn Sie um jene sexuellen Techniken bitten (und sie erhalten), die Ihnen am besten gefallen. Die erste, die Anrecht-Übung, kann überraschend wirksam sein. Sie werden damit voraussichtlich Ihre Fähigkeit verbessern, Freude zu geben und anzunehmen, selbst wenn Sie sich als Weltklasse-Liebhaber(in) betrachten.

In der zweiten Übung wird Ihre »Liebeskarte« definiert, jene sexuellen Techniken und Aktivitäten, die Sie am meisten erregen oder die am wirksamsten sind. Rechnen Sie bei dieser Übung mit Widerstand. Stellen Sie eine gesonderte Liste mit den sexuellen Wünschen auf, die allem widersprechen, was Sie in Filmen gesehen und in Liebesromanen gelesen haben. Wenn Sie seit Jahren mit Ihrem Partner zusammenleben, ist es Ihnen möglicherweise auch peinlich, Informationen weiterzugeben, über die Sie am liebsten schon vorzeiten gesprochen hätten. Bemerkungen wie die folgenden sind oft ein Zeichen für einen verborgenen Widerstand:

»Ich habe keine Zeit für diese Übung.«
»Sie wird die Magie zerstören.«
»Dadurch wird das Liebesspiel zu mechanisch.«

»Ich möchte mich nicht auf eine Reihe von Anweisungen beschränken.«
»Meine Bedürfnisse sind zu komplex, als daß ich sie zu Papier bringen könnte.«

Kämpfen Sie gegen Ihren Widerstand an – machen Sie die Übung. Wenn Sie auch nur ein einziges neues Informationsbruchstück darüber erhalten, wie Sie einander erregen können, ist Ihre Zeit wohl genutzt.

Übungsteil

Übung 1: Die Anrecht-Übung

ERLÄUTERUNGEN: Viele Menschen äußern nur vage Bitten nach sexuellen Techniken, ohne ihren Partnern spezifische, detaillierte Anweisungen zu geben. Diese Übung wird Ihnen helfen, jeden eventuell vorhandenen Widerstand zu überwinden, um genau das zu bekommen, was Sie wollen.
Die Übung besteht aus zwei Teilen. Als erstes geben Sie Ihrem Partner ausführliche Anweisungen, wie er Ihren Rücken, Ihre Hände oder Füße massieren soll (wählen Sie). Das hilft, klare, eindeutige und fortlaufende Anweisungen zu geben, ohne daß es zu zusätzlichen Schwierigkeiten durch sexuelle Hemmungen kommt. Danach weisen Sie Ihren Partner an, auf welche Weise er eine Ihrer erogenen Zonen stimulieren soll. Sie können beide Teile während einer einzigen Sitzung üben oder auf verschiedene Sitzungen verteilen.
Wichtig ist, daß Sie einander abwechseln. Sobald einer von Ihnen zehn Minuten massiert oder berührt wurde, tauschen sie die Rollen. Es ist normal, wenn ein Partner sich in der Rolle des Gebenden wohler fühlt und der andere in der Rolle des

Empfängers. Durch den Rollentausch entwickelt sich eine gleichberechtigtere Partnerschaft.

Teil 1: Nichtsexuelle Massage

ANWEISUNGEN: Massieren sie einander abwechselnd zehn Minuten lang den Rücken, die Füße oder die Hände. Kommentieren Sie, wenn Sie an der Reihe sind, massiert zu werden, fortlaufend das, was Ihr Partner tut, bitten Sie ihn entweder um einen Wechsel, oder zollen Sie ihm Beifall. Ziel dieser Übung ist, Ihrem Partner beizubringen, es genau zu machen. *Hören Sie nicht kurz vor der völligen Befriedigung auf.* Sie verdienen, genauso befriedigt zu werden, wie Sie es wollen.

Hier ist ein Beispiel für jemanden, der ausführliche und fortlaufende Anweisungen für eine Rückenmassage gibt: »Ich hätte gern, wenn du zur Schultermassage Massageöl benutzt. Am meisten schmerzt es mich zwischen den Schulterblättern. Konzentriere dich also bitte darauf. Ja, das ist genau die richtige Stelle. Massier jetzt ein wenig stärker. Noch stärker. Ich mag's noch stärker. Ja, so ist es gut. Du hast es genau getroffen. Oooh. Weiter so. Und jetzt ein wenig höher. Massier den Knoten. Nein, du hast ihn verloren. Geh ein wenig tiefer. Ja, du hast ihn wiedergefunden. Genau da. Das ist ein wenig zu stark. Oooh, das ist genau richtig. Bleib da. Oh, ja. Weiter so. Das ist genau richtig.«

Teil 2: Sexuelle Stimulierung

ANWEISUNGEN: Gehen Sie im wesentlichen genauso vor wie in Teil 1, nur daß Sie ihrem Partner diesmal zeigen, wie er Sie sexuell stimulieren soll. Suchen Sie sich einen Bereich Ihres Körpers aus, den sie gern stimuliert haben möchten. Das können Ihre Genitalen, Brüste, Ohren, Ihr Mund, Hals oder etwas anderes sein. Stellen Sie sich vor, Ihr Partner hätte Sie noch nie dort berührt. Geben Sie ihm exakte Anweisungen darüber, was er tun soll. Möglicherweise müssen sie Ihre Worte durch eine Demonstration ergänzen. Ziel ist nicht, erregt zu werden, sondern klare, spezifische und *fortlaufende* Anweisungen zu geben (sobald Ihr Partner richtig »trainiert« ist, können Sie auf die Instruktionen verzichten und sich auf das Vergnügen konzentrieren).

Es folgt das Beispiel einer Frau, die ihrem Partner beibringt, wie er ihre Klitoris streicheln soll: »Ich möchte, daß du meine Klitoris berührst. Nimm dazu ein wenig Gleitmittel. Teile meine Schamlippen mit einer Hand, und reibe mit der Handfläche der anderen kreisförmig über meine Klitoris. Ja, genauso, nur ein wenig schwächer. Noch schwächer. Streiche nur leicht über die Spitze. Jetzt ein wenig schneller. Genau richtig. Weiter so. Sehr gut. Ein wenig stärker. Jetzt ziehe meine Schamlippen noch weiter auseinander. Ich mag dieses Druckgefühl. Benutzte jetzt Zeige- und Mittelfinger. Ein wenig schwächer und schneller. Noch schwächer. Nicht vor und zurück, sondern kreisförmig. Jetzt versuch es mit dem Daumen. Oh, das gefällt mir! Perfekt. Genau richtig.«

Und hier das Beispiel eines Mannes, der seiner Frau oder Freundin beibringt, wie sie seine Genitalien streicheln soll: »Ich möchte, daß du am Anfang nur ganz leicht meine Eier streichelst. Nur die Härchen zaust. Das ist schön. Das fühlt sich sehr gut an. Jetzt tauch deine Finger in das Gleitmittel und verteil es über die Spitze meines Schwanzes. Das fühlt sich sehr gut an. Jetzt streich sanft mit dem Daumen über die Unterseite meiner Schwanzspitze. In Kreisen. Mehr Gleitmittel. Ein wenig stärker. Ja. Schmier jetzt die ganze

Hand ein und bewege sie leicht über den Schaft. Hoch und runter. Langsamer. Ganz langsam. Leg ihn ganz frei. Drücke jetzt stärker zu. Mehr Öl. Schieb die Haut hoch, bis über die Spitze. Bearbeite jetzt nur die Spitze. Ein wenig schneller. Ja.«

Übung 2: Entwickeln Sie Ihre Liebeskarte

ERLÄUTERUNGEN: Diese Übung soll Ihnen helfen, Ihren Partner mit der vollständigen Palette Ihrer sexuellen Bedürfnisse und Wünsche vertraut zu machen – mit Ihrer »Liebeskarte«. Falls Sie beide bereits ausführlich über das Thema Sexualtechniken gesprochen haben, müssen Sie jetzt vielleicht nur noch über die Feinheiten diskutieren. Falls Sie jedoch sehr wenig Informationen ausgetauscht haben, können Sie mit den Grundlagen beginnen. Sie werden auf jeden Fall Gelegenheit haben, neues Terrain zu erkunden.
Wie bereits erwähnt, werden Sie wahrscheinlich während dieser Übung einige Widerstände spüren; machen Sie trotzdem weiter.

ANWEISUNGEN: Dies ist eine ganz persönliche Bewertung. Sie werden zu einem späteren Zeitpunkt Teile der Bestandsaufnahme diskutieren (einigen von Ihnen wird es keine Probleme bereiten, ihren Partnern die Informationen sofort mitzuteilen, doch ich möchte Ihnen empfehlen, sie für sich zu behalten, bis Sie alle Instruktionen gelesen haben).
Versuchen Sie während der Bestandsaufnahme jedes moralische Urteil zu beseitigen, das Ihnen im Wege steht. Akzeptieren Sie, was Ihr Körper Ihnen sagt, und schieben Sie das »sollte« und »sollte nicht« beiseite. Ignorieren Sie auch jede längere Auseinandersetzung über Sexualtechniken. Las-

sen Sie sich gehen, und gestehen Sie sich Ihre Wünsche offen ein.
Beschreiben Sie exakt, was Sie sich von Ihrem Partner wünschen. »Mich küssen« enthält zu wenig Informationen. Es gibt viele verschiedene Möglichkeiten zu küssen und sehr unterschiedliche Stellen. Sie haben wahrscheinlich einen ganz speziellen Kuß im Sinn. Ziel dieser Übung ist es, das, was Ihnen gefällt, so ausführlich zu beschreiben, daß Ihr Partner nicht fehlgehen kann. Beispiele: »Wenn du in mir bist, möchte ich gern schnell und neckend auf den Mund geküßt werden, ohne daß du deine Zunge benutzt«, »Ich wünsche mir, daß du kurz vor dem Höhepunkt meine Brustwarzen leicht zwischen den Fingern hin- und herrollst.«
Schreiben Sie all Ihre Vorbedingungen auf. Beispielsweise möchte eine Frau, daß ihre Brustwarzen nur während einer bestimmten Phase des Liebesspiels oder an einem bestimmten Punkt Ihres Menstruationszyklus stimuliert werden; ansonsten empfindet sie es als kränkend, nicht als anregend. Ein Mann möchte beispielsweise seinen Penis nur dann gestreichelt haben, wenn er vorher mit Öl oder einer Handcreme eingerieben worden ist, da es sonst weh tut. Oder Sie sind nur an oralem Sex interessiert, wenn Ihr Partner sich kurz vorher geduscht hat.
Vielleicht haben Sie Schwierigkeiten, Ihre Wünsche zu beschreiben. Sie möchten beispielsweise Ihren Penis oder Ihre Klitoris auf eine ganz bestimmte Art gestreichelt haben, die Sie jedoch nur schwer in Worte fassen können. Beschreiben Sie es, so gut es geht, und denken Sie daran, daß Sie Ihrem Partner die Technik zu einem späteren Zeitpunkt immer noch demonstrieren können.
Um der größeren Klarheit willen habe ich diese Bestandsaufnahme in vier Abschnitte eingeteilt: »Die Stimmung herstellen«, »Zunehmende Erregung«, »Orgasmus« und »Nachspiel«

Teil 1: Die Stimmung herstellen

Beschreiben Sie zuerst, auf welche Weise Sie von Ihrem Partner in Stimmung gebracht werden möchten. Über diesen Bereich der Liebestechnik sprechen nur wenige Menschen, obwohl er eine große Konfliktquelle darstellt. Für ein gutes sexuelles Erlebnis ist es wichtig, eine wirksame und respektvolle Methode zu finden, einander für das Liebesspiel zu interessieren.

Stellen Sie sich, während Sie diese Liste aufstellen, vor, daß Sie nur wenig oder kein Interesse haben und Ihr Partner mit Ihnen schlafen möchte. Was kann er tun, um Sie am Sex zu interessieren? Gehen Sie ins Detail. (Ich habe alle Abschnitte dieser Bestandsaufnahme mit einigen Vorschlägen versehen, um Ihr Denken anzuregen. Die Listen erheben jedoch keinen Anspruch auf Vollständigkeit. Sie können Wünsche haben, die nirgendwo in diesen Listen erscheinen.)

Um in sexuelle Stimmung zu kommen, hätte ich gern, daß du (Vorschläge: mir sagst, daß du dich sexy fühlst; anzüglich zu mir sprichst; mit mir flirtest; mir ins Ohr pustest; deinen Körper an meinem reibst; mich neckst; etwas Bestimmtes anziehst [beschreiben]; mich massierst; einen Termin machst; mir sagst, daß du mich begehrst, daß du mich liebst, was du an mir sexy findest; mich ausziehst; mir Komplimente machst; eine trauliche Zeit mit mir verbringst; ein romantisches Ambiente schaffst; mir im Haushalt hilfst; dich vergewisserst, daß ich in einer entspannten Stimmung bin; mich auf diese Weise küßt ...; mich so berührst ...; wartest, bis ich gute Laune habe, bestimmte »Kodeworte« benutzt, eine Kerze anzündest usw.)

____

____

____

Als nächstes fragen Sie sich, was Sie für sich/an sich tun können, um erregter zu werden. Es ist nicht immer die Aufgabe Ihres Partners, Sie in eine empfängliche Stimmung zu versetzen; manchmal hilft es, wenn Sie selbst einen Teil der Verantwortung übernehmen. Das trifft besonders auf Menschen zu, die normalerweise kein spontanes oder nur ein schwaches Verlangen verspüren.

Um mich selbst in sexuelle Stimmung zu bringen, kann ich (Vorschläge: Erotika lesen; daran denken, was ich an meinem Partner sexy finde; positiv über meinen Partner denken; einen anregenden Roman lesen; eine Dusche oder ein Bad nehmen; mich selbst stimulieren; an Sex denken; sexuelle Phantasien haben; mir Zeit nehmen, um mich zu entspannen und zu lockern; den Körper meines Partners betrachten; mir aufreizende Bilder anschauen; mir ein Video ansehen; aufregende Sachen anziehen; ein Nickerchen machen; meinen Partner küssen; meinen Partner auf eine bestimmte Weise erregen.)

Teil 2: Zunehmende Erregung

Als nächstes stellen Sie sich vor, Sie hätten es geschafft, durch Ihre eigenen Aktivitäten oder die Ihres Partners oder eine Mischung aus beiden erregt zu werden (oder hätten wenigstens die Bereitschaft dazu). Wie kann Ihr Partner Ihre Erregung steigern und Sie zum Orgasmus bringen? Beschreiben Sie es so genau wie möglich.

Um mich bis zum Orgasmus zu erregen, hätte ich gern, daß du (Vorschläge: mich so und an diesen Stellen küßt; hemmungslos bist; sinnliche Geräusche von dir gibst; so zu mir sprichst; still bist; mich so und an diesen Stellen berührst; meine Genitalien so und so stimulierst; meine Brüste/Brustwarzen auf diese Weise stimulierst; mich auf diese/jene Art penetrierst [beschreiben Sie die von Ihnen bevorzugten Stellungen]; ich mag es, wenn Rhythmus, Druck und Tempo des Stoßens ...; wenn ich oralen Sex auf diese Weise habe; wenn du mir leicht über den Rücken streichst; meine Ohren liebkost; meinen Hals küßt und beißt; mir zeigst, daß du erregt bist; mir von deinen Sexphantasien erzählst; diese Stellungen mag ich unter diesen Umständen besonders.)

____

____

____

____

____

____

Teil 3: Orgasmus

Stellen Sie sich jetzt vor, Sie stünden kurz vor dem Orgasmus. Was soll Ihr Partner jetzt tun?
Ich möchte, daß du kurz vor meinem Orgasmus (Vorschläge: Geräusche von dir gibst, aber nicht sprichst; auf diese Weise mit mir redest; meinen Namen sagst; mir sagst, daß du mich liebst; mich auf diese Weise berührst; mich in diesen Positionen penetrierst; Tempo und Druck des Stoßens auf diese Weise variierst; mich so küßt oder beißt; meine Brustwarzen drückst; mich anschaust; auf diese Weise meine Klitoris, meinen G-Punkt, meinen Penis, meine Hoden stimulierst.)

____

____

____

____

____

____

Während des Orgasmus möchte ich, daß du (Vorschläge: still liegst; mich nicht stimulierst, meine Peniswurzel drückst; meine Hoden streichelst; zu einer weniger direkten klitoralen Stimulierung übergehst; meinen G-Punkt manipulierst; meine Brustwarzen drückst; mich küßt (wo? wie?); mich beißt; mich drückst; mich anschaust; mein Gesäß packst; Geräusche von dir gibst; keine Geräusche machst; härter zustößt; mit dem Stoßen aufhörst.) [Anmerkung: Manchmal wollen Sie vielleicht *nicht* zum Orgasmus kommen.]

____

____

____

____

Falls ich an mehr als einem Orgasmus interessiert bin, möchte ich, daß du (Vorschläge: einen Augenblick wartest und dann fortfährst, meine Klitoris zu stimulieren; nach dem ersten Orgasmus weiter zustößt; meinen G-Punkt streichelst; an meinem Penis saugst; mich umarmst, während ich mich stimuliere.)

Teil 4: Nachspiel

Wie möchten Sie Ihr Liebesspiel gern ausklingen lassen?
Nach dem Liebesspiel (Vorschläge: habe ich manchmal das starke Bedürfnis nach Schlaf; liege ich gern in deinen Armen und rede; mag ich es, wenn wir einander küssen und liebkosen; möchte ich wieder erregt werden; möchte ich auf diese Weise geküßt werden; möchte ich lesen und dann schlafen; möchte ich normalerweise aufstehen und etwas tun.)

Sprechen Sie über Ihre Bestandsaufnahme

Nach dieser ausführlichen Inventur ist es Zeit für eine Analyse. Gehen Sie als erstes Ihre Liste durch und unterstreichen Sie all die sexuellen Bedürfnisse und Wünsche, die Ihr Partner bereits befriedigt. Sobald sich eine gute Gelegenheit ergibt (vergessen Sie nicht die in Kapitel 2 besprochenen Richtlinien), teilen Sie ihm mit, welche seiner Techniken Sie gegenwärtig befriedigen. Ihr Ziel ist es, Ihrem Partner beizubringen, Sie auf die lustvollste Weise zu lieben, und eine der besten Methoden, dorthin zu gelangen, ist die positive Verstärkung. Wir versäumen es nur allzu häufig, unseren Partner für das zu belohnen, was er richtig macht. Wir betrachten seine Bemühungen als selbstverständlich und konzentrieren uns auf das, was er falsch macht oder unterläßt.
Sie können das Liebesspiel Ihres Partners mit folgenden Worten würdigen: »Ich mag es, wie du ...« oder »Es macht mich echt an, wenn du ...« oder »Du weißt immer, was mir gefällt«, »Du bist so gut in ...«, »Ich bin jedesmal erregt, wenn du ...«, »Ich weiß zu schätzen, wie du ...«
Dann gehen Sie Ihre Liste ein zweites Mal durch und stellen fest, welche Ihrer Bedürfnisse und Wünsche zum gegenwärtigen Zeitpunkt in Ihrer Beziehung nicht mehr befriedigt werden, von Ihrem Partner jedoch in einem früheren, vielleicht romantischeren Stadium Ihrer Beziehung erfüllt wurden. Vielleicht hat Ihr Partner Ihnen früher öfter den Rücken massiert oder sich verführerischer gekleidet oder mehr Zeit damit verbracht, Sie zu erregen. Markieren Sie die Punkte, die früher zum Liebesspiel gehörten.
Nehmen Sie sich genügend Zeit, einander mitzuteilen, was Sie bei Ihrem früheren Liebesspiel genossen haben. Halten sie die Aussage positiv. Sagen Sie: »Mir gefiel es, als du früher

im Bett noch heiße Dessous trugst. Darin hast du immer so aufregend ausgesehen.« Nicht: »Weshalb trägst du im Bett immer dieses unkleidsame Nachthemd?«
Mehr positive Beispiele: »Früher waren wir immer nackt, wenn wir miteinander schliefen. Ich habe den Hautkontakt genossen«, »Erinnerst du dich noch daran, wie wir zum Liebesspiel Kerzen anzündeten? Es war so romantisch«, »Früher liebten wir uns morgens, eine mir sehr angenehme Tageszeit.«
Achten Sie, während Sie die positiven Erinnerungen austauschen, auf Aktivitäten und Techniken, die Ihnen beiden gefielen und von denen Sie sich wünschen, daß sie noch immer zu Ihrem Liebesspiel gehören würden. Führen Sie diese Praktiken so bald wie möglich wieder ein.
Als nächstes überlegen Sie, welche Wünsche Ihr Partner niemals befriedigt hat; Wünsche, von denen Sie annehmen, daß er willens wäre, sie Ihnen zu erfüllen, falls er genau wüßte, was Sie möchten. Vielleicht widerstrebt es Ihnen, Ihre Wünsche zu äußern, sie ausführlich zu beschreiben oder Ihrem Partner zu sagen, wie sehr Ihnen etwas Bestimmtes gefällt. Kreisen Sie diese Punkte ein, stellen Sie eine gesonderte Liste auf, und sprechen Sie mit Ihrem Partner darüber. Sie sollten einander jede Woche oder jeden Monat einen dieser Wünsche gewähren. Derjenige, der die Technik praktiziert, kann wählen. Hier handelt es sich nicht um Verpflichtungen, sondern um Geschenke, die Sie einander machen.
Jetzt überlegen Sie, welche Wünsche in Ihrer Partnerschaft nicht befriedigt werden; Wünsche, die zu erfüllen Ihrem Partner Ihrer Meinung nach gegenwärtig schwerfällt. Diese Wünsche sind möglicherweise bereits Konfliktquellen in Ihrer Beziehung; oder Sie haben vielleicht noch nie darüber gesprochen, aus Angst, zurückgewiesen zu werden. (Sie haben sich möglicherweise schon immer gewünscht, daß Ihr

Partner beim oralen Sex mitmacht, aber er war nicht bereit dazu. Sie wünschen sich, daß Ihr Partner mit Ihnen über seine sexuellen Phantasien spricht, fürchten jedoch, daß er beleidigt reagiert, wenn Sie dieses Ansinnen stellen. Sie möchten von Ihrem Partner verführt werden, aber er ist zu gehemmt. Sie möchten, daß Ihr Partner aufregende Unterwäsche trägt, aber er weigert sich.) Kennzeichnen Sie diese Punkte mit einem X. Halten Sie diese Bitten in Reserve. Später, wenn Sie in bezug auf Ihr Liebesspiel verwegener geworden sind und feststellen, daß Sie viel offener darüber sprechen können (was Monate dauern kann), sollten Sie in Betracht ziehen, eine oder mehrere dieser Bitten zu äußern.

Und schließlich und letztlich sollten Sie darüber nachdenken, wie es gegenwärtig um Ihr Liebesspiel bestellt ist, und jene Techniken oder Aktivitäten ausmachen, die Ihnen wirklich mißfallen. Vielleicht redet Ihr Partner beim Beischlaf, wenn Sie möchten, daß er still ist; oder er ist still, wenn Sie möchten, daß er spricht. Möglicherweise ist Ihr Partner zu grob oder zu passiv; hat einen schlechten Mund- oder einen unangenehmen Körpergeruch oder hält sich nicht lang mit dem Vor- oder Nachspiel auf.

Lassen Sie Ihren Partner in diesem Teil der Übung – ohne kritisch zu sein oder seine Gefühle zu verletzen – wissen, daß Sie gern etwas verändern würden. Eine Möglichkeit ist, die Bitte mit den Worten »Es würde mir gefallen, wenn du, statt...« zu beginnen, dann auf das hinzuweisen, was Sie nicht mögen, um schließlich eine positive Alternative vorzuschlagen. Beispiele:

> *»Es würde mir gefallen, wenn du, statt meinen Penis leicht und spielerisch zu berühren, fester zupacken würdest. Das nächste Mal, wenn wir miteinander schlafen, werde ich es dir zeigen.«*

»Es würde mir gefallen, wenn du mir statt der feuchten nur zarte Küsse gäbst.«

»Es würde mir gefallen, wenn du dir die Zähne nicht nur morgens putzen würdest, sondern auch bevor du ins Bett kommst.«

»Es würde mir gefallen, wenn du, statt die ganze Brust zu pressen, meinen Brustwarzen mehr Aufmerksamkeit schenktest. Ich mag es, wenn sie recht fest gedrückt werden.«

»Es würde mir gefallen, wenn du, statt an meiner Klitoris zu saugen, sie mit der Zunge hin und her bewegtest.«

»Es würde mir gefallen, wenn du, statt Speichel Gleitcreme benutztest, um deine Finger einzureiben.«

»Es würde mir gefallen, wenn du, statt dich nur auf meine Genitalien zu konzentrieren, zuerst meinen ganzen Körper liebkosen würdest.«

»Es würde mir gefallen, wenn du, statt nach dem Liebesspiel sofort einzuschlafen, mich noch ein paar Minuten in den Arm nähmst.«

»Es würde mir gefallen, wenn du dich, statt zu reden, ganz auf die Empfindungen konzentriertest, während wir miteinander schlafen.«

7
Abwechslung: Wie Sie im Bett mehr Spaß haben

Eine der häufigsten Klagen, die ich von Paaren höre, die seit vielen Jahren zusammenleben, ist, daß es ihrem Liebesspiel an Abwechslung mangelt. Meistens läuft es nach dem alten Schema ab. Eine Frau beschrieb die abendliche Routine folgendermaßen: »Wir gehen ins Bett. Wir küssen uns kaum. Er fängt sofort mit oralem Sex an. Dadurch werde ich feucht. Ich bekomme einen Orgasmus. Er dringt ein, und drei Minuten später hat er seinen Orgasmus. Das war's dann. Wer möchte das schon immer und immer wieder tun? Es ist so vorhersehbar. Das macht mich verrückt. Ich finde es nicht sehr interessant.«

Ein Mann empfand sein Liebesleben als ähnlich eintönig: »Ich lebe seit fünf Jahren mit meiner Freundin zusammen. Der Sex zwischen uns ist recht zufriedenstellend, aber nicht experimentierfreudig. Wir haben Angst, ›frech‹ zueinander zu sein. Der Sex, den wir morgen abend haben werden, wird genau der gleiche wie der sein, den wir vor fünf Jahren hatten. Es ist traurig. Ich weiß, ich könnte mit einer anderen ausgehen, sinnlich sein und alle möglichen wunderbaren Dinge anstellen. Ich könnte meiner neuen Geliebten sagen: ›Laß uns das ausprobieren! Es wäre schön, wenn du das tun würdest!‹ Aber ich möchte die Vertrautheit zwischen meiner Freundin und mir nicht aufgeben. Ich möchte wirklich keine Affäre haben, aber der Gedanke ist verführerisch. Ich sehne mich nach Abwechslung und Aufregung.« Leider war eine Affäre die einzige Möglichkeit für diesen Mann, sich ein aufregenderes

Liebesleben vorzustellen. Er setzte Monogamie mit Monotonie gleich.

Damit steht er nicht allein. Millionen Menschen versuchen durch Affären, ihr Liebesleben aufregender zu gestalten. Sex mit einem neuen Partner stimuliert zweifellos das Verlangen. Sexualwissenschaftler nennen dieses Phänomen den Coolidge-Effekt. Der Name bezieht sich auf folgende Begebenheit, die zwischen dem Präsidenten und seiner Frau stattgefunden haben mag oder auch nicht. Der Präsident und seine Gattin hatten getrennt voneinander zwei Rundgänge durch eine Musterfarm der Regierung gemacht. Als Mrs. Coolidge zum Hühnerhof kam, blieb sie stehen, um einen Hahn zu bewundern, der geschäftig eine Henne nach der anderen begattete. Die First Lady fragte ihren Führer frech, wie oft der Hahn täglich seinen Pflichten nachkomme. »Ein dutzendmal«, erwiderte der Führer. »Oh!« sagte Mrs. Coolidge, sichtbar beeindruckt. »Würden Sie das bitte dem Präsidenten sagen, wenn er kommt?« Als der Präsident mit seiner Begleitung auf dem Hühnerhof erschien, berichtete der Führer pflichtgetreu, es sei Mrs. Coolidges Wunsch, daß er seine Aufmerksamkeit auf die Virilität des Hahnes richte. Der Präsident beobachtete die Szene einen Augenblick und fragte dann den Führer: »Begattet der Hahn immer wieder dieselbe oder verschiedene Hennen?«

»Natürlich verschiedene Hennen«, sagte der Führer.

»Würden Sie bitte so freundlich sein, dies Mrs. Coolidge zu übermitteln?« sagte der Präsident mit einem Lächeln.

Erzeugen Sie Abwechslung innerhalb der Monogamie

Diese Geschichte illustriert, was viele Menschen bestätigen können: Sex mit einem neuen Partner kann sehr erregend sein. Wenn die Chemie stimmt, bekommt man schon durch einen Blick, eine Berührung oder durch die Stimme des Geliebten weiche Knie. Dieses Fieber kann Monate oder Jahre bewahrt werden, falls die Affäre geheimgehalten wird. Das Risiko und die Tatsache, daß man nicht so häufig zusammensein kann, wie man möchte, hält die erotische Spannung aufrecht.

Aber in diesem Buch lautet die Frage, ob es möglich ist, die Leidenschaft in einer monogamen, langjährigen Beziehung aufrechtzuerhalten. Die Antwort ist ein kräftiges Ja – vorausgesetzt, Sie sind willens, die intimen und erotischen Grenzen Ihrer Beziehung auszudehnen. Durch bewußte Anstrengung und durch die Bereitschaft, sich zu ändern, können Sie leidenschaftliche Liebe auf alltäglicher Basis erleben.

Wenn wir unser Maß an emotionaler Vertrautheit vertiefen (wie ausführlich in Kapitel 5 besprochen), kann ein Großteil der vermißten Anregung wieder auftauchen. Sex ist niemals langweilig, wenn Sie und Ihr Partner auf emotionaler Ebene miteinander verbunden sind und einer das Wesen des anderen liebt. Im letzten Kapitel sprach ich über einen anderen Faktor, über die Freiheit, alle gottgegebenen Freuden unseres Körpers zu erkunden, und darüber, Ihren Partner um die von Ihnen bevorzugten Liebestechniken zu bitten. In diesem Kapitel werde ich noch einen Schritt weiter gehen und Ihnen ein breites Angebot an Sexualtechniken präsentieren, mit denen Sie Ihr Liebesritual erweitern können. Wie viele Paare werden möglicherweise auch Sie feststellen, daß heiße Monogamie auf einem bisher noch auf keiner Landkarte verzeichneten Gebiet liegt.

Wie sehr neue Liebestechniken das Interesse wiederbeleben können, wurde kürzlich in einer Untersuchung einer Gruppe von Collegestudenten nachgewiesen. Man führte den jungen Männern und Frauen vier Tage hintereinander einmal täglich denselben sexuell freizügigen Film vor. Die meisten Zuschauer waren nach dem ersten Mal stark erregt.

Doch beim dritten Mal waren die Reaktionen bereits gedämpft. Beim vierten Mal waren einige Zuschauer richtig gelangweilt. Am fünften Tag zeigten die Wissenschaftler einen neuen Film, in dem die Hauptdarsteller neue Liebestechniken zeigten. Die erotische Reaktion stieg und erreichte fast das Niveau des ersten Tages.

Wenn neue Sexualtechniken einer langjährigen Beziehung so viel Würze verleihen können, warum tun sich dann manche Paare so schwer damit? Einige fürchten, sich inkompetent oder albern vorzukommen, wenn sie neue Liebestechniken ausprobieren. Andere werden von Geboten behindert, die noch ihrer repressiven Erziehung entstammen. Wieder andere fühlen sich von der schäbigen Umgebung abgestoßen, in der neue sexuelle Möglichkeiten oft gezeigt werden. Einen typischen »Erwachsenen«-Buch- oder Videoladen aufzusuchen, empfinden manche Menschen als äußerst anstößig.

Um es den Paaren, die zu meinen Workshops kommen, leichter zu machen, den ganzen Bereich der sinnlichen und sexuellen Möglichkeiten zu erkunden, spreche ich in einem Teil meines Seminars über die große Vielfalt der sexuellen Techniken, über Sexspiele, Sexspielzeuge und Erotika. Bis jetzt ist noch niemand während dieses Teils eingeschlafen. In einer sicheren, behaglichen, zuträglichen Umgebung verläßliche Informationen über sexuelle Vielfalt geboten zu bekom-

men gibt vielen Paaren die Erlaubnis, die sie brauchen, um experimentierfreudiger zu werden.
Falls Sie nur die mangelnde Erlaubnis oder das Fehlen zuverlässiger Informationen zurückhält, werden die folgenden Vorschläge und Tricks Sie vielleicht dazu verleiten, Ihr Liebesspiel mit mehr Abwechslung zu würzen.

Erklärung verschiedener Liebestechniken

Wenn Menschen darüber nachdenken, wie sie ihrem Liebesleben mehr Würze verleihen können, ziehen sie normalerweise neue Stellungen oder ungewöhnliche Orte für das Liebesspiel in Betracht. Aber es gibt noch eine andere, grundlegendere Methode, um Ihrem Beisammensein ein wenig Abwechslung zu verleihen: Variieren Sie die Zeit und die Vorbereitungen, die Sie in Ihr sexuelles Stelldichein investieren. Die meisten Paare entscheiden sich ziemlich rasch für eine bestimmte Liebestechnik. Jedesmal wenn sie miteinander schlafen, nehmen sie die gleiche Zeit, verbrauchen sie die gleiche Energie. Manche Paare können bis auf die Minute vorhersagen, wie lange ihr Zusammensein dauern wird. (»Siebzehn Minuten«, verriet eine Frau auf einem meiner Seminare). Auch wenn sie zwischen einigen bevorzugten Stellungen wechseln mögen – der Gesamteffekt ist derselbe.
Um Sie von dieser Monotonie zu befreien, schlage ich vor, daß Sie drei bis vier verschiedene Liebestechniken benutzen.
Eine davon kann schnell und relativ unkompliziert sein. Ideal für Zeiten, wenn nur einer von Ihnen erregt, wenn es spät oder der Energielevel niedrig ist oder wenn Sie beide stark erregt sind und das Vorspiel überspringen wollen. Manchmal möchte vielleicht nur einer von Ihnen zum Orgasmus kom-

men. Diese Liebestechnik wird in der Regel als Quickie bezeichnet.
Quickies haben einen klar umrissenen Platz in einer Liebesbeziehung. Sie können die Bedürfnisse des erregteren Partners befriedigen, körperliche Spannung lösen und die Beziehung mit mehr Spontaneität würzen – besonders wenn der Quickie eine heimliche Begegnung an einem ungewöhnlichen Ort wie der Küche, dem begehbaren Kleiderschrank oder dem Garten hinter dem Haus ist. Ich weiß von einem Paar mit Kindern im Teenageralter, das sich wegen der fehlenden Intimsphäre im Bad liebt. Die beiden drehen die Dusche auf, schalten den Deckenventilator an, um jedes Geräusch zu übertönen, und lieben sich rasch, ohne daß es jemand weiß. Viele der Paare, die ich beraten habe, griffen nicht oft genug auf Quickies zurück. Das Liebesspiel muß nicht immer eine groß angelegte Inszenierung sein.
Die zweite Liebestechnik kann ein wenig Mühe und Zeit kosten – vielleicht fünfzehn bis dreißig Minuten. Ziel dieser Variation mag sein, daß Sie und Ihr Partner jedesmal zum Orgasmus kommen, was einen angemessenen Zeitaufwand erfordert. Diese Liebestechnik eignet sich für das Ende eines Tages – oder den Morgen – im Schlafzimmer. Sie wird von den meisten Paaren sehr oft angewendet.
Dagegen ist nichts zu sagen. Erstens paßt diese Methode in einen vollen Terminkalender, zweitens können Sie zwischen den zwei oder drei Techniken abwechseln, die bei Ihnen die besten Ergebnisse erzielen, und zwar ohne allzuviel Bedürfnis nach Unterhaltung oder Verhandlungen. Diese Technik ist bequem, gemütlich und vorhersehbar. Doch wenn das alles ist, sieht es so aus, als sei Ihr Liebesleben fade und uninspiriert.
Die dritte Liebestechnik ist gemächlicher und dauert fünfundvierzig Minuten oder länger. Falls Sie ein bewegtes Leben

führen, sollten Sie die Verabredung zum Liebesspiel in Ihren Terminkalender eintragen. Vielleicht möchten Sie auch ein bestimmtes Ambiente schaffen: Musik auflegen, Kerzen anzünden, sich »feinmachen« oder dem Vorspiel einige Zeit widmen, zum Beispiel mit einer gemeinsamen Dusche oder Massage. Paare neigen zu Beginn ihrer Beziehung zu dieser Art von Liebesspielen, lassen jedoch zu, daß sie ihnen im Laufe der Jahre immer mehr entgleiten.

Das Schöne an dieser »langen Version« ist, daß kleine Dinge oft große Wirkung zeitigen. Wenn Sie ein geschäftiges Leben führen, bleibt Ihnen vielleicht nur einmal im Monat Zeit für ein längeres Liebesspiel. Doch ein gemächliches Beisammensein mit Ihrem Partner kann die Vertrautheit über Wochen aufrechterhalten. Selbst wenn Sie keine weitere Änderung an Ihrer Routine vornehmen, als ihr ein Dutzend ausgedehnter Liebesspiele hinzuzufügen, werden Sie eine drastische Vergrößerung Ihrer Freude am Sex feststellen.

Die vierte Liebestechnik, die ich abenteuerlichen Sex nenne, stellt für manche Menschen die größte Herausforderung dar, und das ist auch ihr Sinn. Der abenteuerliche Sex reißt Sie aus Ihren Alltagsgewohnheiten und fügt dem sexuellen Erlebnis ein Gefühl von Risiko und Verspieltheit hinzu. Für einige Paare gehören dazu vielleicht gymnastische Positionen, Sexspiele, Sexspielzeuge, Erotika, gemeinsame, geteilte Phantasien oder der Gebrauch verschiedener Requisiten wie Essen, verführerische Kleidung, Federn oder Eis. Abenteuerlicher Sex kann vergnüglich und erotisch sein und Sie und Ihren Partner wie keine andere Aktivität zusammenschweißen.

Ich möchte Ihnen empfehlen, der Liebestechnik, die bei Ihnen am besten funktioniert, einen Namen zu geben. Ein Paar nannte die schnellste Liebestechnik einen »Poke« (dt.: Knuff, Puff), ein Begriff aus dem Roman *Lonesome Dove*.

Etiketten machen es uns einfacher, unsere Absichten zu vermitteln. Wenn Sie beispielsweise Ihren Partner fragen: »Bist du an einem Quickie interessiert?«, wird er wissen, daß Sie nur ein kurzes Liebesspiel im Sinn haben, und kann entsprechend reagieren. Wenn Sie jedoch fragen: »Bist du bereit zu einem kleinen Abenteuer?«, geben Sie Ihrem Partner zu verstehen, daß Sie in Stimmung für etwas Wagemutigeres sind.

Eine andere Methode, Ihr Liebesspiel abwechslungsreich zu gestalten, besteht darin, daß Sie Ihren Partner über Ihre wechselnden Bedürfnisse und Wünsche informieren. Viele Menschen verlieren als Erwachsene zunehmend an Hemmungen, versäumen jedoch, es ihren Partnern mitzuteilen. Vor einigen Jahren arbeitete ich mit einem Paar, das sich bei mir über mangelndes sexuelles Interesse beklagte. In einer Sitzung fragte ich beide: »Haben Sie oralen Sex?«

Sie blickten einander an, um auszumachen, wer als erster antworten würde. Dann sagte die Frau: »Eigentlich nicht.«

Ich fragte das Paar: »Sind Sie an oralem Sex interessiert?«

Der Mann schüttelte den Kopf, die Frau nickte.

Ihr Mann warf ihr einen erstaunten Blick zu. »Du hast doch gesagt, daß du beim oralen Sex nicht mitmachen würdest!«

Sie antwortete: »Das war vor sieben Jahren. Ich habe meine Meinung geändert.«

Eine andere Klientin verriet mir, daß sie mit Anfang Zwanzig nur in der Missionarsstellung mit ihrem Partner geschlafen habe. Jetzt ist sie in den Fünfzigern und sagt: »Ich glaube, heute gibt es nur wenig, was ich nicht tun würde.« Zum Glück hält sie ihren Mann darüber auf dem laufenden.

Eine neue erogene Zone zu erkunden ist eine vergnügliche Möglichkeit, Ihr Liebesrepertoire zu erweitern. Viel zu viele Paare, mit denen ich zu tun habe, beschränken ihre Erkundung auf wenige erogene Zonen; besonders auf den Penis, die Brüste, auf Klitoris und Vagina. Ein Bereich, der häufig übersehen wird, ist der weibliche G-Punkt. Wie im vorherigen Kapitel bereits erwähnt, gibt es ihn tatsächlich. Studien haben gezeigt, daß alle Frauen einen empfindlichen Bereich im oberen Teil der Vagina haben. Die Stimulierung dieses Gebietes ist für viele, aber nicht für alle Frauen, überaus angenehm.

Der G-Punkt ist in der Vorderseite der Vagina eingebettet, hinter dem Schambein, eine knappe Fingerlänge oberhalb der Öffnung. Im unstimulierten Zustand hat er ungefähr die Größe eines Zehncentstücks und ist nur schwer auszumachen; einer der Gründe, weshalb er leicht übersehen wird. Wenn man ihn stimuliert, schwillt er auf die Größe eines halben Dollars an. Dann kann man ihn spüren; er nimmt eine gummi- oder schwammähnliche Struktur an, die sich fester anfühlt als das umliegende Gewebe. Er ist oft am leichtesten vor dem oder beim Orgasmus auszumachen.

Für eine Frau kann es schwierig sein, den G-Punkt zu stimulieren, weil sie dazu die Finger in die Vagina einführen muß. Für manche Frau ist es leichter, wenn sie in die Hocke geht. Eine Alternative wäre, sich einen speziellen G-Punkt-Dildo oder -Vibrator zu kaufen. Beide können per Katalog bestellt werden.

Falls Sie den G-Punkt mit den Fingern stimulieren möchten, führen Sie einen oder mehrere Finger in Ihre Vagina ein. Reiben Sie dann über die Vorderseite. Die Autoren des Buches *The G-Spot* schlagen vor, sich innerhalb der Vagina ein

Zifferblatt vorzustellen, bei dem die Zwölf auf den Nabel zeigt. Die meisten Frauen haben den G-Punkt zwischen elf und ein Uhr ausgemacht. Da die Harnröhre ebenfalls in diesem Bereich liegt, interpretieren sie die Empfindung anfangs vielleicht als ein Zeichen, Wasser lassen zu müssen. (Vielleicht möchten Sie erst Ihre Blase leeren, bevor Sie mit der Übung beginnen.)

Oft ist es für den Partner einfacher, den G-Punkt zu stimulieren, weil er sich nicht zu verrenken braucht, um seine Finger in die Vagina einzuführen. Um den G-Punkt Ihrer Frau oder Freundin zu stimulieren, bitten Sie sie, sich auf den Rücken zu legen, die Knie anzuziehen und die Beine zu spreizen, während Sie einen oder zwei Finger (Handfläche nach oben) in die Vagina einführen. Reiben Sie jetzt fest in einer »Komm her«-Bewegung über die obere Wand der Vagina, ungefähr einmal in der Sekunde; reagieren Sie auf das Feedback ihres Partners. Sie werden den G-Punkt wahrscheinlich erst vom umliegenden Gewebe unterscheiden können, wenn er angeschwollen ist. Er sollte sich nach wenigen Minuten als fester Bereich abheben.

Ein Mann beschrieb es folgendermaßen: »Ich stelle mir die Vagina meiner Frau als Höhle vor. Wenn sie auf dem Rücken liegt, befindet sich der G-Punkt an der Decke dieser Höhle. Ich führe meinen Mittelfinger ungefähr bis zum zweiten Glied in die Vagina ein. Dann krümme ich ihn und reibe über den oberen Bereich. Wenn sie nicht stark erregt ist, spüre ich kaum etwas. Aber wenn ich eine Zeitlang gerieben habe, beginnt das Gewebe, fest zu werden. Es nimmt die Form eines Footballs oder einer Ellipse an und ist ungefähr vier Zentimeter lang. Es scheint verschiedene Formen annehmen zu können. Manchmal ist es ein Wulst, manchmal ausgedehnter. Ich kann ihn deutlich spüren, und meine Frau sehnt sich nach dem Gefühl.«

Manche Frauen spüren bei der manuellen Stimulierung des G-Punktes anfangs nur wenig. Deshalb schlage ich vor, daß Sie es ein halbes dutzendmal versuchen und Druck, Geschwindigkeit und die Art der Berührung so lange variieren, bis Sie wissen, was am besten wirkt. Mit genügend Praxis können viele Frauen allein durch die Stimulierung des G-Punkts zum Orgasmus kommen. (Einige Frauen ejakulieren eine farblose Flüssigkeit, wenn sie durch G-Punkt-Stimulierung zum Orgasmus kommen. Das ist ein ganz natürlicher, normaler Vorgang. Das Ejakulat stammt aus der Harnröhre, ist jedoch kein Urin, sondern eine Flüssigkeit, die von den Drüsen produziert wird, die um die Harnröhre herum angesiedelt sind.)

Probieren Sie, nachdem Sie den G-Punkt mit den Fingern stimuliert haben, verschiedene Liebespositionen aus, um festzustellen, durch welche Stellung der richtige Druck auf diesen Bereich ausgeübt wird. Viele Frauen berichten, es sei am stimulierendsten, wenn der Mann von hinten eindränge oder sie sich auf ihm befänden. Einige Frauen haben diese Positionen immer schon bevorzugt, ohne zu wissen, daß sie auf G-Punkt-Stimulierung reagierten.

Sie können die Stimulierung des G-Punktes auf vielerlei Arten in Ihr Liebesspiel integrieren. Eine Frau kommt möglicherweise leichter zum Orgasmus, wenn ihr Partner gleichzeitig den G-Punkt und die Klitoris stimuliert. (»Wenn mein Freund das macht«, gestand eine junge Frau, »müssen Sie mich von der Decke kratzen.«) Manche Frauen stellen fest, daß das Liebesspiel vergnüglicher ist, wenn der G-Punkt vor dem Eindringen des Penis stimuliert wird. Dadurch schwillt das Gewebe an und kann so besser auf den Druck des Penis reagieren. Man kann den Orgasmus noch verstärken, wenn man gleichzeitig den G-Punkt stimuliert. Einige nennen es

einen gemischten Orgasmus, denn er kombiniert Empfindungen aus Vagina und Klitoris.
Schließlich können Sexathleten den G-Punkt dazu benutzen, einen gemischten und ausgedehnten Orgasmus zu produzieren, der nicht nur in multiple, sondern in fast ununterbrochene Orgasmen mündet. Für einen derart ausgedehnten Orgasmus muß die Klitoris der Frau stimuliert werden, bis sie zum Höhepunkt kommt. Wenn sich Ihre Vagina krampfartig zusammenzieht, wenden Sie sich dem G-Punkt zu. Sobald die Kontraktionen schwächer werden und die Klitoris ihre Überempfindlichkeit verliert, nehmen Sie die Stimulierung der Klitoris wieder auf, bis sie erneut den Höhepunkt erreicht. Und so weiter. Und so weiter.

Liebesspiel für Männer

Leider besteht die Tendenz, die Männer zu kurz kommen zu lassen, wenn es um sexuelle Abwechslung geht. Dafür gibt es mehrere Gründe. Wie bereits im vorigen Kapitel besprochen, benötigen die meisten Frauen erstens zusätzlich zur vaginalen Penetration noch eine klitorale oder G-Punkt-Stimulierung, um zum Orgasmus zu kommen, während ein Großteil der Männer allein schon durch Penetrieren den Höhepunkt erreicht, also keine weitere Aufmerksamkeit mehr benötigt. Zweitens haben wir den Frauen lange Zeit eine passive Rolle beim Liebesspiel zugeteilt. Ein Sexhandbuch aus dem Jahr 1963 (damals war ich noch eine junge Braut) riet den Männern, ihre Frauen mit Blicken, Berührungen und Worten in den imaginären Zustand eines kleinen, hilflosen Mädchens zu versetzen, das sich in seinen Händen befindet. Noch viel zu viele Paare müssen aus diesem traditionellen Arrangement ausbrechen. Und drittens sind, wie ich

bereits erwähnte, viele Männer immer noch der irrigen Meinung, mit ihnen müsse etwas nicht stimmen, wenn sie mehr Stimulierung benötigen, als sie durch die Penetration der Frau bekommen. Ein Mann sagte zu mir: »Ich mag es nicht, wenn meine Frau mich stimuliert. Dadurch habe ich das Gefühl, auf Hilfe angewiesen zu sein, und das gefällt mir nicht.«
Doch die meisten Männer lieben das Vorspiel und können nicht genug davon bekommen. Hier einige Kommentare der von mir interviewten Männer:

»Ich liebe Frauenkörper. Ich liebe alles an Frauen: ihre Brüste, ihre Mösen, ihre Haut, ihr Haar, die Art, wie sie gehen. Aber es kommt mir nicht so vor, als würden Frauen Männerkörper lieben. Ich würde gern wissen, wie es ist, wenn eine Frau mich liebt. Ich würde gern einfach nur daliegen und all diese wunderbaren Gefühle genießen.«

»Wenn ich mit meiner Frau schlafe, bin ich die Biene und sie die Blüte. Ich summe herum, während die Blume darauf wartet, bestäubt zu werden. Meine Frau ist nicht sehr aktiv. Während des Beischlafs liegt sie einfach nur da.«

»Es wäre schön, wenn meine Freundin mich genausosehr begehren würde wie ich sie. Es wäre schön, zu glauben, sie würde erregt, indem sie mich anschaut und berührt.«

Was können Frauen tun, um ihren Partnern mehr Aufmerksamkeit zu schenken? Eine Möglichkeit besteht darin, sie einfach zu fragen. Viele Männer werden mit Freuden sagen, was sie sich wünschen. Eine seit zwanzig Jahren verheiratete Frau brachte schließlich den Mut auf, ihren Mann zu fragen, auf welche Weise er am liebsten seine Hoden stimuliert hätte. Er zeigte es ihr. Seitdem fühlt sie sich dem Ideal der perfekten

Geliebten näher, und ihr Mann erlebt eine zusätzliche Dimension des Vergnügens.

Doch manche Männer müssen dazu überredet werden, ihre Wünsche zu äußern. Eine Frau berichtete, sie habe den Widerstand ihres Partners überwunden, indem sie die Frage folgendermaßen verbrämte: »Kann ich heute abend etwas Bestimmtes für dich tun? Etwas, was ich noch nie oder lange Zeit nicht mehr getan habe?« Wenn eine Frau ihre sexuelle Neugierde zeigt, fällt es ihrem Partner leichter, ihr seine Wünsche mitzuteilen.

Und falls Ihr Partner keine Vorschläge anzubieten hat, so gibt es noch weitere Möglichkeiten, die Sie in Betracht ziehen können. Eine Liebestechnik für Männer ist das Hodensack-Zupfen; das heißt, ein zartes Ziehen an den Hoden. Vielen Männern macht diese Technik bereits für sich allein Spaß; doch wird sie häufig dazu benutzt, um die Erregung eines Mannes zu verlängern. Normalerweise zieht sich der Hodensack bis nahe an den Körper zurück, bevor ein Mann ejakuliert. Das kann durch einen leichten Zug an den Hoden verhindert werden. Dadurch kann ein Mann über längere Zeit jenes herrliche Gefühl auskosten, im Ungewissen zu schweben.

Beim Hodensack-Zupfen packen Sie den Hodensack (bevor die Hoden sich zurückgezogen haben) mit Daumen und Zeigefinger nahe am Körper des Mannes, genau über den Hoden. Beide Finger formen einen Ring. Nicht auf die Hoden drücken. Ziehen Sie den Hodensack leicht nach unten, während Sie den Penis mit Mund oder Hand stimulieren. Ihr Partner wird Ihnen sagen, wie fest Sie ziehen sollen.

Eine andere erogene Zone beim Mann, die stets übersehen wird, ist die Prostata, eine ungefähr walnußgroße Drüse, die sich genau unter der Blase befindet. Die Prostata scheidet eine Flüssigkeit aus, die Hauptbestandteil des Samens ist.

(Einige Physiologen behaupten, der G-Punkt der Frau und die Prostata des Mannes seien ähnliche Drüsen, die dem gleichen embryonalen Gewebe entstammten.)
Man kann die Prostata auf zweierlei Weise stimulieren: von außen und von innen. Um sie von außen zu stimulieren, drücken Sie rhythmisch mit dem Daumenballen auf die Schamleiste (den Bereich zwischen Anus und Hoden). Achten Sie darauf, daß Sie Ihren Partner nicht mit den Nägeln kratzen. In einigen Büchern wird dieser Bereich als externer Prostata-Punkt bezeichnet. Manche Männer mögen es nur im sehr erregten Zustand, daß ihr Prostata-Punkt stimuliert wird. Andere überhaupt nicht. Einige Männer haben mir berichtet, daß der Druck auf den externen Prostata-Punkt ihnen hilft, eine Erektion zu bekommen oder beizubehalten. Fragen Sie. Experimentieren Sie.
Für diejenigen unter Ihnen, die nichts gegen eine anale Stimulierung haben, gibt es einen direkteren Weg, die Prostata anzuregen. Führen Sie einen gut eingecremten Finger ins Rektum Ihres Partners ein und drücken Sie nach vorn. (Achten Sie auch hier auf Ihre Nägel.) Falls Sie möchten, können Sie Gummihandschuhe, ein Kondom oder einen Fingerling benutzen. Verwenden Sie jedoch auch in diesem Fall Gleitmittel. Einige Männer genießen die interne Stimulierung der Prostata sehr und können allein durch sie zum Orgasmus kommen. Andere stellen fest, daß die externe Stimulierung der Prostata ihren Orgasmus verstärkt. Jeder Körper ist anders.

Oraler Sex

Eine Diskussion über Sexualtechniken für Männer wäre ohne die Erwähnung des oralen Sex unvollständig. Einst als

Perversion betrachtet, gehört die Fellatio jetzt zum Standardrepertoire der meisten jungen Paare und wird weit und breit von Paaren jeden Alters praktiziert. Doch die meisten Männer hätten gern mehr oralen Sex, als sie bekommen. Die Sexautorin Susan Crain Bakos fragte mehr als tausend Männer, ob sie genügend oralen Sex hätten; fünfundsiebzig Prozent davon antworteten mit Nein.

Ich habe mit einer Reihe von Frauen gesprochen, die nur schwer begreifen konnten, weshalb ihre Partner derart an Fellatio interessiert sind. Ich habe von vielen Männern gehört, daß die orale Stimulierung für sie die lustvollste Liebestechnik sei. Mit dem Mund kann mehr Druck ausgeübt werden als mit der Vagina, mit ihm kann man den Penis auf vielerlei Art stimulieren, einschließlich küssen, lecken und saugen. Während der Fellatio kann sich ein Mann zurücklehnen und sich auf die eigene Erregung konzentrieren, wodurch seine Empfindungen verstärkt werden. Für manche Männer besitzt die Fellatio eine erotische, »verbotene« Qualität, die das Vergnügen noch steigert. Ein Mann brachte es auf den Punkt: »Ich finde alles daran aufregend.«

Manche Frauen haben Vorbehalte gegen Fellatio, weil sie befürchten, daß der Penis Bakterien beherberge. Oder aber die Vorstellung, daß der Penis sowohl Urin als auch Samen ausscheidet, läßt erst gar keine erotische Stimmung aufkommen. Ich versichere diesen Frauen, daß sich auf einem frisch gewaschenen Penis weniger Bakterien befinden als im Mund. Einige Frauen wiederum haben Angst, keine Luft mehr zu bekommen. Wenn man den Frauen die Kontrolle darüber überläßt, wie tief der Penis in den Mund eindringt, vermindert sich die Angst. Wenn eine Frau ihre Hand um die Peniswurzel legt, kann sie kontrollieren, wieviel vom Penisschaft sie in den Mund nimmt. Sie sollte auch diejenige sein, die bestimmt, ob ihr Partner in ihren Mund ejakuliert. Einige Frauen leiden

unter starken Würgereflexen oder mögen den Geschmack des Samens nicht und können eine Ejakulation nicht tolerieren.
Welche oralen Techniken sind für Männer am befriedigendsten? Wie Sie aus den folgenden Bemerkungen ersehen können, hängt es ganz vom Mann ab:

»Mir gefällt es am besten, wenn meine Frau ihn so tief wie möglich in den Mund nimmt. Sie schmiert sich Vaseline auf die Lippen und drückt kräftig zu. Wenn ich stark erregt bin, mag ich es, wenn sie sanft den Schaft entlang beißt, während sie meine Hoden streichelt.«
»Meine Penisspitze ist am empfindlichsten. Ich mag es, wenn sie sich schnell bewegt, raus und wieder rein.«
»Ich mag es, wenn sie mich zärtlich leckt und an der Spitze herumknabbert.«
»Mir gefällt es, wenn der Penis am Anfang noch schlaff ist, dann kann sie ihn ganz in den Mund nehmen. Ich halte zärtlich ihren Kopf und kontrolliere die Bewegung. Sie hält die Zähne bedeckt und drückt mit den Lippen fest zu. Sobald mein Penis hart wird, legt sie die Hände um die Wurzel. Das fühlt sich wie eine Ausdehnung ihres Mundes an.«
»Sie läßt ihre Zunge über die Unterseite meines Penis schnellen, in der Nähe der Spitze. Ich liege auf dem Rükken, während ihr Kopf sich über meinem Schaft hoch und runter bewegt; dabei saugt sie immer wieder. Je mehr Aktion, desto besser.«
»Ich mag es, wenn meine Freundin bei der Aufwärtsbewegung stärker saugt als bei der Abwärtsbewegung.«
»Meine Frau saugt an der Penisspitze, während sie mit der Hand den Penisschaft bearbeitet.«
»Wir liegen auf der Seite, einander zugewandt, ihr Kopf

liegt auf dem Kissen. Zuerst saugt sie geschäftig an mir, während ich still liege. Wenn ich dann richtig erregt bin, nehme ich ihren Kopf zärtlich in die Hände und ficke sie so tief in den Mund, wie es ihr zusagt.«

Die vielfältigen Belohnungen der Kegel-Übung

Eine Methode, die Sie und Ihr Partner ausprobieren sollten, um das gegenseitige sexuelle Vergnügen zu steigern, ist die Kegel-Übung. Im Jahre 1948 entwickelte ein Arzt namens Arnold Kegel eine einfache Übung, um Frauen zu helfen, ihre Blase besser zu kontrollieren. Sie sollte einen kleinen Muskel am Beckenboden stärken, den Pubococcygeal (PC)-Muskel, mit dem beide Geschlechter ausgestattet sind. Frauen, die diese Übung praktizierten, erklärten übereinstimmend, daß die Stärkung dieses Muskels zu intensiveren und regelmäßigeren Orgasmen führe. (Dieses Wissen war vor Jahrtausenden in indischen, chinesischen und arabischen Kulturen verbreitet.) Spätere Untersuchungen haben gezeigt, daß ein starker PC-Muskel es einer Frau erleichtert, allein durch eine Stimulierung des G-Punkts zum Orgasmus zu kommen.

Im Jahre 1985 entdeckte ein Team von Wissenschaftlern einen weiteren, für Frauen positiven Effekt der Kegel-Übung. Sie stellten fest, daß eine Frau noch stärker erregt wird, wenn sie den PC-Muskel ungefähr alle fünfzehn Sekunden zusammenzieht, während sie sexuellen Phantasien nachhängt. Das war auch der Fall, wenn die Frau die Übung vorher noch nie praktiziert hatte. Nicht der mit mehr Spannkraft versehene PC-Muskel trug zur gesteigerten Erregung bei, sondern schlicht und einfach die Tatsache, daß er angespannt wurde. Wenn eine Frau den PC-Muskel während der Penetration rhythmisch zusammenpreßt, wird auch ihr Mann Nutzen

daraus ziehen. Während sie den Muskel zusammenzieht, schließt sich die Vagina enger um den Penis, was ihr Partner höchstwahrscheinlich als sehr angenehm empfinden wird. Der Effekt wird noch deutlicher, wenn der PC-Muskel durch regelmäßige Übung gestärkt wird.
Aber auch Männern gereicht die Kegel-Übung zum Vorteil. Wenn sie ihrem PC-Muskel neue Spannkraft verleihen, haben sie intensivere Orgasmen, und die Ejakulationskontrolle wird verbessert. Deshalb rate ich Männern, die Kegel-Übung während der Masturbation zu praktizieren. Sobald sie spüren, daß der Orgasmus bevorsteht, sollen sie ihn durch Muskelkontraktionen verzögern. Dadurch wird der orgasmische Reflex neutralisiert und der Erregungszustand verlängert. Wenn ein Mann diese Kunst beherrscht, kann er die Penetration verlängern.

Anweisungen für die Kegel-Übung: Eine gute Methode, um den Sitz ihres PC-Muskels ausfindig zu machen, ist, mitten im Urinieren innezuhalten. Der Muskel, der den Fluß unterbricht, ist der PC-Muskel. (Der PC-Muskel ist ein kleiner Muskel, der nicht bis zum Gesäß reicht. Ihre Gesäßmuskeln sollten während der Übung entspannt sein.) Frauen können ihren PC-Muskel aufspüren, indem sie ihre Vaginalmuskeln um einen Finger, Dildo oder den Penis ihres Partners pressen. Die Stärke des von ihnen ausgeübten Druckes zeigt die Stärke des Muskels an.
Pressen Sie den PC-Muskel anfangs drei Sekunden lang zusammen. (Das mag Ihnen lang erscheinen. Zählen Sie: »Eintausendeins, eintausendzwei, eintausenddrei.«) Dann entspannen Sie den Muskel wieder, und zwar vollkommen. (Das ist wichtig. Je besser Sie den Muskel entspannen, desto stärker können Sie ihn danach wieder zusammenpressen.) Wiederholen Sie das Ganze fünfmal. Wiederholen Sie dann den Satz

von fünf Kontraktionen mehrere Male. Erhöhen Sie die Anzahl der Wiederholungen täglich, bis Sie schließlich jeden Tag zehn Sätze mit fünf drei Sekunden andauernden Kontraktionen praktizieren. (Achten Sie darauf, den Muskel anfangs nicht zu überanspruchen. Er kann sauer werden.) Es dauert schätzungsweise zwei Monate, bis der Muskel volle Spannkraft besitzt.

Sie können die Übung überall machen: während sie am Computer sitzen, Auto fahren, in der Schlange vor der Kasse des Lebensmittelladens stehen oder sich die Zähne putzen. Ein Aufzeichnungssystem wird Ihnen helfen, Ihre guten Vorsätze auszuführen. (Eine meiner Freundinnen klebt einen Post-it-Zettel an den Computer und macht nach jedem Satz von fünf Kontraktionen einen Strich.) Wenn Sie Ihre Kegel-Übung gewissenhaft ausführen, werden Sie mit einer gesteigerten Erregung bei der Penetration und einem intensiveren Orgasmus belohnt – ganz zu schweigen von der Beseitigung oder dem Vorbeugen des Problems, die Blase nicht kontrollieren zu können.

Spielen Sie »Feinmachen«

The Sharper Image, eine Firma, die sich auf Elektronik und High-Tech-Geräte spezialisiert hat, testete kürzlich auf dem Markt zwei Dessousartikel: eine Kombination aus einer schwarzen Spitzenhose und Strumpfhaltern und einen schwarzen Body aus Spitze. Allein diese beiden Artikel brachten zusätzlich 1,5 Millionen Dollar im Versandhandel. Diese Zahlen überraschen mich nicht. Bei einer Umfrage wurden tausend Männer gefragt, was sie am meisten anmachte: unanständige Reden, obszöne Videos, Pornographie, weibliche Masturbation, aufregende Dessous oder »anderes«. Zweiundneunzig Prozent der befragten Männer sagten, am meisten mache sie aufregende Unterwäsche an. In einer interessanten Fußnote stand, daß dreiundsiebzig Prozent der Männer berichteten, sie vertrauten auf eine derartige Anregung, um ihr Interesse an einer langfristigen Beziehung zu bewahren. Und so meint ein Mann, der seine Gefährtin bittet, im Bett einen Spitzenteddy anzuziehen, vielleicht eigentlich: »Hilf mir bitte, monogam zu bleiben.«

Doch manchen Frauen widerstrebt es, verführerische Dessous anzuziehen. Viele Männer haben ihren Frauen oder Freundinnen aufregende Unterwäsche gekauft, nur um sie später in der hintersten Schublade wiederzufinden. Einige Frauen sind der Meinung, daß anregende Dessous einem sexistischen Verhalten Vorschub leisteten. Andere weigern sich, offenherzige Dessous zu tragen, weil sie mit ihrem Gewicht oder ihrer körperlichen Fitneß nicht zufrieden sind. Carol Hawkins, Geschäftsführerin bei Undercover Wear, einer Firma, die auf Hausparties Dessous vorstellt, erklärte: »Viele Frauen gestehen mir, daß sie im Bett aufregende Dessous tragen würden, wenn sie zwanzig Pfund weniger wögen.« Sie drängt sie, es trotzdem zu tun: »Ihr Mann weiß von Ihrem Extragewicht. Sie können es nicht verstecken, aber Sie können es hübsch verpacken.«

Die beste Methode für Frauen, ihre Figuren hübsch einzupacken, besteht laut Hawkins darin, ihre Dessous selbst zu kaufen: »Ihr Partner weiß nicht, was ihnen am besten steht. Er wird etwas kaufen, was in der Werbung gut aussieht.« Wenn sie selbst einkaufen, können sie ihre Stärken betonen. Einige Teddys sind beispielsweise so gearbeitet, daß sie große Brüste stützen, während andere kleine Brüste betonen. Allein der Schnitt kann einen gewaltigen Unterschied machen. Die meisten Dessoushersteller bieten heute eine Queen-Size-Kollektion an, die den fülligeren Figuren schmeichelt.

Wenn eine Frau Sachen kauft, die *sie* erotisch findet und ihr Partner nicht, kann dies eine Steigerung ihrer eigenen Libido zur Folge haben. Ich kenne eine Frau, die von ihrem Freund immer wieder gedrängt wurde, im Bett aufregende Dessous zu tragen, die sich jedoch standhaft weigerte. Eines Tages kam sie mit ihrem Freund an einem Dessousgeschäft vorbei. Er überredete sie, hineinzugehen. Auf sein Drängen suchte sie ein paar Sachen aus und probierte sie in der Umkleidekabine an. Als sie einen Büstenhalter anzog, der ihre Brustwarzen freißließ, stellte sie zu ihrer Überraschung fest, daß es sie erregte. »Ich hatte keine Ahnung, daß mich dieses Zeug anmachen würde«, sagte sie. »Ich dachte, es sei nur etwas für meinen Freund.«

Die Anziehungskraft der »Mieder-Aufreißer«

Die bevorzugte erotische Lektüre von Millionen Frauen findet sich sehr wahrscheinlich im Supermarkt um die Ecke. Ich spreche vom Liebesroman, der eigentlich in Erotikroman umgetauft werden sollte.
Untersuchungen ergaben, daß Frauen diese Taschenbücher nicht kaufen, um romantische Erzählungen zu lesen, sondern um sich selbst in langen, ausgewalzten Verführungsgeschichten zu verlieren.
Tatsächlich geht es in all diesen romantischen Geschichten um die unbarmherzige Verführung einer wunderschönen Jungfrau durch einen stattlichen, außerordentlich virilen Mann. Die Heldin entdeckt, daß sie, scheinbar gegen ihren Willen, von Lust verzehrt wird. Auf Seite zweihundert gehört ihre Jungfräulichkeit bereits der Vergangenheit an, und sie wird sich zahlloser atemberaubender Orgasmen erfreut haben. Obwohl es sich bei vielen dieser Bücher um historische

Romane handelt, setzen die Autoren voraus, daß die Helden Masters und Johnson gelesen haben und in klitoraler Stimulierung versiert sind. Aber diese Fertigkeit ist gar nicht vonnöten, weil alle unsere Heldinnen durch Penetration zum Orgasmus kommen – das erste Mal, und immer wieder. Und obgleich es den Autoren gelingt, das Liebesspiel über mehrere Seiten auszuwalzen, benutzen sie nie physiognomische Begriffe. Er streichelt ihre »zarten, feuchten Blütenblätter«, sie liebkost seine »bebende Männlichkeit«.

Schätzungsweise zwanzig Millionen Frauen zahlen gutes Geld für diesen Kitzel. Liebesromane machen sechsundvierzig Prozent aller in nordamerikanischen Supermärkten verkauften Taschenbücher aus; im Jahre 1991 brachten sie ungefähr 750 Millionen Dollar ein.

Es existieren einige weitverbreitete Mißverständnisse in bezug auf die Frauen, die solche Romane lesen. Man könnte meinen, daß die einzigen Liebesgeschichten, die sie erleben, sich zwischen den Einbanddeckeln ihrer Taschenbücher abspielt. Aber so ist es nicht. Zwei Forscher versuchten kürzlich, herauszufinden, was die Leserinnen von Liebesromanen von Frauen unterschied, die sie nicht lasen. Sie konnten bei Familienstand, Bildung oder Einkommen keine gravierenden Unterschiede feststellen. Die einzige bemerkenswerte Differenz zwischen beiden Gruppen bestand in der sexuellen Aktivität. Überraschenderweise schienen die Liebesromanleserinnen größere sexuelle Befriedigung zu erfahren und doppelt so viele sexuelle Beziehungen zu haben wie Frauen, die keine Liebesromane lasen. Die Wissenschaftler schlossen daraus, daß erotische Romanzen ihren Leserinnen eine Art sexueller Stimulierung lieferten, ähnlich der sexuellen Phantasie, und daß Liebesromane eine Form von Soft-Porno seien, die Frauen für gesellschaftlich akzeptabel und ungefährlich hielten. Durch die Verbindung eindeutiger sexueller Elemente mit drittklassigen, in der Historie angesiedelten Stoffen werde eine Art von Erotika geschaffen, die für die Leserin nicht mit einem gesellschaftlichen oder emotionalen Stigma behaftet sei.

Ich bin eine Fürsprecherin des Liebesromans und glaube, daß die Lektüre von Geschichten über lustvolle Frauen einer auf sexuellem Gebiet gehemmten Frau die Erlaubnis geben kann, die sie braucht, um eine leidenschaftlichere Liebhaberin zu werden – besonders wenn sie das Buch abends als letztes liest. Ich mache diesen Vorschlag routinemäßig in meinen Workshops. Eine distinguiert aussehende Frau kam während einer Pause zu mir, um mir mitzuteilen, daß sie nie auch nur daran gedacht hätte, einen dieser »Mieder-Aufreißer« zu lesen. »Ich habe einen Doktor der Philologie in Englisch«, sagte sie. »Es würde mir nicht im Traum einfallen, auch nur einen Blick auf das Titelbild eines Liebesromans zu werfen.« Dann überraschte sie mich, indem sie mit verschwörerischer Stimme fragte: »Haben Sie einen Lieblingsautor?«

Sexspielzeuge

Die sogenannten Sexspielzeuge haben in den letzten Jahren an Beliebtheit zugenommen. Bei einer *Redbook*-Umfrage unter verheirateten Frauen aus dem Jahre 1978 stellte sich heraus, daß nur zwanzig Prozent derartige »Apparate« während des Liebesspiels benutzten. Im Jahre 1993 gaben fast fünfzig Prozent der Frauen in einer ähnlichen Umfrage des *Ladies' Home Journal* zu, daß sie erotische Hilfsmittel benutzten.

Ich betrachte Sexspielzeuge als eine weitere Möglichkeit, Vergnügen zu geben und zu empfangen. Es ist wie Brotbakken. Sie können den Teig mit den Händen kneten oder aber einen Mixer oder eine spezielle Brotmaschine benutzen. Was immer Sie auch verwenden, am Ende kommt Brot heraus.

Der Vibrator ist das populärste Sexspielzeug. Elektrische Vibratoren wurden in den USA zum ersten Mal Anfang dieses Jahrhunderts hergestellt. Es steht nicht genau fest, wann die erste Frau daran dachte, ihn auszuprobieren, um die »Muskelanspannung« zwischen ihren Beinen zu lindern; doch erfreut sich dieser Brauch seit damals immer größerer Beliebtheit.

Die Wirkung der Vibratoren ist einfach: Wenn man sie gegen die Klitoris preßt (nicht in die Vagina einführen), können sie einen schnellen Orgasmus hervorrufen. Viele Frauen, die Schwierigkeiten hatten, zum Höhepunkt zu kommen, haben mit Hilfe eines Vibrators ihren ersten Orgasmus erlebt. Ein weiterer Grund für die Beliebtheit des Vibrators ist, daß man ihn ohne Peinlichkeiten in Kaufhäusern, Selbstbedienungsläden und Drogerien erwerben kann.

Vibratoren werden häufig zum einsamen Vergnügen der Frau benutzt, doch eine zunehmende Zahl von Paaren verwendet sie, um die Klitoris während der Penetration zu stimulieren, da ein schmaler Vibrator leichter zwischen den Partnern hindurchgleiten kann als eine Hand.

Nach meiner Meinung muß der Gebrauch eines Vibrators nicht zu mechanischem oder unpersönlichem Sex führen, besonders dann nicht, wenn das Paar eine Möglichkeit findet, Haut- oder Augenkontakt beizubehalten. Um für ein Gefühl der Nähe zu sorgen, empfehle ich, daß Paare, die einen Vibrator benutzen, sich eng aneinanderschmiegen, einander in die Augen schauen oder den Partner mit den freien Händen liebkosen.

Vibratoren können auch benutzt werden, wenn nur die Frau zum Orgasmus kommen möchte. Ein Mann beschrieb mir eine der Methoden, mit der er vom Vibrator Gebrauch macht: »Wenn ich müde bin und zu nichts Lust habe – nach einem grausamen Tennisspiel oder ähnlichem – und meine Freundin mit mir schlafen will, hole ich den Vibrator heraus. Der Vibrator ist die weibliche Entsprechung des Quickies. Es funktioniert jedesmal. Und meine Freundin beschwert sich nicht.«

Es gibt drei Grundtypen von Vibratoren: spulen-, motor- und batteriebetriebene. Vibratoren der ersten Art werden durch elektromagnetische Spulen betrieben. Normalerweise haben sie zwei Geschwindigkeiten und vibrieren entweder sechzig- oder dreißigmal in der Sekunde. Die meisten von ihnen sind mit einer Schnappverbindung ausgerüstet. Falls Sie einen Vibrator per Katalog oder in einem Geschäft kaufen, das sich auf Sexspielzeuge spezialisiert hat, können Sie Zusätze bestellen, die speziell zur genitalen Stimulierung entworfen wurden. Und die meisten Selbstbedienungsläden bieten einen weichen Noppenzusatz für diese »speziellen, schwer erreichbaren Stellen« an.

Die zweite Art Vibrator ist lang, wie ein Stab geformt und wird oft als Rückenmassagegerät auf den Markt gebracht. Dieser Vibrator wird von einem elektrischen Motor angetrieben und überträgt intensivere Schwingungen. Einige Frauen haben eine ausgeprägte Vorliebe für die eine oder die andere Empfindung. Der Stabvibrator hat den Vorteil, daß es Ihnen nicht peinlich sein muß, ihn auf der Frisierkommode liegenzulassen. Aber er ist meistens recht groß und verhältnismäßig laut.

Der batteriebetriebene Vibrator ist der kleinste der drei Typen und in der Regel wie ein Penis geformt. Er wird hauptsächlich in Spezialkatalogen oder Sexshops angeboten, obgleich man diskretere Versionen jetzt auch in Kaufhäusern erstehen kann. Die batteriebetriebenen Vibratoren liefern von allen drei Arten die geringste Schwingung. Einige Frauen beklagen sich darüber, daß er nicht genügend Energie besitzt. Aber er hat einige Vorteile: Durch die kleinere Form ist er leichter zu verbergen, und er kann nicht nur zur klitoralen Stimulierung benutzt, sondern in die Vagina eingeführt und als Dildo verwendet werden.

Vibratoren sind nicht mehr nur etwas für Frauen. Einige Männer genießen die zusätzliche Stimulierung während der Penetration, wenn ihre Gefährtinnen Vibratoren benutzen. Andere benutzen ihn direkt. (Einige Hersteller liefern einen napfähnlichen Zusatz, der für die Penisspitze gedacht ist.) Doch obwohl eine zunehmende Zahl von Männern Vibratoren benutzt, geben ihnen nur wenige der von mir interviewten Männer begeisterte Kritiken.

Dildos, ein weiteres populäres Sexspielzeug, sind penisförmige Geräte, die man in die Vagina oder den Anus einführt. Sie können zur Masturbation benutzt werden oder um zusätzliche Abwechslung in das eheliche Liebesspiel zu bringen. Doch muß man sie, anders als Vibratoren, per Sexkatalog bestellen oder in Sexshops kaufen; was viele Paare bislang davon abgehalten hat, mit ihnen zu experimentieren.

Dildos gibt es in allen Formen, Größen, Farben und Materialien. Einige sind »originalgetreu«, also penisförmig, andere weisen seltsame Tierformen auf. (Aus irgendeinem Grunde sind Biber, Känguruhs, Wale und Delphine besonders beliebt.) Die besten Dildos bestehen aus Silikon, einem Material, das die Körperwärme hält und flexibel und porenlos ist, wodurch das Säubern erleichtert wird.

Sexspielzeuge erfordern spezielle Pflege. Vibratoren lassen sich mit einer milden Seifenlauge oder mit Alkohol säubern. Gut trocknen lassen. Waschen Sie die Dildos mit Seife und Wasser, danach abtrocknen. So verhindern Sie Viren- und Bakterienwachstum. Sexspielzeuge aus Silikon können bis zu fünf Minuten gekocht, einige sogar im obersten Fach der Spülmaschine gereinigt werden. (Den Sexspielzeugen sollten Reinigungsanweisungen beiliegen.) Wenn Sie sich mit Ihrem

Partner ein Sexspielzeug teilen, sollten Sie es nach jedem Gebrauch reinigen oder ein Kondom darüberziehen.
Heutzutage gibt es in vielen Städten Sexzubehörläden mit angenehmer Atmosphäre. Gut beleuchtet, ansprechend dekoriert, mit informiertem und hilfsbereitem Personal, machen sie den Einkauf von Sexspielzeugen zu einem angenehmen Erlebnis. Viele dieser Geschäfte gehören Frauen und verfügen über weibliches Personal, was besonders für jene Frauen von Vorteil ist, die allein einkaufen oder ihren Partner begleiten möchten.

Erotika

Eine zunehmende Zahl von Paaren würzt ihr Liebesleben mit erotischen Büchern, Videos und Magazinen. Alleinstehende Männer sind zwar die traditionellen Benutzer von eindeutig sexuellem Material, doch alleinstehende Frauen und auch Paare holen auf. Die Hälfte der 410 Millionen im Jahre 1991 verliehenen Erwachsenenvideos wurden beispielsweise von Frauen oder von Männern ausgeliehen, die von ihren Frauen begleitet wurden.
Im Gegensatz zu einer weitverbreiteten Überzeugung reagieren Frauen auf visuelle Erotika genauso stark wie Männer. Bei einem Test wurden einer Gruppe von vierzig Männern und Frauen erotische Filme gezeigt. Die sexuelle Reaktion der Teilnehmer wurde durch verschiedene Leitungen und Sonden gemessen, eine unwürdige Behandlung, die bei derartigen Experimenten üblich ist. Die Daten zeigten »auffallend ähnliche männlich-weibliche Reaktionsmuster«. Die Forscher schlossen daraus, daß die allgemeine Ansicht, Männer würden sexuell stärker auf visuelle erotische Stimulantien reagieren als Frauen, nicht haltbar sei.

Eine Frau erklärte mir, sie schaue sich gern Sexfilme an: »Mein Geschlechtstrieb schläft die meiste Zeit. Doch wenn ich mir einen Sexfilm anschaue, wacht er auf. Ich habe dann weniger Hemmungen. Es kann sehr befreiend sein.« Eine andere Frau berichtete, daß sie ihren Körper stärker akzeptiere, seit sie sich Sexfilme anschaue. »Wenn man sich ein Dutzend Nahaufnahmen angeschaut hat, sehen die eigenen Genitalien nicht mehr so seltsam aus.«

Dennoch sind diese Videos Gegenstand einer Kontroverse. Manche Menschen sind dagegen, weil sie eine enge Verbindung zwischen Pornographie und Gewalt gegen Frauen sehen. Sie führen an, diesen Filmen läge auch dann mangelnde Achtung oder Feindseligkeit gegenüber Frauen zugrunde, wenn in ihnen keine offene Gewalt gezeigt werde, oder sie würden Frauen als Objekte männlicher Befriedigung zeigen. Ein anderer Einwand gegen die Videos ist, daß sie den perfekten Körper verherrlichen. Eine meiner Freundinnen gestand mir: »Ich habe mir eine Stunde lang mit meinem Mann einen Sexfilm angeschaut, in dem diese absolut phantastisch aussehenden Frauen mitspielen. Ich sehe nicht so aus. Meine Freundinnen auch nicht. Nach dem Film wollte ich mich nicht von meinem Mann berühren lassen. Die Botschaft, die der Film mir vermittelte, war: ›Sei ein *Playboy-Mädchen*, oder vergiß es.‹« Eine Klientin gab einen ähnlichen Kommentar ab: »Ich möchte, daß mein Mann seine Aufmerksamkeit mir zuwendet – nicht irgendeiner Null in einem Video. Besonders weil ich niemals so aussehen werde wie sie.«

Einige Menschen mögen Sexfilme aus einem anderen Grund nicht: Sie langweilen sie. Sie halten den Großteil dieser Filme für schlecht inszeniert und schlecht geschrieben, und sie werfen ihnen mangelnde Erotik vor.

Viele Paare würden sich gern gemeinsam erotische Filme anschauen, wenn sie welche fänden, die ihrem Geschmack, ihrer Moral und ihrer Sensibilität entsprächen. In den letzten Jahren sind einige Videofirmen dazu übergegangen, erotische Filme zu produzieren, die für manche Menschen weniger anrüchig sind. Candida Royalle, ein ehemaliger Pornostar, hat die »Femme Productions« gegründet, um etwas zu vertreiben, was sie »geschmackvolle Erwachsenenkost« nennt. Ihre Filme sind für Frauen und Paare gedacht und werden als Mittelding zwischen Sex- und Liebesfilm beschrieben. Obwohl sie ausführliche Sexszenen enthalten, sind sie für Frauen nicht demütigend. Die Darsteller behandeln einander respektvoll, und das sexuelle Vergnügen der Frau ist genauso wichtig wie das des Mannes. Eine Frau, die sich für dieses Buch einen der Royalle-Filme anschaute, sagte: »Ich habe mir den ganzen Film angeschaut, und es war mir nicht eine Sekunde lang peinlich. Die Liebesszene zwischen dem verheirateten Paar fand ich besonders erotisch. An diesem Abend war ich eine feurige Liebhaberin.«

Anale Stimulierung

Nur wenige Menschen sprechen über anale Stimulierung, doch schätzungsweise vierzig Prozent aller heterosexuellen Paare haben sie wenigstens einmal ausprobiert. Der Anus besitzt, wie die Vagina, empfindliche Nervenenden, und manche Menschen genießen die durch anale Stimulierung verursachten Gefühle. Dennoch gehört die anale Stimulierung zu jenen Praktiken, die die Menschen in zwei Lager spalten: das eine Lager findet sie erotisch, das andere hält sie für unmoralisch, ekelhaft, unangenehm oder schmerzhaft. Ein Großteil der Frauen gehört dem letzteren Lager an. Von den über 40 000 verheirateten Frauen, die 1993 auf die *Ladies' Home Journal*-Umfrage reagierten, gaben 89 Prozent an, die-

se Praktik gehöre zu den Dingen, die sie nie in Betracht zögen.
Wie Sie wahrscheinlich wissen, ist die anale Penetration die ideale Methode, den HIV-Virus zu übertragen. Der Anus ist mit einer empfindlichen Haut ausgekleidet und wird nicht von selbst feucht wie die Vagina. Deshalb kann es leicht vorkommen, daß die Haut aufgescheuert wird und so der Virus Einlaß findet. Zu den unverzichtbaren Vorsichtsmaßnahmen gehört, daß man ein gut eingeschmiertes Kondom trägt – selbst bei Paaren, die vorgeben, monogam zu sein oder den Aids-Test gemacht haben.
Aus diesem Grund ermuntere ich nicht zum analen Geschlechtsverkehr. Doch wenn beide Partner ihn wollen, empfehle ich, über den Penis ein mit einem Gleitmittel auf Wasserbasis eingeschmiertes Kondom zu stülpen. Zwischen beiden Partnern muß ein hohes Maß an Vertrauen und Einverständnis herrschen, und der passive Partner sollte die Geschwindigkeit und die Tiefe der Penetration kontrollieren.

Gleitmittel

Immer mehr Paare benutzen beim Liebesspiel Gleitmittel. Viele ältere Frauen mit geringer Vaginalfeuchtigkeit halten sie für notwendig; aber auch jüngere Frauen greifen darauf zurück. Eine ausgedehnte, regelmäßige oder kräftige Penetration kann die empfindlichen Vaginalwände wund reiben, die Harnröhre irritieren und unter Umständen zu einer Blaseninfektion führen. Gleitmittel sorgen für eine zusätzliche Schutzschicht. Man kann auch Sexspielzeuge damit einschmieren oder sie während der manuellen Stimulierung auf die Genitalien auftragen.

Noch vor Jahren benutzten Paare Petroleumgelee als Gleitmittel. Dann stellte sich heraus, daß Produkte auf Petroleumbasis an der Oberfläche der Vagina haftenbleiben und Hefepilze und bakterielles Wachstum verdecken oder sogar unterstützen. Ein anderer ernsthafter Einwand gegen Gelees auf Ölbasis ist, daß sie den Gummianteil in den Kondomen abbauen und so ihre Schutzfunktion gegen Aids und andere sexuell übertragbare Krankheiten herabsetzen.
Bei Gelees auf Wasserbasis gibt es diese Probleme nicht. Sie sind sicher, wenn sie in Verbindung mit Kondomen benutzt werden, fördern das Wachstum von Pilzen und Bakterien nicht, haben eine geringere Viskosität und verursachen keine Flecken
Das »K-Y Jelly«, eines der besten Gleitgels, ist sehr »schlüpfrig«, und man braucht nur wenig davon, um die Reibung zu verringern. Wie alle anderen auf dem Markt erhältlichen Gleitmittel wurde es gründlich getestet und von Ärzten genehmigt.
Diese Gelees erhalten Sie in Sexshops, einigen Drogerien und Kliniken und per Katalog, aber Sie sollten beim Kauf eines Gleitmittels auf Wasserbasis darauf achten, daß es zuckerfrei ist, da Zucker das bakterielle Wachstum fördert.

Sexspiele

Es gibt viele verschiedene Arten von Sexspielen. Einige sind in Schachteln verpackt und in Geschäften erhältlich. Doch diese Spiele sind meistens albern oder peinlich. Die besten Sexspiele sind möglicherweise die, die Sie sich selbst ausdenken.
Eine Form des selbsterdachten Spiels ist die miteinander geteilte Sexphantasie, bei der Sie erotische Phantasien mit

Ihrem Partner ausleben können. Hier einige Bemerkungen von Paaren, die an Sexspielen Spaß haben:

»Wir täuschen einiges vor. Ich tue so, als sei ich die Jungfrau, hinter der er her ist. Das macht uns beide an.«

»Einmal haben wir so getan, als sei ich ein Teenager, der die Regeln bricht und ihn in einen Mädchenschlafsaal einschleust. Ich habe vorgegeben, Jungfrau zu sein. Er hatte das Heft in der Hand. Versuchte mich dahinzubringen, meinen Schlüpfer fallen zu lassen. Ich fragte: ›Wirst du mich morgen früh noch achten?‹«

»Ich kleide mich gern wie eine Prostituierte. Dann sage ich zu meinem Mann Dinge wie: ›He, Schatz, schon was vor heute abend?‹, ›Wieviel Geld hast du dabei?‹, ›Alles, was du willst, Matrose.‹ Eigentlich bin ich nicht so, nur bei diesen Spielen kann ich so sein. Und wenn ich es mache, Junge, liebt er jede Sekunde davon. Er ist Wachs in meinen Händen.«

»Es macht mich um einiges aufregender, wenn ich vorgebe, jemand anderer zu sein. Dann brauche ich meine Hemmungen nicht mit mir herumzuschleppen.«

»Meine Frau tut gerne so, als sei sie eine junge Unschuld. Ich bin ein älterer Mann, der ihr alles über Sex beibringt. Ich zeige ihr genau, was sie mit mir machen soll. Dann entjungfere ich sie durch langsame Penetration. Das regt uns beide sehr an.«

»Mein Freund wollte mich während des Sex fesseln, aber ich bin nicht daran interessiert. Also tue ich nur so, als sei ich gefesselt, während wir uns lieben. Es erregt mich stark, wenn er sagt, was er mit mir tun wird, aber ich brauche nichts zu tun, was ich nicht will. Es bleibt im Phantasiebereich.«

Wenn Sie sich Sexspiele ausdenken, können Sie sie so aufregend oder »situationskorrekt« gestalten, wie sie möchten. Wichtig ist, daß Sie beide mit der Natur des Abenteuers und dem Plot einverstanden sind. Ziel ist es, Szenarien zu entwickeln, die Sie beide erregen.
Hier einige klassische Szenarien:

Kapitän eines Segelschiffes und weiblicher Erste-Klasse-Passagier.
Dienstmädchen und anspruchsvoller Dienstherr
Strenger Lehrer und ungezogene Schülerin
Schuldirektor und verführerische Schülerin
Patient im Streckverband und geile Schwester oder Arzt
Gärtner und reiche Arbeitgeberin
Ältere Frau, jüngerer Mann
Älterer Mann, jüngere Frau
Neugieriger Arzt und unschuldige Patientin

Weitere Originaldrehbücher mögen Ihrer Phantasie entspringen. Die Szenen, die Sie in Ihrer Phantasie anmachen, sind sehr wahrscheinlich auch die, die Ihr Interesse an diesen gemeinsamen Abenteuern entfachen. Der Trick besteht darin, einen Plot zu finden, der Sie beide erregt.
Ein Problem dabei ist, daß Ihr Partner vielleicht nicht so reagiert, wie es Ihre Phantasie vorschreibt. Sie stellen sich beispielsweise unter der Prostituierten eine Frau mit einem Herzen aus Gold vor, doch Ihre Frau oder Freundin spielt sie als unflätiges Flittchen. Und so schwindet Ihre Phantasie dahin. Für einen reibungsloseren Ablauf wäre es besser, wenn beide Partner das Szenario planten.

Wie Sie mit einem Widerstand gegen Experimente fertig werden

Ein Problem, mit dem ich in meiner Praxis oft zu tun habe, ist, daß einer der beiden Partner stärker an sexuellen Experimenten interessiert ist als der andere. Ein Partner möchte oralen Sex, der andere weigert sich; ein Partner möchte Sexspiele veranstalten, der andere hält diese Vorstellung für »pervers«; ein Partner möchte mit Dildos und Vibratoren experimentieren, der andere will nichts damit zu tun haben.

In diesem Fall gebe ich im allgemeinen folgenden Rat: Falls Ihr Partner sehr stark nach einer bestimmten Liebestechnik verlangt und Sie keine ernsthaften Einwände dagegen haben, sollten Sie es versuchen. Es ist unwahrscheinlich, daß Ihr Partner sich bewußt dafür entschieden hat, nur durch eine bestimmte sexuelle Technik erregt zu werden. Bei den meisten sexuellen Vorlieben handelt es sich um eine komplizierte Mischung aus Physiologie, persönlicher Vergangenheit und sozialer Konditionierung, und diese Prägung ist nur sehr schwer zu verändern.

Es mag besonders wichtig sein, daß Sie die Bitten Ihres Partners befriedigen, wenn er keine Erektion bekommt oder Schwierigkeiten hat, zum Höhepunkt zu gelangen; wenn er sehr schnell zum Samenerguß kommt oder einen schwachen Geschlechtstrieb hat. Es könnte sein, daß die bislang bei Ihnen übliche Liebestechnik die Bedürfnisse Ihres Partners nicht erfüllt. Wenn Sie Ihren Partner mehr (oder weniger) körperlich stimulieren, Techniken oder Stellungen verändern oder sein überwältigendes Verlangen befriedigen, reagiert er vielleicht normaler. Beispielsweise stellen viele Männer fest, daß sie mit zunehmendem Alter zusätzliche Stimulierung brauchen, weil ihr Penis nicht mehr so stark reagiert. Eine Frau, die für die Bedürfnisse ihres Partner sensibel und bereit ist, neues sexuelles Terrain zu erkunden, macht ihm damit ein Geschenk.

Es ist normal, daß Sie sich ungeschickt vorkommen oder ängstlich sind, wenn Sie das erste Mal eine neue sexuelle Aktivität ausprobieren. Möglicherweise schießen Ihnen eine Reihe von Fragen durch den Kopf: »Wenn es mir nun nicht gefällt?«, »Wenn es meinem Partner nicht gefällt?«, »Wenn ich es nicht schaffe?«, »Wenn mein Partner mir Vorhaltungen macht, weil ich es vorgeschlagen habe?«, »Wenn ich es peinlich finde?«, »Wenn ich dadurch gezwungen werde, mich alten Programmen oder Tabus zu stellen?« Angesichts so vieler Ungewißheiten besteht ein starker Drang, nein zu sagen und zum Sicheren und Vertrauten zurückzukehren.

Wie ich herausgefunden habe, können die meisten Menschen ihre Bedenken überwinden, wenn sie rational mit ihnen umgehen. Falls sie ängstlich sind, ermutige ich sie, sich zu fragen: »Bin ich wirklich in Gefahr?« Indem Sie die Überlegungen rational angehen, können Sie entscheiden, ob Ihre Ängste begründet oder unbegründet sind. Sollten sie unbegründet sein, können Sie sich auf Ihre Reife und auf das Engagement für die Beziehung stützen, um jene Ängste zu überwinden und weiterzumachen. Ich nenne diese Technik Angstüberwinden; sie hat vielen Menschen geholfen, bei ihrem Liebesspiel abenteuerlustiger zu werden.

Falls Sie weitermachen und der Bitte Ihres Partners entsprechen, entdecken Sie möglicherweise, daß es gar nicht so schlecht ist, experimentierfreudig zu sein. Oft besteht nur ein schmaler Grat zwischen dem, was Sie anregt, und dem, was Sie meiden. Ihre leidenschaftlichste Erfahrung liegt vielleicht gerade knapp außerhalb des sicheren, vertrauten Bereichs. Stellen Sie sich vor, wie Sie sich auf der Achterbahn fühlen, wenn Sie den ersten Hügel hochfahren: »Ich will das nicht!

Wieso tue ich das überhaupt?« Und dann – schwupps! – ist es vorbei, und Sie möchten noch einmal fahren!
Noch ein Wort zur Warnung: Falls Sie sehr große Angst haben, sollten Sie sich nicht zwingen weiterzumachen. Entweder erklären Sie die Aktivität für verboten, oder Sie nehmen, falls Sie es zu einem späteren Zeitpunkt noch einmal versuchen möchten, professionelle Hilfe in Anspruch.
Doch was können Sie tun, wenn Sie auf der anderen Seite stehen und möchten, daß ihr Partner experimentierfreudiger wird? Die folgende Vorschlagliste wird Ihnen helfen, Schritt für Schritt zu einem abwechslungsreicheren Liebesleben zu gelangen.

1. *Überprüfen Sie als erstes ehrlich Ihre Bereitschaft, die Bedürfnisse Ihres Partners zu befriedigen, und zwar die sexuellen und die nicht-sexuellen*. Ihr Partner enthält Ihnen möglicherweise die Befriedigung Ihrer sexuellen Wünsche vor, weil Sie ihm etwas versagen, was er sich von Ihnen wünscht. Vergessen Sie nie die synergetische Natur dieses Programms. Fragen Sie Ihren Partner, welche Kapitel und welche Übungen für ihn besonders wichtig sind. Falls Ihr Partner sagt: »Ich möchte mehr Zuneigung« oder »Ich möchte vertrautere Gespräche«, befriedigen Sie diese Bedürfnisse zuerst. Wenn Ihr Partner sieht, daß Sie sich bemühen, *eigene* Widerstände zu überwinden, wird er Ihrem Beispiel höchstwahrscheinlich folgen.
2. *Vertiefen Sie Ihr Vertrauen in Ihre Beziehung*. Für viele Menschen ist Vertrauen der Schlüssel zu größerer Experimentierfreude. Sie möchten sichergehen, daß sie – wenn sie der Erkundung neuen Terrains zustimmen – nicht gezwungen werden, daß man sich nicht über sie lustig macht, daß kein Nutzen daraus gezogen wird oder daß sie gegen ihren Willen gezwungen werden, es noch einmal

zu machen. Ein Mann sagte mir: »Ich fürchte mich am meisten davor, daß meine Frau mich um etwas bittet, was ich nicht machen kann.« Vertrauen zu entwickeln braucht Zeit. Seien Sie geduldig.

3. *Sprechen Sie über die Aktivität, wenn Sie nicht miteinander schlafen.* Sprechen Sie zu einer neutralen Zeit, an einem neutralen Ort und in aller Ruhe über die gewünschte Aktivität. Wenn Sie Ihre Bitte unmittelbar vor oder während des Liebesspiels äußern, bringen Sie Ihren Partner in Zugzwang. Er hat möglicherweise nicht genügend Zeit oder Distanz, um über Ihre Bitte nachzudenken, und sagt sehr wahrscheinlich automatisch nein.
4. *Erklären Sie Ihrem Partner, wieviel die Aktivität für Sie bedeutet.* Viele Menschen haben sich nicht die Mühe gemacht, ihrem Partner zu erklären, weshalb sie eine bestimmte Aktivität ausprobieren möchten. Durch diesen Informationsmangel ist der Partner weniger motiviert. Erklären Sie ihm, was Sie wollen und weshalb Sie es wollen. Beispiel: »Ich möchte diesen Vibrator gern während des Liebesspiels benutzen. Es fällt mir schwer, auf eine andere Weise zum Orgasmus zu kommen. Wenn wir den Vibrator nähmen, würde ich mir weniger Sorgen darum machen, ob ich zum Höhepunkt komme oder nicht, und hätte mehr Zeit, unser Liebesspiel zu genießen. Ich könnte mich darin verlieren.« Oder: »Ich würde mich gern bei dir nach unten vorarbeiten. Es wäre aufregend, dich so zu erregen. Es würde auch mich erregen. Das ist meine Phantasie Nummer eins. Ich denke jedesmal daran, wenn wir uns lieben.«
5. *Finden Sie heraus, wodurch Ihr Partner bereiter würde, Ihnen Ihre Bitte zu gewähren.* Möglicherweise ist Ihr Partner eher willens, zu tun, was Sie möchten, wenn gewisse Bedingungen erfüllt sind. Vielleicht ist er eher bereit, sich mit Ihnen einen Sexfilm anzuschauen, wenn

es sich um einen harten Porno handelt. Vielleicht ist Ihr Partner eher zum oralen Sex bereit, wenn Sie Ihre Genitalien peinlich säubern und/oder ein Gleitmittel mit Geschmack benutzen. Es ist zu Ihrem Vorteil, alle vernünftigen Vorbedingungen zu erfüllen.

6. *Arbeiten Sie sich allmählich an die gewünschte Aktivität heran.* Ihr Partner wird sich höchstwahrscheinlich wohler fühlen, wenn Sie die neue Aktivität nach und nach einführen. Sollte Ihre Frau oder Freundin beispielsweise etwas gegen Fellatio haben, beginnen Sie, indem Sie sie bitten, sich Ihre Genitalien einfach nur anzuschauen, zu berühren oder zu küssen. Falls Ihr Partner sich weigert, Sie mittels Vibrator zum Orgasmus zu bringen, beginnen Sie damit, daß Sie ihn nur wenige Minuten benutzen. Durch eine allmähliche Veränderung wird Ihr Partner im Laufe der Zeit seinen Widerstand überwinden.
7. *Belohnen Sie Ihren Partner für jeden Schritt in die richtige Richtung.* Erwarten Sie keine drastischen Veränderungen. Es kann eine Weile dauern, bis Ihr Partner sich bei der neuen Aktivität wohl fühlt. Zollen Sie ihm stückchenweise Lob. Bezeugen Sie ihm auch für die kleinste Veränderung Ihre Dankbarkeit.

Übungsteil

Übung 1: Schaffen Sie einen sicheren Spielplatz

Erläuterungen: Dieses Kapitel hat Ihnen eine Reihe von Möglichkeiten aufgezeigt, durch die Sie Ihr Liebesleben abwechslungsreicher gestalten können. Einige davon sagten Ihnen mehr zu als andere. Diese Übung soll Ihnen helfen, einen sicheren, erfreulichen »Spielplatz« zu schaffen, ein

Menü von Alternativen zu kreieren, das Sie und Ihr Partner aufregend finden.
Eine Methode besteht darin, sichere Grenzen zu ziehen. Jeder von Ihnen entscheidet selbst, wozu er gegenwärtig bereit ist. Vielleicht will ein Partner jede Art von Fesselung oder analer Stimulierung von vornherein ausschließen, der andere Sexspiele und Sexfilme. Doch selbst nach der Eingrenzung bleiben noch zahlreiche Möglichkeiten übrig.

Anweisungen: Nachfolgend finden Sie eine Liste all der in diesem Kapitel beschriebenen Aktivitäten. Unterstreichen Sie als erstes diejenigen Aktivitäten oder Techniken, die bereits zu Ihrer Liebespraxis gehören. Fügen Sie danach die von mir nicht erwähnten Techniken hinzu, die Sie gern ausprobieren würden. Zeigen Sie die Stärke Ihres Interesses daran, diese neuen Aktivitäten auszuprobieren, indem Sie eine Zahl von 0 bis 6 einkreisen. »0« bedeutet, daß Sie zu diesem Zeitpunkt strikt dagegen sind, »6« zeigt an, daß die Idee Sie sehr erregt. Vergleichen Sie die Punkte mit denen Ihres Partners, und suchen Sie sich eine Aktivität heraus, die auf *beiden* Listen eine Vorrangstellung einnimmt. Probieren Sie sie in den nächsten Wochen aus. Wiederholen Sie dieses Verfahren in Abständen, um Ihrem Liebesspiel Vielfalt zu verleihen.

Vorgeschlagene Aktivitäten

0 1 2 3 4 5 6 Variieren der Liebestechniken
0 1 2 3 4 5 6 Ausgedehntere Liebesspiele hinzufügen
0 1 2 3 4 5 6 Mehr Quickies hinzufügen
0 1 2 3 4 5 6 Gleitmittel benutzen
0 1 2 3 4 5 6 Eindeutig sexuelle Filme anschauen
0 1 2 3 4 5 6 In ein Erotika-Geschäft gehen
0 1 2 3 4 5 6 Liebesromane lesen

0	1	2	3	4	5	6	Neue Liebespositionen ausprobieren
0	1	2	3	4	5	6	An ungewohnten Orten miteinander schlafen
0	1	2	3	4	5	6	Den G-Punkt erforschen
0	1	2	3	4	5	6	Hodenstimulierung ausprobieren
0	1	2	3	4	5	6	Fellatio
0	1	2	3	4	5	6	Cunnilingus
0	1	2	3	4	5	6	Anale Stimulierung
0	1	2	3	4	5	6	Verwendung sexuellen Zubehörs (Essen, Federn, Eis usw.)
0	1	2	3	4	5	6	Hoden-Zupfen
0	1	2	3	4	5	6	Stimulierung der Prostata
0	1	2	3	4	5	6	Oraler Sex
0	1	2	3	4	5	6	Kegel-Übungen
0	1	2	3	4	5	6	Sexspielzeuge benutzen
0	1	2	3	4	5	6	Aufregende Sachen tragen
0	1	2	3	4	5	6	Sexspiele
0	1	2	3	4	5	6	Erotische Literatur lesen
0	1	2	3	4	5	6	Weitere ____________________
0	1	2	3	4	5	6	Weitere ____________________

8
Erzeugen Sie eine lebenslange Romantik

Ein Mann machte folgende sehnsüchtige Bemerkung in einer meiner Umfragen: »Jedesmal wenn ich mit meiner Frau schlafe, bin ich mir der fehlenden Romantik bewußt. Ich hätte gern mehr davon. Sie reagiert so unpersönlich. Wenn ich mir eine neue Gefährtin suchen würde, stünde Romantik auf der Liste meiner Forderungen ganz oben.« Wenn in einer langjährigen Beziehung die Romantik fehlt, können die Partner dies als großen Mangel empfinden. Sie fühlen sich nicht länger geliebt und begehrt, selbst wenn im übrigen eine tiefere Verbindung zu bestehen scheint. Ein romantisches Liebesspiel scheint besonders für Frauen wichtig zu sein. In einer neueren Untersuchung wurden 709 Frauen gefragt, was sie gern an ihrem Liebesleben ändern würden. Romantik gehörte zu den drei Hauptpunkten. Ein romantischerer Partner ist für sie wichtiger als ein mitteilsamerer Partner oder häufigere Orgasmen.

Um den Begriff Romantik zu verstehen, müssen wir ganz klar zwischen *Romantik* und *romantischer Verliebtheit* unterscheiden. Die romantische Verliebtheit ist eine voraussehbare euphorische Zeit zu Beginn einer Liebesbeziehung. Ich meine jedoch mit Romantik den fortlaufenden Ausdruck von Liebe zwischen zwei Menschen. Der romantischen Verliebtheit ist es bestimmt, nach wenigen Monaten oder Jahren zu enden, die Romantik dagegen kann ewig dauern.

Die romantische Verliebtheit mag flüchtig sein, aber sie spielt in einer Liebesbeziehung eine wichtige Rolle. Sie bindet zwei Menschen emotional und körperlich aneinander, um sie auf die schwere Arbeit vorzubereiten, sich ein gemeinsames Leben aufzubauen. Um dieses Band zu stärken, schüttet der Körper einen chemischen Peptiden-Cocktail aus, der ein natürliches Hochgefühl bewirkt. Wenn Menschen »verliebt« sind, sprechen sie unaufhörlich, vergessen zu essen und gehen nach drei Stunden Schlaf zur Arbeit. Die Farben scheinen bunter, die Welt freundlicher und der langweilige Job erträglicher zu sein. Wenn man verliebt ist, kann schon der Besuch eines Supermarktes zu einem anregenden Erlebnis werden.

Zu den Hauptbestandteilen dieses Liebescocktails gehört Phenylethylamin (PEA). Affen, denen man PEA injizierte, zeigten eine Hypersexualität und ein »mondsüchtiges« Verhalten – doch nur in Gegenwart eines anderen Affen. Das gleiche scheint auch auf Menschen zuzutreffen. Wenn Sie verliebt sind, müssen Sie zur Aufrechterhaltung Ihrer Euphorie mit Ihrem Partner zusammensein. Ihr Hochgefühl sinkt, wenn Sie von ihm getrennt sind; ein Zustand, den man gemeinhin als »liebeskrank« bezeichnet.

Doch die romantische Verliebtheit besitzt auch eine profunde psychologische Komponente. Wenn Sie frisch verliebt sind, beginnt ein Teil Ihres Unterbewußtseins den geliebten Menschen als die Lösung all Ihrer emotionalen Probleme zu betrachten. Was immer Mom und Dad Ihnen in der Kindheit nicht gegeben haben, Ihr neuer Partner wird es Ihnen liefern. Das Verliebtsein wird Ihre Kindheitswunden heilen und Sie glücklich und ganz (heil) machen. Wenn diesem unausgesprochenen Versprechen einer lebenslangen Fürsorge jene drogeninduzierte Euphorie der romantischen Verliebtheit hinzugefügt wird, kommt es zu einer der aufregendsten Erfahrungen, die die Menschheit kennt.

Aber dieser Zustand dauert nicht an. Normalerweise beginnt nach drei bis sechs Monaten die Wirklichkeit einzudringen.

Ihnen gehen die Gesprächsthemen aus. Ihr Partner braucht Zeit für sich. Ihre Bekannten fühlen sich zurückgesetzt. Die Arbeit verlangt Ihre Aufmerksamkeit. Das Geld wird knapp. Der Abfalleimer muß geleert werden ... Ihr zunehmendes Bewußtsein von der Umwelt zeigt an, daß die Wirkung der Droge nachläßt. Und während Sie in einen normaleren Geisteszustand zurückgleiten, beginnen Sie, einander in einem weniger vorteilhaften Licht zu sehen. Ihr Partner fängt an, Ihre Anwesenheit für selbstverständlich zu nehmen; Sie empfinden einige seiner Gewohnheiten als störend. Sie sind beide weniger bereit, Kompromisse zu schließen, und neigen jetzt eher dazu, sich zurückzuhalten. Und genau hier ist die Demarkationslinie zwischen romantischer Verliebtheit und Romantik. Hier beginnt die Beziehungsarbeit.

Die Tatsache, daß es sich bei der romantischen Verliebtheit um einen vorübergehenden Zustand handelt, läßt sich leichter aus der Entfernung konstatieren. Wenn Ihre Freunde oder Freundinnen sich verlieben, können Sie beobachten, wie die faszinierende Entwicklung kommt und geht; Sie können den Beginn und das unvermeidliche Ende sehen. Ich kann mich noch an ein Gespräch mit einer langjährigen Freundin erinnern, die sich frisch verliebt hatte. Sie erzählte mir, ihr Freund sei von ihr derart hingerissen, daß er einfach nur dort säße und zuschaute, wie sie sich bewegte. Dann ließ sie sich lang und breit über seine Zärtlichkeit, seine Verehrung und seine Fähigkeiten beim Liebesspiel aus. Knapp ein Jahr später hörte sich die Geschichte schon ganz anders an. Sie sagte, ihr Freund säße immer noch herum, um zuzuschauen, wie sie sich bewegte. Doch jetzt war es zu einer Quelle des Ärgers geworden. »Er ist so träge«, sagte sie, »er hat keine Motivation. Er sitzt die ganze Zeit nur rum und schaut mir bei der Arbeit zu!« Sie begann sich außerdem von seiner, wie sie es jetzt sah, besitzergreifenden Liebe und Anhänglichkeit bedrängt zu fühlen. »Ich wünschte, er würde sich für etwas anderes außer mir begeistern. Er hat keine weiteren Interessen.« Sie hatte das romantische Hochgefühl hinter sich gelassen und sah ihren Partner jetzt in einem neuen, grellen Licht.

Als Ehe- und Familientherapeutin mit fünfzehnjähriger Erfahrung meine ich, es sei an der Zeit, die romantische Verliebtheit als das entlarven, was sie ist: ein köstlicher, kurzlebiger, veränderter Bewußtseinszustand, der sich nicht aufrechterhalten läßt. Ich habe gesehen, wie die Verlockung der romantischen Verliebtheit Menschen zu verhängnisvollen Affären, zersplitterten Familien und zerstörten Karrieren geführt hat. Ich war Zeugin der Gewissensqual, der Schuldgefühle verheirateter Menschen, die sich neu verliebt und ihre Familien verlassen hatten, nur um zu erkennen, daß die romantische Verliebtheit ein flüchtiger Zustand war. Die Illusion, die euphorischen Gefühle für den neuen Partner würden andauern, war genau das: eine Illusion. Ich habe von enttäuschten, jungen und älteren Kindern gehört, die erlebten, wie ihre Träume zerbrachen, während sie zuschauten, wie sich ihr Vater oder ihre Mutter in eine andere Person verliebte und es zur Scheidung kam. Man kann es nicht oft genug wiederholen: Die romantische Verliebtheit ist nur ein flüchtiger Zustand innerhalb der langsam fortschreitenden Entwicklung einer reifen Beziehung.

Was ist Romantik?

Ich betrachte Romantik als ein gänzlich anderes Phänomen. Romantik ist die Art und Weise, wie Sie Ihrem Partner fortlaufend Liebe und Respekt zeigen. Sie lassen ihn durch Worte und Taten wissen, daß er in Ihrem Leben einen zentralen Platz einnimmt. Jeden Tag werden wir mit Beispielen von »besonderen Menschen« in Gestalt von Hollywoodstars, königlichen Hoheiten, Politikern und Lotteriegewinnern konfrontiert. Doch auch wir möchten unseren Platz an der Sonne. Und wenn wir jemandes Schatz sind, sonnen wir uns in dieser privilegierten Position. Glen, achtundfünfzig, beschreibt, wie er sich fühlt, wenn ihn seine Frau, mit der er seit sechzehn Jahren verheiratet ist, romantisch anschaut: »Cyd hat diesen ganz bestimmten Blick drauf, der mir das Gefühl gibt, etwas Besonderes zu sein. Sie schenkt mir ein spezielles Lächeln, das ich nur zu diesen Gelegenheiten bekomme. Nicht weil ich etwas Besonderes getan hätte, sondern einfach nur, weil ich bin, wie ich bin. Ich blühe auf und komme mir wie ein Millionär vor.«

Wenn sich Romantik so gut anfühlt, weshalb gibt es dann nur so wenig davon in unseren langjährigen Beziehungen? Nun, vor allem deshalb, weil eine dauerhafte Romantik *Engagement und bewußte Anstrengung erfordert.* Sie verlangt, daß wir denken, planen, Kompromisse schließen, uns ändern und reifer werden. Sie verlangt, daß wir unsere Hoffnung aufgeben, den »perfekten Partner« zu finden, und unsere Aufmerksamkeit der Aufgabe zuwenden, unseren wirklichen Lebensgefährten zu lieben und zu ehren. Sie zwingt uns, die ausschließliche Beschäftigung mit unseren Bedürfnissen, unseren Wünschen aufzugeben und das Leben durch die Augen unseres Partners zu betrachten.

Viele meiner Klienten haben damit Schwierigkeiten. Noch in dieser Woche sagte ein Klient zu mir: »Wenn ich an meiner Ehe arbeiten soll, muß ich den falschen Partner haben.« Jedes Paar, dem es gelungen ist, die romantischen Gefühle über die romantische Verliebtheit hinaus aufrechtzuerhalten, wird Ihnen sagen, daß es an seiner Beziehung gearbeitet hat. Sie wollen einander vielleicht unterbrechen, hören aber zu. Sie wollen schreien, sprechen aber in ruhigem Ton. Sie würden einander vielleicht gern kritisieren, doch sie haben gelernt, sich auf die Zunge zu beißen. Sie haben die Tatsache akzeptiert, daß es manchmal Zeiten gibt, in denen sie die Verantwortung für die Romantik allein tragen müssen.

Leider gibt es keinen biologischen Trieb, der einem hilft, eine fortlaufende Romantik zu erzeugen; keine euphorischen Drogen, die einem die Arbeit erleichtern. Ihnen bleibt nur die bewußte Anstrengung. Auch die Gesellschaft ist wenig hilfreich. Unsere Kultur leistet vortreffliche Arbeit: Sie teilt die romantische Verliebtheit in die wohlbekannten Rituale des Verabredens, Verlobens und Heiratens ein. Aber nach den Flitterwochen ist man auf sich allein gestellt. Wenn die Droge der romantischen Verliebtheit keine Wirkung mehr zeitigt, bekommt man nur selten Ratschläge darüber zu hören, wie man die angenehmen Gefühle wieder zum Leben erwecken kann. Die Aufgabe für mich als Therapeutin besteht vor allem darin, den Paaren die Information und die Hilfe zu geben, die sie brauchen, um eine dauerhafte Romantik herzustellen.

Die Kardinalregeln der Romantik

Einer der wichtigsten Ratschläge, die ich Paaren in bezug auf Romantik gebe, wurde durch ein von Arthur Aron, einem Forscher und Dozenten an der University of California, Santa Cruz, geleitetes Untersuchungsprojekt untermauert. Bei seinem Experiment wurden ein Mann und eine Frau, die sich vorher noch nie gesehen hatten, neunzig Minuten lang mit einer Reihe detaillierter Anweisungen in einem Privatzimmer untergebracht. Als erstes sollten sie vertrauliche Informationen austauschen, beispielsweise darüber, was für sie der peinlichste Augenblick war oder wie sie sich fühlen würden, wenn sie einen Elternteil verlören. Man hatte sie auch angewiesen, einander zwei Minuten lang, ohne zu sprechen, in die Augen zu schauen. Währenddessen kam der Wissenschaftler mehrmals ins Zimmer und bat die beiden, einander zu sagen, was ihnen bereits am anderen gefiel. Nach neunzig Minuten wurden die Versuchspersonen durch getrennte Türen hinausbegleitet, damit sie sich nicht verpflichtet fühlten, einander wiederzusehen.

Diese eine Sitzung sollte ein tiefes Gefühl von Vertrautheit zwischen Fremden fördern. Tatsächlich heirateten die ersten beiden Teilnehmer an diesem Projekt sechs Monate später und luden Aron und seine Forschungsassistenten zur Hochzeit ein.

Aron sagt, jeder Bestandteil seines Experiments – die gegenseitige Selbstenthüllung, der Augenkontakt und das Wissen, vom anderen gemocht zu werden – könne zu einem Gefühl der Vertrautheit führen. Nachdem er zwanzig Jahre lang das Phänomen Liebe untersucht hat, glaubt er, daß vor allem eines entscheidend dafür sei, ob man jemanden liebe oder nicht: nämlich *das Wissen, daß der andere einen liebt*.

Aus Untersuchungen wie der Arons und durch meine Ausbildung und klinische Praxis bin ich zu folgendem Schluß gekommen: Wenn Sie eine dauerhafte Romantik erzeugen wollen, *finden Sie heraus, was Ihrem Partner das Gefühl gibt, geliebt zu werden, und tun Sie es*. Was nicht so einfach ist, wie es sich anhört. Wir möchten gern glauben, daß unsere Vorlieben seine Vorlieben, unsere Wünsche seine Wünsche sind. Doch das ist nur selten der Fall. Der eine findet es möglicherweise romantisch, gemeinsam mit seinem Partner durch die Sierra Nevada zu wandern, während der andere lieber zwei Stunden lang durch Tiffany's bummeln würde. Um Romantik zu erzeugen, müssen zwei Personen ihre Liebesäußerungen auf die Gefühle des anderen zuschneiden.

Wenn jemand, der teuren Schmuck mag, seinem Partner, der gern in Jeans und Turnschuhen herumläuft, ein Paar diamantenbesetzte Manschettenknöpfe schenkt, lautet die unausgesprochene Botschaft nicht »ich liebe dich«, sondern »ich wünschte, du wärst mir ähnlicher«. *Um ein wahrer Romantiker zu sein, müssen Sie die Welt mit den Augen Ihres Partners sehen.*

Ich habe mit einer Reihe von Menschen gesprochen, die gelernt haben, ihre Liebe auf diese »partnerspezifische« Weise auszudrücken. Ich fragte Sylvia, eine sechsundzwanzigjährige Friseuse: »Was war das Romantischste, das Ihr Mann je für Sie getan hat?« Sie erwiderte: »Es mag Ihnen vielleicht verrückt vorkommen, aber es ist etwas, was mein Mann einmal tat, als ich krank war. Ich ging mit Halsschmerzen zur Arbeit, die im Laufe des Vormittags immer schlimmer wurden. Ich rief meinen Mann an und sagte ihm, ich könnte nur noch daran denken, nach Hause zu gehen, meinen Pyjama anzuziehen und ins Bett zu kriechen. Auf dem Nachhauseweg hatte ich Fieber. Es ging mir noch schlechter, als mir einfiel, daß die Wäsche nicht fertig war. Mein Lieblingspyjama steckte noch in der Waschmaschine, das Bett war abgezogen. Als ich ins Schlafzimmer kam, stellte ich überrascht fest, daß das Bett mit sauberen Flanellaken bezogen war und mein Pyjama getrocknet und gefaltet auf dem Bett lag. Mein Mann war in der Mittagspause nach Hause gefahren, um das für mich zu tun. Ihm liegt nicht viel an körperlichem Komfort. Er mag nicht verhätschelt werden. Aber er weiß, daß ich es mag. An diesem Tag fühlte ich mich innig und wirklich geliebt.«

Wenn Sie sich im Stadium romantischer Verliebtheit befinden, können Sie auf traditionelle Geschenke wie Rosen und Süßigkeiten zählen. Aber nachdem Sie eine Reihe von Jahren mit Ihrem Partner gelebt haben, sollten Ihre Liebesgesten eine vertrautere Kenntnis des anderen widerspiegeln. Hier ein weiteres Beispiel: Eines Abends rief José seine Freundin Angie an und lud sie ein, sich nach der Arbeit mit ihm und ein paar ihrer gemeinsamen Freunde in einem Restaurant zu treffen. Die Freunde waren da, Angie nicht. Er wartete. Fünfzehn Minuten verstrichen, und sie war immer noch nicht da. Normalerweise war Angie pünktlich, also begann José sich Sorgen zu machen. Dann fiel ihm ein, daß Angie sich möglicherweise verirrt hatte. Er wußte, daß sie einen nur sehr schwach ausgeprägten Orientierungssinn besaß. José verließ das Restaurant und begann nach Angie zu suchen. Er entdeckte sie einige Häuserblocks weiter, wo sie Fremde nach der Richtung fragte. Seine Aufmerksamkeit berührte Angie tief. »Ich hätte das Restaurant schließlich doch noch gefunden«, sagte sie, »aber er wußte, wie sehr ich es haßte, mich zu verirren. Er wollte mir die Qual ersparen.«

Würzen Sie Ihre Romantik mit Aufregung

Ein weiterer wichtiger Bestandteil zur Erzeugung einer lebenslangen Romantik ist die Aufregung. Aufregung versetzt Ihr Blut wieder mit der Liebesdroge PEA. Sie läßt das Herz rasen, das Adrenalin fließen und verstärkt Ihre emotionale Bindung. Ein Paar, beide Mitte Fünfzig, versetzte seiner Beziehung einen unerwarteten Kick, als es mit einem Kajak an der Küste Britisch-Kolumbiens entlangruderte. Beide waren erfahrene Kajuten, hatten jedoch noch nie einen derart riskanten Trip unternommen. Eines Nachmittags zog ein Sturm auf und erwischte sie mitten zwischen zwei Inseln. Um zum sicheren Strand zu gelangen, mußten sie sich ihren Weg durch ein Meter fünfzig hohe Wellen bahnen, was ihnen, ohne zu kentern, gelang. Doch klopfte ihnen das Herz bis zum Hals. Als sie mir von diesem Abenteuer berichteten, sah ich, wieviel es ihnen bedeutete, derart dramatische Augenblicke gemeinsam erlebt zu haben.

Aber Sie müssen nicht gleich Ihr Leben aufs Spiel setzen, um den Abenteurergeist in sich wiederzubeleben. Es gibt eine Reihe weniger gefährlicher Möglichkeiten. Zwei meiner Freunde, Joanne und Paul, seit vierzehn Jahren verheiratet, stellten fest, daß ihre Liebe während eines zweiwöchigen Urlaubs in Berlin neu entfacht worden war. Sie ließen ihre beiden kleinen Kinder in der Obhut einer Verwandten; so konnten sie einige Zeit ungestört zusammen verbringen, was bitter nötig war. Jeden Tag stiegen sie mit einer Karte bewaffnet in die U-Bahn und begannen, die Stadt zu erkunden. Keiner von beiden sprach Deutsch, und sie hatten weder einen Stadtführer noch eine Reiseroute. »Wir wußten nicht, wo wir hinfuhren und was wir dort finden würden.«

Diese beiden Wochen, in denen sie durch Berlin streiften, beeinflußten ihre Beziehung stärker, als sie erwartet hatten. »Wir wußten, daß wir einige Zeit allein für uns, ohne die Kinder, brauchten«, sagte Joanne, »aber zwischen uns ist etwas geschehen, das bedeutsamer war, als einfach nur Zeit miteinander zu verbringen. Als wir wieder zu Hause waren, stellten wir fest, daß sich all unsere Verstimmtheiten in Luft aufgelöst hatten. Aber nicht, weil wir darüber gesprochen oder versucht hatten, sie zu lösen. Sie stellten einfach kein Problem mehr dar.«

Joanne und Paul machten diese Reise vor drei Jahren, fühlen sich jedoch noch heute einander näher. Sie haben eine Möglichkeit gefunden, die Grenzen ihrer alltäglichen Routine zu überwinden und ein wenig Aufregung in ihr Leben einzulassen, das durch die Langeweile des täglichen Einerleis abgenutzte Band zwischen ihnen wieder neu zu schmieden.

Aber man braucht nicht in die Ferne zu schweifen, um Abenteuer zu erleben. Ein Mann fand eine andere Möglichkeit, seine Beziehung aufregender zu gestalten: Er lud seine Frau ein, ihn bei einer mitternächtlichen Eskapade zu begleiten. Beide hatten sich gerade eine Parzelle an einem See gekauft, und zwar in einer exklusiven Gegend, die rund um die Uhr bewacht wurde. Obwohl das Grundstück ihnen gehörte, waren sie noch nicht im Besitz des Codes für das Eingangstor. Um elf Uhr abends sagte J. J. zu Shanna, sie solle sich warm anziehen, sie würden einen kleinen Trip machen. Er weigerte sich, ihr zu verraten, wohin die Reise ging. J. J. parkte den Wagen ungefähr fünfhundert Meter vor dem Eingangstor, stieg aus, nahm eine Thermosflasche vom Rücksitz und bat Shanna, ihm zu folgen. Als sie das verschlossene Tor erreicht hatten, legte sich J. J. auf den Boden und schlängelte sich darunter hindurch. Shanna machte es ihm nach. Dann rannten beide kichernd wie Kinder die Straße hinunter. Auf ihrem Bootsdeck genossen sie erst einmal heiße Schokolade und den Vollmond, der gerade hinter dem Hügel auftauchte.

Sex und Abenteuer

Falls Sie und Ihr Partner auf gemeinsam erlebte Abenteuer zurückblicken können, herrscht zwischen Ihnen sehr wahrscheinlich auch ein stärkeres sexuelles Verlangen – ein faszinierender Zusammenhang, der bei einem wissenschaftlichen Experiment mit einer Gruppe junger Männer demonstriert wurde. Das einzige, was man ihnen vor dem Tag des Experiments gesagt hatte, war, daß sie an einem Test teilnehmen würden, bei dem es ums Lernen ging. Als sie im Labor ankamen, teilte man ihnen eine gute und eine schlechte Nachricht mit. Die gute Nachricht war, daß eine bemerkenswert hübsche Forschungsassistentin jeden von ihnen während des Experiments betreuen, die schlechte Nachricht, daß sie ihnen Elektroschocks verabreichen würde, um die Beziehung zwischen Schmerz und Lernen zu untersuchen. Nach dieser beunruhigenden Ankündigung wurden die Männer in zwei Gruppen eingeteilt. Den Männern der Gruppe eins wurde gesagt, sie seien die Kontrollgruppe und bekämen kaum spürbare Elektroschocks verabreicht, den Männern der Gruppe zwei wurde mitgeteilt, sie seien die Versuchskaninchen und würden beträchtliche Schmerzen verspüren.

Bevor das mutmaßliche Experiment begann, mischte sich die wunderschöne Forschungsassistentin zwischen die Männer und beantwortete jede ihrer Fragen. Nachdem sie fort war, bat ein männlicher Mitarbeiter jeden einzelnen der Männer, ihm im Vertrauen zu sagen, wie sie die junge Frau fanden. Die Männer der Gruppe zwei, denen gesagt worden war, sie würden schmerzhafte Schocks erhalten, fanden sie aufregender und attraktiver als die weniger ängstlichen Männer der Gruppe eins. Daraus schlossen die Forscher, daß Adrenalin nicht nur das Herz schneller schlagen lasse, sondern auch das sexuelle Verlangen stimuliere. In einem Ausbruch von Beredsamkeit, wie man sie sonst kaum in wissenschaftlichen Journalen antrifft, folgerten die Wissenschaftler: »Leidenschaft ist wie jede andere Form der Aufregung; sie muß mit vielen Unwägbarkeiten durch die Untiefen zwischen Langeweile und Schrecken gleiten und so gesteuert werden, daß sie im Strom der Aufregung bleibt.«

Falls Ihre langjährige Beziehung auf eine Untiefe der Langeweile zusteuern sollte, möchte ich Sie bitten, eine Möglichkeit zu finden, Ihr gemeinsames Leben weniger vorhersehbar und routinemäßig zu gestalten. Ihre Beziehung mit dem Geist des Abenteuers zu würzen ist eine ausgezeichnete Methode, Romantik und Leidenschaft lebendig zu halten.

Körperliche Zuneigung ist ein weiterer Bestandteil der Romantik. Küssen, Händchenhalten, Kuscheln und Streicheln gehören zu den vielen Möglichkeiten, wie Paare einander ihre Liebe zeigen können. Durch körperliche Zuneigung wird das Band zwischen ihnen täglich erneuert; sie ist der »Klebstoff«, der eine Beziehung zusammenhält.
Bedauerlicherweise ist die körperliche Zuneigung in vielen Liebesbeziehungen nicht gerade häufig vertreten. Vor kurzem stellte ich fünfhundert Menschen die Frage: »Was versteht Ihr Partner in bezug auf Ihre Sexualität nicht?« Zu den häufigsten Antworten gehörte, daß die Befragten von ihren Partnern nicht genügend Zuneigung bekämen. Es folgen einige typische Kommentare:

»Mein Mann scheint recht einfühlsam zu sein, wenn wir miteinander schlafen. Aber tagsüber ist er nicht zärtlich. Er überrascht mich nicht mit einer Umarmung und einem Kuß, wenn ich die Lebensmittel auspacke. Abends zieht er sich zurück. Er macht es sich auf der Couch bequem und läßt keinen Platz für mich. Das vermittelt mir das Gefühl, ungeliebt und allein zu sein. Und wenn er dann am späten Abend mit mir schlafen will, denke ich verärgert: ›Er liebt mich nicht wirklich. Er will nur Sex.‹«

»Greg berührte mich fast nur in der Öffentlichkeit. In unseren vier Wänden wurde er wütend, wenn ich ihn umarmen oder tätscheln wollte. Er hatte sogar etwas gegen das Küssen. Stellen Sie sich das mal vor: etwas gegen das Küssen zu haben! Ich habe mich in dieser Beziehung nie sicher gefühlt. Da gab es nie diesen tröstlichen Raum, der, wie ich mir vorstelle, existiert, wenn man genügend Zuneigung bekommt.«

»Es ist für mich sehr wichtig, berührt zu werden. Verheiratet zu sein und nicht berührt zu werden war für mich nur sehr schwer zu ertragen. Ich glaube, das war die größte Zurückweisung.«

»Meine Frau ist nicht so zärtlich, wie sie sein sollte. Manchmal frage ich mich, weshalb ich abends nach Hause komme. Ich habe nicht das Gefühl, als sei dort jemand, der mich liebt. Sie ist bereit, mit mir zu schlafen, aber ich spüre, daß ihr Herz nicht dabei ist. Ich habe das Gefühl, als mache sie es nur mir zuliebe.«

Nicht nur in meiner Umfrage drückten mehr Frauen als Männer ihr Bedürfnis nach körperlicher Zuneigung aus. Die Ratgeber-Kolumnistin Ann Landers kam zu einem ähnlichen Ergebnis. In einer vielbesprochenen Kolumne fragte sie: »Wären Sie zufrieden, wenn man Sie fest an sich drücken würde, zärtlich zu Ihnen wäre und den Akt vergäße?« 72 Prozent der über 90 000 Frauen antworteten mit Ja. Das Überraschendste daran war, daß fast die Hälfte davon Frauen unter vierzig waren.

Weshalb legen Frauen größeren Wert auf körperliche Zuneigung als Männer? Bei der Geburt gibt es keine offensichtlichen emotionalen Unterschiede zwischen den Geschlechtern. Männliche und weibliche Kleinkinder haben das gleiche überwältigende Bedürfnis nach körperlichem Kontakt. Babys, die keine körperliche Zuneigung erfahren, sterben entweder oder wachsen mit einer Unterentwicklung auf psychosozialem Gebiet auf, die Körper und Geist hemmt. Kinder beiderlei Geschlechts brauchen die lebensbejahende Berührung ihrer Bezugspersonen, um überleben und gedeihen zu können.

Doch möglicherweise erhalten weibliche Babys mehr körperliche Zuneigung als männliche. Eine Wissenschaftlerin beobachtete 42 Mütter und ihre neugeborenen Kinder während ihres Aufenthalts in einer Entbindungsanstalt und filmte ihre Interaktion mit einer Videokamera. Bei der Analyse des Films stellte sie fest, daß es kaum einen Unterschied darin gab, wie die Mütter ihre Kinder im Hinblick auf die Geburtenfolge, das Gewicht oder den Grad ihrer Geburtsreife behandelten. Aber sie entdeckte einen gravierenden Unterschied bei den Geschlechtern. In einer festgesetzten Zeit berührten die Mütter ihre neugeborenen Mädchen durchschnittlich 23,7 mal und die Jungen nur 16,2 mal, also nur zwei Drittel so häufig.

Und während unsere Jungen älter werden, knausern wir möglicherweise nicht nur mit dem Maß der körperlichen Zuneigung, die wir ihnen geben, sondern wir beschränken unwissentlich auch die Höhe der Zuneigung, die sie anderen geben. Einer Jahrtausende alten männlichen Regel zufolge erziehen wir unsere kleinen Jungen dazu, zäh und unabhängig zu sein und sich nicht unterkriegen zu lassen. Wir sagen drei- oder vierjährigen Jungen: »Ertrage es«, »Bekämpfe den Schmerz«, »Hör auf zu quengeln«, »Sei nicht so ein Weichling«, »Das mußt du selbst herausfinden«, »Komm mir nicht weinend angelaufen!«, »Wehr dich!« und »Du benimmst dich wie ein Mädchen‹. Wenn wir gegen den Strom schwimmen und einen Jungen ermutigen, sanft und fürsorglich zu sein, wird er wahrscheinlich auf dem Spielplatz das Ziel verbaler Mißhandlung. Empfindsame und zärtliche Jungen – Jungen also, die genau die Eigenschaften besitzen, die die meisten Frauen sich bei ihren Männern wünschen – werden von ihren Spielkameraden oft als Heulsusen, Muttersöhnchen oder Schlimmeres bezeichnet. Jungen lernen früh, ihre Verletzlichkeit hinter einer dicken Haut zu verstecken. Es ist kein Wunder, daß sie als Männer weniger Zuneigung fordern als Frauen und mit großer Wahrscheinlichkeit auch weniger Zuneigung erkennen lassen. Gleich Pflanzen, die einem strengen Klima getrotzt haben, sind sie abgehärtet.

Wenn eine Frau einen zärtlicheren Mann haben möchte, ist es wichtig, daß sie ihre Berührungen seinen individuellen Bedürfnissen anpaßt. Wenn es um Berührungen geht, haben mein Mann und ich sehr unterschiedliche Vorlieben, wie ich eines Tages entdeckte, während wir im Auto fuhren. Ich hatte den Arm um seine Schulter gelegt und gab ihm ein- oder zweimal einen liebevollen Klaps. Dann kam es mir in den Sinn, ihn zu fragen, ob es ihm gefiel, so getätschelt zu werden.

»Nein, eigentlich nicht«, sagte er. »Man tätschelt ein Kind oder ein Haustier. Ich würde lieber gestreichelt oder massiert werden.«

»Interessant«, erwiderte ich. »Ich werde gern getätschelt. Für mich bedeutet es Fürsorge und Beruhigung. Streicheln besitzt für mich eine sexuelle Komponente, was manchmal in Ordnung ist. Aber oft möchte ich einfach nur Zuneigung.« Seit damals bekämpfe ich den Drang, ihn zu tätscheln, und streichle oder massiere ihn statt dessen, während ich öfters getätschelt werde, weil er jetzt weiß, daß ich das mag. Bei der Arbeit mit Paaren frage ich oft: »Weiß Ihr Partner, wie er Sie berühren soll?« Falls die Frage verneint wird, bitte ich beide, zu zeigen, was ihnen gefällt. Glauben Sie nicht, Ihr Partner wüßte, was Ihnen gefällt. Finden Sie es heraus.

Manchmal hat ein Mann, der sich gegen Zuneigung zu sträuben scheint, ein größeres Bedürfnis danach, berührt zu werden, als ihm bewußt ist. Sue Ann, die seit mehreren Jahren mit Aaron zusammenlebte, berichtete: »Es war am Ende einer arbeitsreichen Woche. Aaron und ich hatten beide volle Terminkalender. Ich war in der Waschküche und jammerte vor mich hin, als er kam und sagte: ›Du klingst, als brauchtest du Hilfe.‹ Er brachte mich ins Schlafzimmer, umarmte mich und fing an, über die schwere Woche zu sprechen, die er hinter sich hatte. Und je länger er sprach, desto klarer wurde mir, daß er es war, der Hilfe brauchte. Wir tauschten die Rollen, und er lag länger in meinen Armen als jemals zuvor.«

Aaron hatte sein eigenes Bedürfnis nach Zuneigung und Fürsorge auf Sue Ann projiziert. Nichtsexuelles Umarmen ist für beide Geschlechter wichtig. Wenn Sie Ihrer Beziehung regelmäßig eine nur fünf Minuten lange Umarmung hinzufügen, werden Sie voraussichtlich ein größeres Maß an emotionaler Bindung erfahren.

Zusätzliche Regeln der Romantik

Wenn ich an all die liebevollen Gesten denke, die ich bei Paaren gesehen habe, fällt mir noch einiges ein, unter anderem, daß man sich *täglich um Romantik bemühen muß*. Es gibt da ein ganz bestimmtes Paar, das ich jedes Jahr auf Konferenzen oder gesellschaftlichen Ereignissen treffe, die von einer meiner Berufsgenossenschaften gesponsert werden. Sie ist Schulberaterin, er Wirtschaftsprüfer. Er ist nicht aus geschäftlichen Gründen, sondern als ihr Partner dort. Eines Tages sagte ich zu Mary Bird, daß sie und ihr Mann so glücklich aussähen. Sie antwortete: »Oh, danke. Ja, wir sind glücklich. Jeden Tag, wenn ich aufwache, frage ich mich: ›Was kann ich heute für Carl tun?‹ Eine Angewohnheit, die sich im Laufe der Jahre entwickelt hat. Jeden Tag tue ich etwas, womit ich ihm eine Freude bereiten kann.« Daß die beiden sich lieben, ist offensichtlich, selbst für einen Fremden. Zwischen ihnen gibt es eine Synchronizität, ein Wissen umeinander, das auf der Dauer der Beziehung, den Intentionen der beiden und ihren Erkenntnissen basiert.

Was ich immer wieder beobachten konnte, ist, daß *Romantik*

Aufmerksamkeit erfordert. Man kann nicht ständig die gleiche alte Technik anwenden und neue oder profunde Ergebnisse erwarten. Ein Paar wußte, daß es in Schwierigkeiten steckte, als die Frau ihrem Mann zum Hochzeitstag im März eine Brieftasche schenkte und eine weitere zu seinem Geburtstag im Mai, was mit einer Therapie in meinem Büro endete.

Um die größtmögliche Wirkung zu erzielen, muß *die Romantik ein Überraschungselement besitzen.* Als wir Kinder waren, gab es überraschende Geburtstagsparties, überraschende Feriengeschenke, überraschende, von Erwachsenen inszenierte Ereignisse. Das Leben war voller Überraschungen. Doch wenn man erwachsen ist, ist alles anders, was eine freundliche Überraschung noch bedeutsamer macht – besonders wenn man von jemandem überrascht wird, den man liebt. Meine Freundin Diane wußte, daß Phil während einer langen Reisewoche in seinem Hotel in Grand Rapids absteigen würde. Sie rief dort an und vereinbarte, daß man sein Lieblingsbier in seinem Zimmer kalt stellen sollte. Um den Willkommensgruß zu vervollständigen, schickte sie per Post einen Krug mit selbstgemachter Salsa und einen Beutel mit blauen Maistortillachips, die Phil so mochte. Als er ins Zimmer kam, wartete bereits sein Lieblingssnack auf ihn.

Romantik muß nicht teuer sein. Heute, wo die Zeit so hoch im Kurs steht, kann es enorme Auswirkungen auf Ihren Partner haben, wenn Sie ihm etwas davon abgeben. Als die Rezession zuschlug, mußte Blain zu Hause arbeiten, um die Kosten zu reduzieren. Da es im Haus keinen freien Platz gab, blieb ihm nichts anderes übrig, als die Garage in ein Büro zu verwandeln. Er holte seine Sachen aus dem alten Büro, stellte sie immer wieder um und versuchte gleichzeitig, seinen Lebensunterhalt zu verdienen. Als er eines Tages nach einer dreitägigen Autotour in die Einfahrt einbog, dachte er mit

Grauen an das Chaos, das er in seinem erst teilweise fertigen Büro hinterlassen hatte. Als er in die Garage kam, erwartete ihn ein frisch gestrichener Raum mit ordentlichen Regalen und sauberem Fußboden. Seine Frau hatte ein paar Urlaubstage genommen, um die Arbeit zu beenden, die er angefangen hatte.

Ein anderes typisches Merkmal für eine fortgesetzte Romantik ist der gegenseitige Respekt. Stellen Sie sich einen Augenblick lang vor, Sie und Ihr Partner wären einander gerade durch einen Freund vorgestellt und dann allein gelassen worden, um sich näher kennenzulernen. Sie haben es beide eilig und sind mit den Gedanken woanders. Sie hören einander nicht gut zu, unterbrechen sich und nehmen dem anderen die Worte aus dem Mund. Sie haben nur flüchtigen Augenkontakt, und über kurz oder lang liest einer von Ihnen die Zeitung, während der andere fernsieht. Glauben Sie, Sie wären voneinander angezogen? Wären Sie vom anderen beeindruckt? Würden Sie gern miteinander schlafen? Würden Sie mit diesem Menschen den Rest Ihres Lebens verbringen wollen?

Vergleichen Sie diese Phantasiebegegnung mit der Art und Weise, wie Sie tagtäglich miteinander umgehen. Macht Ihre Betriebsamkeit oder Ihr Mangel an Aufmerksamkeit Sie beide unabsichtlich unhöflich?

Romantik ist verspielt und kokett. Ich fragte eine Gruppe Männer mittleren Alters, was Romantik für sie bedeute; sie alle stimmten darin überein, daß Verspieltheit zu den Hauptbestandteilen gehöre:

CHRIS: Wenn ich an Romantik denke, fällt mir Koketterie ein. Eine gewisse Verspieltheit. Ich werde gern geneckt. Verführt.

PATRICK: Es ist auch eine gewisse Kreativität mit im Spiel.

Da bist du, schleppst dich dahin, ziehst deine Sachen durch, und dein Partner entführt dich all dem. Der überraschende Anruf: ›Laß uns was anderes machen.‹ Es ist eine Erleichterung. Es ist, als wäre man wieder jung; als wäre man ein Fohlen, als stecke man voller Energie.

JIM: Ist eine Frau verspielt, kümmert es mich nicht, ob sie hundert oder zwanzig ist. Es macht mich an.

Spontaneität und Verspieltheit bringen die Erinnerungen an den Zustand der romantischen Verliebtheit zurück, als jeder Tag noch eine Offenbarung war. Diese beiden Dinge werfen Sie aus dem alten Gleis und bringen Sie dazu, einander mit neuen Augen zu betrachten.

Das gleiche kann eintreffen, wenn Ihre Beziehung eine Krise durchlebt. Plötzlich besteht eine neue Vertrautheit, eine größere Ehrlichkeit zwischen Ihnen. Aber Ihr Partner und Sie brauchen nicht auf eine Krise zu warten, um einander mit neuen Augen zu sehen. Sie können auch regelmäßig romantisch und verspielt sein. Jeff und Katy saßen eines Abends nackt in ihrer warmen Badewanne, als sie sagte: »Laß uns etwas anderes machen. Wie können wir mehr Spaß haben?« Beide überlegten einen Augenblick. Dann schlug sie vor: »Ich hab's! Laß uns nackt ums Haus laufen!« Sie hatte die Worte kaum ausgesprochen, als Jeff aus der Wanne sprang und davoneilte. Katy folgte ihm auf dem Fuße, quiekend und kichernd wie ein Kind. Als sie davon erzählten, röteten sich ihre Wangen erneut.

Wenn Sie Ihre sentimentale, empfindsame Seite zeigen, vertieft sich das Ausmaß der Romantik. Am Schluß einer meiner Vorträge stand ein Mann auf und berichtete mir, was seine Frau einmal für ihn getan hatte: »Ich wurde während des Wüstensturm-Einsatzes in den aktiven Dienst beordert. Die

Nachricht erreichte mich zwei Tage vorher. Ich war acht Monate lang fort. Der Valentinstag kam. Meine Frau schickte mir einen weißen Teddybär, der ein kleines Herz hielt, auf dem stand: ›Ich liebe dich.‹ Mir war egal, was die Machos von der Navy denken mochten. Ich ließ den Teddy jeden Tag auf meinem Wandbett sitzen. Es war das Romantischste von allem, was meine Frau mir hätte schenken können.«

Liebesbriefe zu schreiben ist eine altehrwürdige Methode, Ihre empfindsamen Gedanken und Gefühle zu Papier zu bringen und Ihre Verletzlichkeit zu zeigen; eine Möglichkeit, Ihre Liebe zu protokollieren. Darüber hinaus erweckt Ihre Bereitschaft, verletzlich zu sein, Leidenschaft und Zärtlichkeit in Ihrem Partner, was wiederum Sie zu größerer Liebe inspiriert. Es braucht nur einen Menschen, um diese Kettenreaktion in Gang zu setzen.

Gedichte sind eine Variante dieses Themas. Verschiedene Menschen haben mir gestanden, wie tief sie die Gedichte ihres Partners berührt hätten. Als ich eine Frau fragte: »Was war das Romantischste, was man je für Sie getan hat?« antwortete sie: »Mein Freund schreibt Gedichte, die sehr viel von ihm offenbaren. Ich bin sehr gerührt, daß er mir genügend vertraut, um mir seine zarte Seite zu zeigen.« Eine andere Frau verriet, daß ihr Mann eines ihrer Gedichte einem seiner Fernsehspiele vorangestellt habe.

Manchmal gehört zur Romantik auch, sich eigene Feste auszudenken, Rituale zu entwickeln, die nur Ihnen beiden bekannt sind. Ein seit vierundzwanzig Jahren verheiratetes Paar gestand mir, daß sie den Tag feierten, an dem sie zum ersten Mal miteinander geschlafen hatten. Dieser Tag ist für beide wichtiger als ihr Hochzeitstag. Ein anderes Paar feiert den Tag, an dem es sich kennengelernt hat. Ein Mann hat noch immer die Hose des Pyjamas, den ihn seine verschämte Braut während der Flitterwochen kaufen ließ. Er trägt sie ab und zu,

um sie daran zu erinnern, auf welch wunderbare Weise sie sich verändert hat.
Paare, denen es gelungen ist, ihre Liebe zu bewahren, besitzen möglicherweise Symbole, die für sie eine besondere Bedeutung haben. Zu Beginn ihrer Beziehung spazierten Sol und Carla einmal durch einen Wald und stießen auf zwei sich paarende Schildkröten. Sol sagte: »Ist es nicht merkwürdig, daß sich eine männliche und eine weibliche Schildkröte an einem so unwahrscheinlichen Platz treffen und wir Zeugen sind?« Sie schauten dem langsamen Paarungsritual ein paar Minuten lang zu. Eine Woche später ließ Sol während eines Kinobesuchs eine Keramikschildkröte in Carlas Hand gleiten. Schildkröten waren zu einem Symbol ihrer Freude darüber geworden, einander gefunden zu haben.
Obwohl einige Frauen sich darüber beschweren, der männlichen Vorstellung von Romantik läge stets ein sexuelles Motiv zugrunde, wäre es falsch, Sex und Romantik zu trennen. Sexualität kann ein angemessener und wichtiger Bestandteil der Romantik sein, wie mein Freund Martin entdekken sollte. Als er eines Abends nach Hause kam, brannte im ganzen Haus kein Licht. Nur im Eßzimmer war ein schwaches Glühen zu sehen. Er schlich sich ums Haus. Als er den Alkoven betrat, sah er einen wunderschön gedeckten Tisch mit Kerzen und Blumen. Gerade als er seine Frau rufen wollte, hörte er hinter sich ihre Stimme: »Hast du Hunger?« Er drehte sich um. Da stand sie: in einer schwarzen Hose, hochhackigen Schuhen und einer kleinen Schürze, in jeder Hand einen vollen Teller. Sie mußten das Essen später in der Mikrowelle aufwärmen.
Aber auch einige Männer sind durch die romantische Schule gegangen. Als Heidi von der Arbeit nach Hause kam, entdeckte sie die Schuhe und Socken ihres Mannes neben der Haustür. Ärgerlich hob sie sie auf, um sie mit nach oben zu

nehmen. Auf der Treppe stolperte sie über seine Jacke und seine Krawatte. Hemd und Hose lagen über den oberen Treppenabsatz verstreut. Heidi merkte, was los war, als sie seinen Slip am Türknauf sah. Sie öffnete lächelnd die Tür. Ihr Mann lag nackt auf dem Bett; Dutzende von Kerzen erleuchteten das Zimmer.

Einige der romantischsten Geschichten, die ich hörte, hatten mit der intimen Kenntnis der Geschichte des Partners zu tun. Eine meiner Klientinnen wußte nicht, was sie ihrem Mann zum sechzigsten Geburtstag schenken sollte. Er war ein »Mann, der alles hatte«. Nachdem sie sich tagelang den Kopf zerbrochen hatte, fiel ihr ein altes Foto ein, auf dem er acht Jahre alt gewesen war. Sie suchte das Foto heraus und betrachtete den kleinen Jungen genauer, der dort stolz aufgerichtet in seinen brandneuen Cowboystiefeln stand. Obwohl sie ihren Mann in den einundvierzig Jahren, die sie ihn kannte, noch nie in Cowboystiefeln gesehen hatte, spürte sie, daß die Nostalgie wahrscheinlich immer noch da war. Sie schaute sich in den Geschäften um und entdeckte ein Paar Stiefel, die denen auf dem Bild sehr ähnlich sahen. Als er das Geschenk auspackte, stiegen ihm Tränen in die Augen; er sah aus, als hätte er einen lange vermißten Freund wiedergetroffen. Heute, acht Jahre später, trägt er die Stiefel immer noch und hat sich noch drei Paar dazugekauft.

Wir alle sind mit unserer Geschichte verbunden. Wenn unser Partner unserer Vergangenheit Respekt zollt, kann er uns damit tief anrühren. Das Kind in uns verbindet sich auf einer tiefen, unbewußten Ebene mit ihm.

Wie Sie mit dem Widerstand gegen Romantik fertig werden

Falls Ihr Partner nicht so romantisch ist, wie Sie es gerne hätten, gibt es einiges, was Sie tun können, um ihn zu offeneren Zeichen der Liebe zu ermutigen. Die erste Regel, die Sie nicht vergessen sollten, heißt: *positive Verstärkung*. Jede positiv verstärkte Handlung neigt dazu, an Häufigkeit zuzunehmen. Verstärken Sie jede romantische Geste so, wie es Ihrem Partner am besten gefällt, entweder mit einem Lächeln, einem Kuß oder einem herzlichen Dankeschön. Warten Sie nicht auf Vollkommenheit. Konzentrieren Sie sich auf das, was Sie bekommen, nicht auf das, was Sie vermissen. Romantische Liebe, die nicht erkannt, nicht anerkannt wird, verwittert und stirbt noch am Rebstock.

Die zweite Regel lautet: *Unterlassen Sie jede Bestrafung*. Falls Sie die fehlende romantische Aufmerksamkeit Ihres Partners kritisieren, an ihm herumnörgeln oder sich darüber beklagen, erhöhen Sie damit nur die Wahrscheinlichkeit, daß er sich noch mehr zurückzieht oder mit einer gezwungenen, unaufrichtigen Geste reagiert, nur um Sie zufriedenzustellen.

Und schließlich sollten Sie, wie ich bereits zu Anfang dieses Kapitels betont habe, *herausfinden, was Ihrem Partner das Gefühl gibt, geliebt zu werden, und es tun*. (Die Übungen 1 und 2 am Ende dieses Kapitels werden Sie Schritt für Schritt durch diesen Prozeß führen.) Die beste Methode, Ihrem Partner zu helfen, romantischer zu werden, besteht darin, Ihre eigenen Liebesbezeugungen seinen Bedürfnissen und Wünschen anzupassen. Wenn Sie Ihrem Partner kritiklos Ihre Liebe und Anerkennung zeigen, gelingt es Ihnen vielleicht, ein paar seiner verborgenen emotionalen Wunden zu heilen und den romantischen Partner zu formen, nach dem Sie sich sehnen.

Einige von Ihnen haben möglicherweise das umgekehrte Problem und ertappen sich dabei, wie sie die liebevolle Aufmerksamkeit ihres Partners zurückweisen. Irgend etwas in uns ist der Meinung, daß wir soviel Liebe nicht verdienen. Bonnie, dreiunddreißig, sprach davon, wie schwer es für sie war, eine romantische Geste ihres Partners zu akzeptieren: »Als ich eines Tages nach Hause kam, stellte ich fest, daß Lennie ein Überraschungsessen gekocht hatte. Der Tisch stand neben dem Swimmingpool; auf dem Wasser schwammen Kerzen. Aber es gelang mir nicht, in eine romantische Stimmung zu kommen. Ich hatte mir so etwas schon hundertmal vorgestellt, aber ich konnte nicht akzeptieren, daß es mir passierte.«

Es ist häufig der Fall, daß Menschen, die sich gegen Romantik sträuben, als Kinder zu wenig Liebe und Aufmerksamkeit bekamen. Wenn ihr Partner nett zu ihnen ist, verspüren diese Menschen eine Dissonanz; die Sicht ihres Partners von ihnen entspricht nicht ihrer eigenen kalten Einschätzung; möglicherweise wird durch die Liebe, die ihr Partner ihnen zeigt, der Schmerz der frühen Jahre bewußter. Kürzlich half ich während eines Workshops einem Paar bei der Spiegelbild-Übung. Plötzlich begann die Frau zu weinen, was beide überraschte, denn die Übung verlief sehr zufriedenstellend; zwischen ihnen entwickelte sich ein Gefühl inniger Vertrautheit. Ich fragte die Frau: »Weshalb weinen Sie?«

»Ich weiß nicht«, antwortete sie.

»Sind es Sorgen- oder Freudentränen?« bohrte ich weiter.

»Beides«, schluchzte sie. »Ich bin glücklich, weil ich mich Steve so nahe fühle, aber ein Teil von mir glaubt, daß ich es nicht verdiene. Ich habe mich noch nie jemandem so nahe gefühlt.«

Ich bat sie, den Kopf an die Schulter ihres Partners zu lehnen und ihren Tränen freien Lauf zu lassen. Dann erklärte ich ihr, daß sie sich nach und nach auf den tiefen Ebenen der Vertrautheit wohler fühlen würde, wenn es ihr gelänge, einige dieser heftigen Gefühle loszulassen. In den tröstlichen Armen ihres Mannes konnte sie einiges von dem Kummer freilassen, den sie lange Jahre in ihrem Inneren verborgen gehalten hatte. Das nächste Mal, wenn sich zwischen ihnen ein Gefühl der Vertrautheit entwickelt, wird sie es wahrscheinlich leichter akzeptieren können.

Ich kann mich mit all den Menschen, die sich gegen Romantik sträuben, gut identifizieren, denn ich habe auch einmal zu ihnen gehört. Ich wuchs ohne Vater auf, und es gab Zeiten, zu denen mir meine Mutter emotional nicht zur Verfügung stand. Ein Teil von mir interpretierte ihre körperliche und emotionale Abwesenheit so, daß ich es nicht wert sei, geliebt zu werden. Wenn ein Mann mir später seine Liebe zeigte, wurde ich mißtrauisch und unterzog ihn einem Test. Hatte er den ersten Test bestanden, setzte ich ihn einer noch schwierigeren Probe aus. Manchmal trieb ich ihn mit meinem Widerstand bis an die Grenze. Mehrere Männer haben mir versichert: »Es ist schwer, dich zu lieben.« Sie hatten recht.

Zu den Dingen, die mir halfen, meinen Widerstand zu überwinden, gehörte ein liebevoller Ehemann, der nicht müde wurde, mir seine Liebe auf vielerlei Weise zu bekunden. Ich habe es ihm nicht leicht gemacht. Am Anfang unserer Beziehung bemühte er sich beispielsweise sehr, exotische Boutiquen aufzuspüren, um meine Vorliebe für ungewöhnliche Kleider und ausgefallenen Schmuck zu befriedigen. Jedesmal wenn er mir von einem neuen Geschäft berichtete, ging ich selbst dorthin und kaufte die Sachen, die mich am meisten ansprachen. Nach einer Weile war dann nichts mehr da, was mir wirklich gefiel. Und als seine Geschenke dann weniger regelmäßig kamen, machte ich ihm Vorwürfe. Erfreulicherweise durchschaute er mein Spiel. Mit seiner Hilfe entdeckte ich, wie ich seine Bemühungen sabotierte. Und ich erkannte, daß meine Kindheit mich gelehrt hatte, keine fortlaufende Aufmerksamkeit zu verdienen, und falls doch, daß sie von mir selbst kommen mußte. Durch die unermüdlichen Bemühungen meines Mannes lernte ich schließlich, daß ich ein liebenswerter Mensch war und auf seine romantische Aufmerksamkeit zählen konnte.

Seit damals zeigt er mir regelmäßig seine Liebe. Vor ein paar Tagen schleppte ich mich, nachdem ich sechs Workshops an sechs aufeinanderfolgenden Tagen abgehalten hatte, nach Hause. Es war neun Uhr abends. Ich war müde, litt unter der Zeitverschiebung durch die Flüge und war nicht in Stimmung für Romantik. Der Duft frischen Brotes lockte mich in die Küche. Dort stand mein Mann und schöpfte aus einer Schüssel selbstgemachte Hühnercremesuppe, meine Lieblingssuppe. Er hatte den ganzen Nachmittag damit verbracht, Suppe und Brot zuzubereiten, und es so eingerichtet, daß das Brot, fünf Minuten bevor ich durch die Tür kommen sollte, fertig war. Mir ging es sofort besser. Wir hatten ein spätes, intimes Essen und tauschten die neuesten Nachrichten aus. Auf dem Weg ins Bett sagte ich zu ihm: »Das war *meine* Vorstellung von einem Vorspiel.« Dann schliefen wir miteinander. Nicht, weil ich mich ihm verpflichtet fühlte, sondern weil ich wirklich mit ihm schlafen wollte. Das war ein weiteres Beispiel für die Macht der Romantik und die überraschende Art und Weise, wie alle neun Bestandteile einer Liebesbeziehung daran beteiligt sind.

Übung 1: Definieren Sie, was Ihnen das Gefühl gibt, geliebt zu werden

ERLÄUTERUNGEN: Die erste Übung will Ihnen bei der Entscheidung helfen, welche traditionelle romantische Geste für Sie besonders bedeutsam ist. Falls Sie möchten, können Sie Bemerkungen an den Rand schreiben, um mehr Licht in Ihre Antworten zu bringen. (Die nächste Übung wird Ihnen helfen, Ihre persönlichen Vorlieben zu definieren.)

ANWEISUNGEN: Bewerten Sie jede der folgenden romantischen Gesten auf einer Skala von 0 bis 4 (beide Partner haben eigene Checklisten).

0 = kein Interesse
1 = kaum Interesse
2 = wenig Interesse
3 = viel Interesse
4 = höchstes Interesse

Partner 1:

______ 1. Ein besonderes Essen für mich kochen
______ 2. Mich baden
______ 3. »Ich liebe dich« zu mir sagen
______ 4. Eine Hausarbeit machen, ohne darum gebeten zu werden
______ 5. Mich zu einem Spaziergang einladen
______ 6. Mir über den Rücken streichen
______ 7. Mir eine Karte schenken

______ 8. Mir Blumen schenken
______ 9. Mir die Wagentür öffnen
______ 10. Mir tief in die Augen schauen
______ 11. Mich küssen
______ 12. Mich vor anderen loben
______ 13. Mir ein gar nicht teures Geschenk machen
______ 14. Mir ein teures Geschenk machen
______ 15. Mir einen Zettel mit ein paar lieben Sätzen schreiben
______ 16. Mich überraschend an meinem Arbeitsplatz besuchen
______ 17. Mich zum Essen ausführen
______ 18. Im Bett aneinanderschmiegen
______ 19. Pakete für mich tragen
______ 20. Zusammen Musik hören
______ 21. Mir Kosenamen geben
______ 22. Eine Überraschungsgeburtstagsparty organisieren
______ 23. Einen Überraschungsurlaub planen
______ 24. Mir romantische Dinge schenken
______ 25. Mir einen Liebesbrief schreiben
______ 26. Mir ein Gedicht schreiben
______ 27. Zusammen Picknick machen
______ 28. Gemeinsam duschen
______ 29. Zusammen in der warmen Wanne sitzen
______ 30. Sich bei der Gestaltung der Feier unseres Jahrestags Mühe geben
______ 31. Sich bei der Gestaltung der Feier meines Geburtstags Mühe geben
______ 32. Sich bei der Gestaltung der Feier des Valentintags Mühe geben
______ 33. Mir Weihnachten ein besonderes Geschenk machen

______ 34. Mit mir übers Wochenende fortfahren
______ 35. Zusammen ungestört zu Hause bleiben
______ 36. Zusammen einschlafen
______ 37. Ins Kino gehen
______ 38. Mich zu einem Sportereignis mitnehmen
______ 39. Auf der Couch kuscheln
______ 40. Händchen halten
______ 41. Mich umarmen
______ 42. Mich zu einem kulturellen Ereignis begleiten
______ 43. Zusammen vor dem Kamin sitzen
______ 44. Kerzen anzünden
______ 45. Mit mir Spiele spielen

Partner 2:

______ 1. Ein besonderes Essen für mich kochen
______ 2. Mich baden
______ 3. »Ich liebe dich« zu mir sagen
______ 4. Eine Hausarbeit machen, ohne darum gebeten zu werden
______ 5. Mich zu einem Spaziergang einladen
______ 6. Mir über den Rücken streichen
______ 7. Mir eine Karte schenken
______ 8. Mir Blumen schenken
______ 9. Mir die Wagentür öffnen
______ 10. Mir tief in die Augen schauen
______ 11. Mich küssen
______ 12. Mich vor anderen loben
______ 13. Mir ein gar nicht teures Geschenk machen
______ 14. Mir ein teures Geschenk machen
______ 15. Mir einen Zettel mit ein paar lieben Sätzen schreiben

______ 16. Mich überraschend an meinem Arbeitsplatz besuchen
______ 17. Mich zum Essen ausführen
______ 18. Im Bett aneinanderschmiegen
______ 19. Pakete für mich tragen
______ 20. Zusammen Musik hören
______ 21. Mir Kosenamen geben
______ 22. Eine Überraschungsgeburtstagsparty organisieren
______ 23. Einen Überraschungsurlaub planen
______ 24. Mir romantische Dinge schenken
______ 25. Mir einen Liebesbrief schreiben
______ 26. Mir ein Gedicht schreiben
______ 27. Zusammen Picknick machen
______ 28. Gemeinsam duschen
______ 29. Zusammen in der warmen Wanne sitzen
______ 30. Sich bei der Gestaltung der Feier unseres Jahrestags Mühe geben
______ 31. Sich bei der Gestaltung der Feier meines Geburtstags Mühe geben
______ 32. Sich bei der Gestaltung der Feier des Valentintags Mühe geben
______ 33. Mir Weihnachten ein besonderes Geschenk machen
______ 34. Mit mir übers Wochenende fortfahren
______ 35. Zusammen ungestört zu Hause bleiben
______ 36. Zusammen einschlafen
______ 37. Ins Kino gehen
______ 38. Mich zu einem Sportereignis mitnehmen
______ 39. Auf der Couch kuscheln
______ 40. Händchen halten
______ 41. Mich umarmen
______ 42. Mich zu einem kulturellen Ereignis begleiten

______ 43. Zusammen vor dem Kamin sitzen
______ 44. Kerzen anzünden
______ 45. Mit mir Spiele spielen

Übung 2: Persönliche Vorlieben

Die vorhergehende Liste war allgemein gehalten. Doch jeder von uns sehnt sich danach, auf eine ganz bestimmte Art angerührt zu werden. Führen Sie nachfolgend zehn Aktivitäten auf, die Ihnen das Gefühl geben, geliebt zu werden (vielleicht müssen Sie erst eine Weile still darüber nachdenken). Seien Sie präzise, und beschreiben Sie die Aktivitäten in positiven Begriffen, damit Ihr Partner genau weiß, wonach Sie sich sehnen. Beispiele:

»Es wäre schön, wenn du mich unerwartet am Flughafen abholtest.«
»Ich hätte gern eine halbstündige Fußmassage.«
»Begleite mich auf einem einwöchigen Rucksacktrip.«
»Es wäre schön, ein gemeinsames Wochenende im Hotel zu verbringen.«
»Mach mit mir einen Segelkurs.«

Stellen Sie Ihre Liste getrennt auf, ohne die Ihres Partners zu lesen.

Partner 1:

1. ____
____

2. ____

____

3. ____

____

4. ____

____

5. ____

____

6. ____

____

7. ____

____

8. ____

____

9. ____

____

10. ____

____

Partner 2:

1. ____

____

2. ____

____

3. ____

____

4. ____

____

5. ____

____

6. ____

____

7. ____

____

8. ____

____

9. ____

____

10. ____

____

Zeigen Sie Ihrem Partner Ihre fertiggestellte Liste, und sprechen Sie mit ihm darüber, um sicherzustellen, daß Ihre Wünsche richtig verstanden wurden. Es liegt an Ihnen, ob Sie Ihrem Partner einen Wunsch gewähren. Diese Übung ist kein Wettbewerb; sie soll Sie nur informieren und motivieren.

Übung 3: Planen Sie eine Jahrestagsfeier

Erläuterungen: Nachfolgend finden Sie eine Reihe von Fragen, die Ihnen helfen sollen, einen Jahrestag zu feiern, der für Sie beide von besonderer Bedeutung ist.

Anweisungen: Bevor Sie anfangen, die Feier Ihres nächsten Jahrestags zu planen, sollten Sie über folgende Fragen nachdenken:

- Welche Orte sind für Sie von besonderer Bedeutung?
- Welche Daten oder Jahreszeiten sind für Sie die wichtigsten? (Sie können mit Ihrem Hochzeitstag übereinstimmen, müssen aber nicht.)
- Gibt es noch andere Menschen, die Sie einladen möchten?

- Welche Symbole oder Gegenstände haben eine besondere Bedeutung für Sie?
- Welche Aktivitäten genießen Sie beide?
- Haben Sie gemeinsame Erinnerungen an ein bestimmtes Essen, spezielle Musik, Blumen etc.?
- Gibt es Versprechen, Gedichte, spirituelle oder literarische Stellen, die für Sie beide wichtig sind?
- Unter welchen Umständen fühlen Sie sich am innigsten verbunden? (Beispiele: in der Natur; wenn Sie eine neue Stadt erkunden, gemeinsam auf dem Land sind, eine Kreuzfahrt machen, am Strand entspannen.)

Übung 4: Ein romantischer Kalender

Erläuterungen: Mit ein wenig Mühe können Sie Ihre Beziehung zwölf Monate im Jahr feiern. Es folgt ein monatlicher Aktivitätenkalender, der Sie inspirieren soll.

Anweisungen: Lesen Sie die folgenden Vorschläge. Unterstreichen oder kreuzen Sie diejenigen an, auf die Sie positiv reagieren. Bitten Sie Ihren Partner, es Ihnen nachzutun. Schmieden Sie einen Plan, um einige der Vorschläge zu verwirklichen, die Sie beide attraktiv finden.

Januar: In diesem Monat feiern wir den Beginn eines neuen Jahres. Gibt es eine bessere Zeit, um Ihre Beziehung zu feiern? Der Silvesterabend ist für einige Paare besonders wichtig. Wenn Sie jemanden um Mitternacht küssen, hat dies eine rituelle Bedeutung. Neujahr ist naturgemäß die Zeit, Ihre Beziehung zu feiern und nochmals zu bestätigen. Ein mir bekanntes Paar setzt jedes Jahr einen Beziehungsvertrag auf und handelt den Wortlaut am 1. Januar aus. In diesem Monat des Neuanfangs sollten Sie sich Ziele setzen. Reservieren Sie Zeit für ein gemächliches, beschauliches Liebesspiel, für gemeinsame Freizeit, für einen gemeinsamen Urlaub.

Februar: Der Valentinstag ist der Tag der Liebenden; doch wird er seit einigen Jahrzehnten verwässert und auf Kinder, Lehrer und Freunde ausgedehnt. Kehren Sie zur Basis zurück und vergewissern Sie sich, daß Sie Ihre Energie auf Ihren Schatz konzentrieren. Sie könnten ihm in jeder Februarwoche eine Karte oder ein kleines Geschenk schicken oder aus dem Valentinstag ein Fest machen, indem Sie sich freinehmen und den Tag gemeinsam mit Ihrem Partner zu Hause verbringen. Ziehen Sie sich »fein« an und gehen Sie tanzen (oder in ein bestimmtes Restaurant). Besuchen Sie noch einmal Orte, die für Sie von besonderer Bedeutung sind. Schreiben Sie einen gefühlvollen Liebesbrief.

März: Wenn das Wetter schlecht ist, ist genau die richtige Zeit für einen Abend vor dem Kamin oder ein Essen bei Kerzenschein. Falls Sie beide Hallensport mögen, können Sie Karten für eine aufregende Sportveranstaltung kaufen. Und falls es draußen kalt ist, kann ein langes, heißes Bad Sie auf mehr als eine Art erwärmen. Verbringen Sie einen Abend damit, sich mit Ihrem Partner alte Fotos anzuschauen und sich an die lustigen Zeiten zu erinnern, die Sie miteinander verlebt haben.

April: Mit dem April hält der Frühling Einzug, und vieles beginnt neu. Der April ist der Monat, an dem man sich gemeinsam nach draußen wagen kann: zu einem Spaziergang, einer Wanderung, einer Fahrradfahrt oder auch einfach einem Bummel durch den Park. Beim Thema Frühling fällt mir immer der Frühjahrsputz ein. Sich die gemeinsamen

Besitztümer anzuschauen und Unwichtiges auszusortieren kann sehr verbindend sein. Ja, einige Menschen finden so etwas sogar romantisch, besonders die Pragmatiker.

Mai: Mai ist der Monat der Blumen, ein wahres Symbol der romantischen Liebe. Überraschen Sie Ihren Partner mit einer Palette von Beetpflanzen, und pflanzen Sie sie gemeinsam ein. Pflanzen Sie einen Baum als Symbol Ihrer Liebe. Natürlich können Sie Ihrem Partner auch Schnittblumen oder eine Pflanze für zu Hause oder für den Arbeitsplatz schenken. Vergessen Sie nicht, daß auch Männer gern Blumen geschenkt bekommen.

Juni: Der Juni ist der traditionelle Monat für Hochzeiten und Verpflichtungen. Gibt es eine bessere Zeit, um Ihre Versprechen durch Wort und Tat zu erneuern? An einen einfachen Satz wie: »Ich freue mich darauf, mit dir älter zu werden« oder »Ich bin froh, daß es dich in meinem Leben gibt« wird man sich noch lange erinnern.

Juli: Feiern Sie den Hochsommer mit einer Prise heißem Sex. Nehmen Sie ein Risiko auf sich. Lieben Sie sich im Freien; schlafen Sie im Laufe des Monats in jedem Zimmer miteinander. Machen Sie ein Picknick. Breiten Sie eine Decke aus, und schauen Sie sich gemeinsam die Sterne an. Gehen Sie ins Wasser. Bespritzen Sie sich gegenseitig mit Wasserpistolen. Spielen Sie miteinander.

August: Stellen Sie sicher, daß Sie einen kurzen Urlaub mit Ihrem Partner verbringen, bevor der geschäftige Herbst seinen Schatten über Sie wirft. Falls Sie Kinder haben, vermittelt Ihr Alleinsein mit Ihrem Partner diesen eine wichtige Botschaft. Ihre Kinder müssen wissen, daß Ihr Partner in Ihrem

Leben Vorrang hat. Das Wissen, daß Sie beide einander lieben, vermittelt Ihren Kindern ein Gefühl der Sicherheit und erlaubt ihnen, als Erwachsene intime Verbindungen einzugehen.

September: Die Aufgaben, die Sie im Laufe des Sommers immer wieder vor sich hergeschoben haben, müssen jetzt erledigt werden. Der September ist möglicherweise die richtige Zeit für eine pragmatische Liebesgeste. Putzen Sie den Wagen Ihres Partners. (Oder bezahlen Sie jemand anderen dafür.) Räumen Sie die Garage auf. Stapeln Sie das Geschirr so in den Geschirrspüler, wie es Ihrem *Partner* gefällt. Schärfen Sie die Küchenmesser, während Sie sich ein Football-Spiel anschauen. Schenken Sie Ihrem Partner eine Extraportion Zuneigung, wenn er beruflich stark eingespannt ist. Hinterlassen Sie Zettel mit Liebesgrüßen an unüblichen Stellen, um Ihren Partner an Ihre Unterstützung zu erinnern. Schauen Sie sich ein Football-Spiel live an, und essen Sie Junkfood, einfach nur zum Spaß.

Oktober: Oktober ist der Halloweenmonat. Weshalb leben Sie die Romantik nicht ein wenig aus? Sie könnten nachspielen, wie Sie und Ihr Partner sich kennengelernt haben, oder in der Öffentlichkeit so tun, als hätten Sie sich gerade eben erst kennengelernt. Sich verkleiden kann sehr lustig sein. Überraschen Sie Ihren Partner mit einem Bouquet aus bunten Herbstblättern. Veranstalten Sie ein Herbstpicknick mit heißem Cidre, einem nahrhaften Eintopf oder einer Suppe und frischem Brot. Im Herbst sind die Parks und Wälder erfreulich leer. Ziehen Sie einen Camping-Ausflug in Betracht. Es wird früh dunkel, und Sie müssen sich aneinanderschmiegen, um warm zu werden – ideale Voraussetzungen für ein ausgedehntes Liebesspiel.

November: Der elfte Monat des Jahres ist die Zeit, Dank zu sagen, und was könnte romantischer sein, als Ihrem Partner für all das zu danken, was er für Sie getan hat? Sie können das bei einer kleinen Ansprache zum Thanksgiving-Dinner tun oder aber privater, hinter verschlossenen Türen. Eine Karte oder ein Brief, mit denen Sie Ihren Dank ausdrücken, wird wahrscheinlich zu einem Andenken.

Dezember: Der letzte Monat des Jahres ist voller Licht und Festlichkeiten. Er ist traditionell eine Zeit für Kinder, für Kirchen, für Verwandte und Bürofeiern. Wenn Sie nicht aufpassen, trennen die Feiertage Sie von Ihrem Partner. Reservieren Sie sich ein wenig Zeit füreinander; respektieren Sie die Feiertagstraditionen des anderen. Fragen Sie Ihren Partner: »Welches Essen hat für dich eine besondere Bedeutung? Welche Dekorationen bringen für dich die zärtlichsten Erinnerungen zurück? Welche der alten Feiertagstraditionen würdest du gern wiederaufleben lassen?«
Helfen Sie einander bei den Hausarbeiten, die durch die Feiertage anfallen. Machen Sie »deine und meine« Feiertage daraus, keine weibliche Tour de force. Überlegen Sie sorgsam, was Sie einander schenken. Ein mir bekanntes Paar hat mit dem gegenseitigen Schenken aufgehört und kauft jetzt nur noch ein Geschenk für sich. Die beiden genießen diese miteinander verbrachte Zeit und meinen, es vermindere den Druck, mit einem »perfekten« Geschenk aufwarten zu müssen.

Übung 5: Ein persönlicher Führer durch die Feiertage

Erläuterungen: Viele Menschen glauben, ihr Partner wüßte genau, was ein bestimmter Feiertag, ein bestimmtes Ereignis für sie bedeute. Und wenn er mit seiner Vermutung falschliegt, gerät er in Teufels Küche.
Tatsächlich reagiert jeder Mensch gefühlsmäßig anders auf Feiertage. Eine Frau hält den Muttertag für einen kommerziellen Witz und würde ihn am liebsten ignorieren; eine andere ist sehr gekränkt, wenn ihr Mann sie an diesem Tag nicht mit einem Geschenk überrascht. Eine Frau möchte ihren Geburtstag mit einer Riesenparty feiern, eine andere lieber im Kreis der Familie. Eine Frau meint, Halloween sei etwas für Kinder und ein Trick, eine andere möchte auf Erwachsenenparties gehen und verbringt Stunden damit, sich ein Kostüm zu nähen. Einige Menschen freuen sich über nützliche Weihnachtsgeschenke, andere halten sie für einen Scheidungsgrund.
Diese Übung macht ein Ende mit dem Gedankenlesen. Sie verlangt, daß Sie Ihre Gefühle in bezug auf jeden Feiertag eindeutig beschreiben und genau erklären, wie Ihr Partner reagieren soll.

Anweisungen: Schauen Sie sich die folgende Liste der Hauptfeiertage an und markieren Sie die Tage, die Sie feiern. Fügen Sie noch andere hinzu, die ich übersehen haben sollte. Beantworten Sie die Fragen zu jedem der Feiertage, die Sie angekreuzt haben. Sprechen Sie hinterher mit Ihrem Partner darüber, und arbeiten Sie daran.

Partner 1:

VALENTINSTAG

Welche Bedeutung (wenn überhaupt) hat dieser Feiertag/diese Feier für Sie?

____

Was soll Ihr Partner für Sie/mit Ihnen tun?

____

OSTERN

Welche Bedeutung (wenn überhaupt) hat dieser Feiertag/diese Feier für Sie?

____

Was soll Ihr Partner für Sie/mit Ihnen tun?

____

IHR GEBURTSTAG

Welche Bedeutung (wenn überhaupt) hat dieser Feiertag/diese Feier für Sie?

____

Was soll Ihr Partner für Sie/mit Ihnen tun?

____

IHR NAMENSTAG

Welche Bedeutung (wenn überhaupt) hat dieser Feiertag/diese Feier für Sie?

____

Was soll Ihr Partner für Sie/mit Ihnen tun?

____

MUTTERTAG
Welche Bedeutung (wenn überhaupt) hat dieser Feiertag/diese Feier für Sie?

____

Was soll Ihr Partner für Sie/mit Ihnen tun?

____

VATERTAG
Welche Bedeutung (wenn überhaupt) hat dieser Feiertag/diese Feier für Sie?

____

Was soll Ihr Partner für Sie/mit Ihnen tun?

____

IHR JAHRESTAG
Welche Bedeutung (wenn überhaupt) hat dieser Feiertag/diese Feier für Sie?

____

Was soll Ihr Partner für Sie/mit Ihnen tun?

____

TAG DER ARBEIT
Welche Bedeutung (wenn überhaupt) hat dieser Feiertag/diese Feier für Sie?

____

Was soll Ihr Partner für Sie/mit Ihnen tun?

___

WEIHNACHTEN

Welche Bedeutung (wenn überhaupt) hat dieser Feiertag/diese Feier für Sie?

___

Was soll Ihr Partner für Sie/mit Ihnen tun?

___

SILVESTER

Welche Bedeutung (wenn überhaupt) hat dieser Feiertag/diese Feier für Sie?

___

Was soll Ihr Partner für Sie/mit Ihnen tun?

___

NEUJAHR

Welche Bedeutung (wenn überhaupt) hat dieser Feiertag/diese Feier für Sie?

___

Was soll Ihr Partner für Sie/mit Ihnen tun?

___

ANDERE FEIERTAGE ODER BESONDERE EREIGNISSE

___

___

___

___

Partner 2:

VALENTINSTAG

Welche Bedeutung (wenn überhaupt) hat dieser Feiertag/diese Feier für Sie?

___

Was soll Ihr Partner für Sie/mit Ihnen tun?

___

OSTERN

Welche Bedeutung (wenn überhaupt) hat dieser Feiertag/diese Feier für Sie?

___

Was soll Ihr Partner für Sie/mit Ihnen tun?

___

IHR GEBURTSTAG

Welche Bedeutung (wenn überhaupt) hat dieser Feiertag/diese Feier für Sie?

___

Was soll Ihr Partner für Sie/mit Ihnen tun?

___

IHR NAMENSTAG

Welche Bedeutung (wenn überhaupt) hat dieser Feiertag/diese Feier für Sie?

___

Was soll Ihr Partner für Sie/mit Ihnen tun?

___

Muttertag

Welche Bedeutung (wenn überhaupt) hat dieser Feiertag/diese Feier für Sie?

Was soll Ihr Partner für Sie/mit Ihnen tun?

Vatertag

Welche Bedeutung (wenn überhaupt) hat dieser Feiertag/diese Feier für Sie?

Was soll Ihr Partner für Sie/mit Ihnen tun?

Ihr Jahrestag

Welche Bedeutung (wenn überhaupt) hat dieser Feiertag/diese Feier für Sie?

Was soll Ihr Partner für Sie/mit Ihnen tun?

Tag der Arbeit

Welche Bedeutung (wenn überhaupt) hat dieser Feiertag/diese Feier für Sie?

Was soll Ihr Partner für Sie/mit Ihnen tun?

Weihnachten

Welche Bedeutung (wenn überhaupt) hat dieser Feiertag/diese Feier für Sie?

Was soll Ihr Partner für Sie/mit Ihnen tun?

Silvester

Welche Bedeutung (wenn überhaupt) hat dieser Feiertag/diese Feier für Sie?

Was soll Ihr Partner für Sie/mit Ihnen tun?

Neujahr

Welche Bedeutung (wenn überhaupt) hat dieser Feiertag/diese Feier für Sie?

Was soll Ihr Partner für Sie/mit Ihnen tun?

Andere Feiertage oder besondere Ereignisse

Übung 6: Entwickeln Sie ein romantisches Liebesspielritual

ERLÄUTERUNGEN: Sie können Ihr Liebesspiel bedeutsamer machen, wenn Sie ein Ritual entwickeln, das Sie auf das romantische, intime Erlebnis einstimmt. Die Entwicklung eines Rituals zeigt Ihre Fähigkeit, etwas Einmaliges und Persönliches zu schaffen; etwas, das ans Spirituelle grenzen kann.

ANWEISUNGEN: Wenn Sie und Ihr Partner in ruhiger, vertrauter Stimmung sind, sollten Sie sich ein Ritual ausdenken, das Sie vor dem Liebesspiel ausführen; ein Ritual, das Ihr Bewußtsein um den anderen steigert und das Band zwischen Ihnen verstärkt. Dieses Ritual kann etwas so Einfaches wie das Anzünden einer Kerze oder ein minutenlanger Blickkontakt oder auch ausgefeilter sein und einige der folgenden Bestandteile enthalten:

Kerzen,
eine bestimmte Musik,
eine spezielle Beleuchtung,
Blumen,
Blickkontakt,
Massage,
Singen oder Spielen von Musikinstrumenten,
Räucherwerk,
Zitieren von Gedichten,
Vorlesen von Lieblingsstellen,
Vorlesen von Abschnitten aus der Bibel.

9
Sex und Körperbild

Wir sind eine von unseren Körpern besessene Nation. Mehr als je zuvor halten wir Diät und trainieren wir, zählen wir jedes Gramm Fett, lassen uns Haare implantieren und zahlen hohe Summen, um uns liften, auspolstern und absaugen zu lassen. Das Image ist alles. Doch trotz all unserer Mühen mißfällt uns das Bild, das wir im Spiegel sehen. Mehr als fünfundachtzig Prozent der Teilnehmer an einer vom *Psychology Today*-Magazin veranstalteten Körperbild-Umfrage waren mit ihrem Aussehen unzufrieden, und fast fünfunddreißig Prozent hatten *ernsthafte* Probleme mit ihrem äußeren Erscheinungsbild. Die Teilnehmer an dieser Umfrage waren mit ihrem Aussehen unzufriedener als jene, die dreizehn Jahre zuvor an einer ähnlichen Umfrage teilgenommen hatten.

Wahrscheinlich überrascht es Sie nicht, zu erfahren, daß es einen gravierenden Unterschied in der Art und Weise gibt, wie Männer und Frauen ihren Körper sehen. Schauen Sie sich noch einmal die Ergebnisse Ihrer Sexualtyp-Umfrage an. Normalerweise ist die Punktzahl beim Mann höher als bei der Frau. Ich kann oft das Geschlecht des Teilnehmers durch einen Blick auf die Körperbild-Kategorie bestimmen. Eine Frau mit einer sehr geringen Punktzahl verblüffte das um einiges höhere Ergebnis ihres Mannes. »Er spricht nie schlecht von seinem Körper«, sagte sie ungläubig. »Er kritisiert sich nicht einmal. Er hat ein dickes Bäuchlein bekommen; hat dürre kleine Vogelbeine. Richtig bleiche Beine. Und er wird schlaff, weil er nicht mehr trainiert. Aber das kümmert ihn alles nicht! Es ist wirklich seltsam.« Sie begriff nicht, wie ihr

Mann mit einem unvollkommenen Körper zufrieden sein konnte.
Es entmutigt mich immer, wenn ich sehe, daß die Menschen mit dem negativsten Körperbild hübsche junge Frauen sind; Teenager und Frauen zwischen zwanzig und dreißig Jahren. Ein Großteil dieser wunderschönen Frauen mit den schlanken Körpern, der Samthaut und dem glänzenden Haar sind in bezug auf ihr Aussehen sehr kritisch. Was eine meiner Bekannten nicht überrascht, die Mutter einer wunderschönen, neunzehn Jahre alten Tochter namens Martha, bei der sich alle Leute umdrehen, wenn sie einen Raum betritt. Männer und Frauen unterbrechen ihre Gespräche, wenn sie an ihnen vorbeigeht. Martha hat sogar schon für ein Fitneß-Magazin Modell gestanden, dennoch ist sie mit ihrem Aussehen unzufrieden. Sie hält wie besessen Diät; und wenn ihr Bäuchlein auch nur die geringste Kurve zeigt, beginnt sie sofort zwanghaft zu joggen.
Leider gibt es Anzeichen dafür, daß auch Männer heutzutage immer weniger mit ihrem Aussehen zufrieden sind. Der Verkauf von Männerkosmetik ist auf 2,5 Milliarden Dollar jährlich angestiegen, weil Millionen Männer damit begonnen haben, ihre Haare genauer zu betrachten, »das Grau herauszukämmen« und ihre Toilette mit »Grundierungscreme« und Haarspray abzuschließen. Zwanzig Prozent aller plastischen Operationen werden an Männern durchgeführt, viermal mehr als noch vor zehn Jahren. Gesichtslifting wird auch bei Männern immer beliebter, und eine überraschend hohe Zahl von Männern läßt sich Brust- oder Wadenmuskeln implantieren; Muskeln, die nur langsam auf Training reagieren. Ein Mann, der sich gerade von seiner dritten Operationsrunde erholte, sagte: »Wenn man sich genauer betrachtet, entdeckt man einiges, was reparierungsbedürftig ist.«

Zweifellos spielen die Medien eine Hauptrolle bei unserer Besessenheit vom Körperbild. Jedesmal wenn wir einen Blick auf eine Reklametafel werfen, ein Magazin aufschlagen oder den Fernseher einschalten, werden wir mit wunderschönen Menschen, mit wahrhaft außergewöhnlichen Körpern konfrontiert, die eines Fotografen Auge fesseln. Von der Nachrichtensprecherin bis hin zu dem Mann, der in einem Katalog für die Anglerausrüstung Modell steht, sind wir von ungewöhnlich gutaussehenden Menschen umgeben.
Es ist nicht gerade dienlich, daß unsere Kultur eine eindeutige Verbindung zwischen schön und liebenswert zieht. Die romantischen Hauptdarsteller(innen) in einem Stück, einer Fernsehshow oder in einem Film sind immer hübsch oder wunderschön. Schauspieler mit normalen Körpern und Gesichtern bekommen Charakterrollen. Die von den Medien vermittelte Botschaft lautet, daß wir ungewöhnlich schön sein müssen, um liebenswert zu sein. Nachfolgend beschreibt die Romanschriftstellerin Kathleen E. Woodiwiss die Hauptperson ihres Liebesromans *Shanna*: »Sie war so schön, daß seine Knie schwach wurden ... Ihr helles, honigfarbenes Haar strömte in einer Fülle loser Locken gleich einem Wasserfall über ihre Schultern und den Rücken hinab ... Ihre Gesichtszüge schienen vollkommen, die Nase war gerade und zierlich. Sanfte braune Brauen wölbten sich über ihren leuchtend klaren, seegrünen Augen, die von dichten, pechschwarzen Wimpern umrahmt wurden.«
Welcher Mann konnte hoffen, eine solche Schönheit zu gewinnen? Nun, ein Mann, dessen Gesicht »hübsch und verwegen (war), mit prächtigen Brauen, die sich gefällig bogen, einer geraden, schmalen Nase; einem entschlossenen, doch sinnlichen Mund. Sein schmales Kinn verriet Stärke und

Biegsamkeit ... Ruark war schlank, aber kräftig, und bewegte sich mit einer fast sinnlichen Anmut. Er hatte breite Schultern, schmale Hüften, eine schlanke Taille und einen flachen Bauch.«

Die wunderschönen Menschen in diesen Büchern sind stets jung. Der Held kann in den Dreißigern oder Vierzigern sein, vorausgesetzt, er ist hinlänglich muskulös, schlank und hübsch. Aber eine glaubwürdige Heldin darf in der Regel höchstens achtzehn oder neunzehn Jahre oder Anfang Zwanzig sein. Und wenn eine weibliche Romanfigur (was der Himmel verhüten möge) dennoch über Dreißig sein sollte, dann hat sie sich erstaunlich gut gehalten. Sie ist schlank, hat ein flaches Bäuchlein, und ihre straffen Brüste haben sich überraschenderweise seit ihrer High-School-Zeit nicht einen Zentimeter gesenkt. Und so beschreibt Janet Dailey das Gesicht ihrer Heldin mittleren Alters in dem Buch *The Glory Game:* »Sie sah wie dreißig aus, ein unfreundliches Auge hätte sie auf siebenunddreißig geschätzt, doch jeder war überrascht, wenn sie gestand, daß sie bereits zweiundvierzig war. Ihre leicht von der Sonne Floridas gebräunte Haut besaß ein frisches, jugendliches Leuchten ... Viele schauten ihr diskret nach, aber da gab es keine Narben am Haaransatz, die das Liften des eigentlich schlaffen Fleisches verraten hätten.«

Ich habe die Bücher auf der Suche nach einer Heldin durchgeblättert, mit der ich mich identifizieren konnte; nach einer fünfzigjährigen Frau mit feinem Haar, schmalen Lippen, kleinen Brüsten und trockener Haut. Bis jetzt war mir kein Glück beschieden.

Eines der Hindernisse auf dem Weg, mit unseren kulturellen Schönheitsnormen, besonders denen der weiblichen Schönheit, Schritt zu halten, ist, daß sie sich von einem Jahrzehnt zum anderen ändern. Als Twiggy in den Sechzigern die Szene betrat, begannen wir, den dünnen Körper einer Präpubertie-

renden zu idealisieren, einen Körper, den man damals, als ich heranwuchs, als dürr oder hager bezeichnete. Um die gewünschte Flachheit zu erreichen, banden sich dünne Models ihre bereits minimalen Brüste mit Bandagen ab, und normalgewichtige Frauen unterzogen sich einer endlosen Reihe von Diäten. Bis ein neues Schönheitsideal auftauchte: Frauen mit einem dürren, präpubertierenden Körper und großen Brüsten. Um zu einer solch anatomischen Absonderlichkeit zu werden, hielten Frauen so lange Diät, bis sie in die kleinste Kleidergröße paßten, und zahlten dann Tausende von Dollars für Brustimplantate. Inzwischen gibt es Anzeichen dafür, daß der Look der Ausgemergelten wiederkommt, der die Frauen wie verwahrloste Kinder aussehen läßt.
Mir wurde bewußt, wie besessen wir vom schlanken Körper sind, als ich mit einer jungen Frau einkaufen ging, die sich gerade von einem lebensbedrohlichen Kampf gegen die Magersucht erholte. Wir suchten in der ganzen Stadt nach einer Hose für ihren ausgemergelten Körper. Schließlich fanden wir in einer Boutique, die sich auf kleine Frauen spezialisiert hatte, eine Hose Größe 00 (an diesem Tag entdeckte ich auch, daß die unteren Damengrößen 5, 3, 1, 0 und 00 sind). Die Verkäuferin, die meiner Freundin beim Umkleiden half, sprach voller Bewunderung über den »niedlichen« Körper meiner Bekannten. »Verraten Sie mir doch«, sagte sie, »wie Sie so schlank bleiben.« Ich dachte: »Durch Hungern, zwanghaftes Trainieren und Erbrechen.«

Frauen, Sex und Körperbild

In Anbetracht unserer kulturellen Besessenheit von Schönheit, Jugend und Schlankheit überrascht es nicht, daß so viele Frauen unzufrieden mit ihrem Äußeren sind. Sobald ihre

Körper normale Abnutzungserscheinungen zeigen und sobald jene natürlichen Polster sie schmücken, die mit zunehmender Reife in Erscheinung treten, sind sie völlig verzweifelt.

Um herauszufinden, wie sich dies auf ihre Sexualität auswirkt, bat ich eine Gruppe Frauen, über das Thema Sex und Körperbild zu diskutieren:

Pat Love: Wann hat jemand der hier Anwesenden sich wirklich seines Körpers erfreut und ihn für sexy gehalten?

Sandy: Müssen wir darüber reden? (Lachen)

Ellen: Einmal habe ich meinen Körper gemocht. Ich hatte die Grippe und drei Wochen lang einen schlimmen Durchfall. Ich hatte ungefähr dreiundzwanzig Pfund verloren und wog nur noch hundertvier Pfund, bei einer Größe von einem Meter siebzig. Ich konnte die hellrote Hose meiner Zimmergefährtin tragen und kam mir sexy vor. Wenn man in einer engen Hose gut aussieht, ist das sexy.

Margaret: Ich bin immer dünn gewesen, habe mich aber trotzdem nicht sexy gefühlt, sondern kam mir unweiblich vor; männlich und unattraktiv.

Betty: Das überrascht mich. Ich denke schon die ganze Zeit, daß Sie wie Grace Kelly aussehen!

Margaret: Seien Sie nicht albern. Ich bin mir immer maskulin vorgekommen. Es war mir immer peinlich, daß ich so kleine Brüste habe. Die Jungen haben mich früher immer wegen meiner »Vogelbeine« gehänselt.

Toni: Und mich wegen meiner großen Brüste. Meine Cousine und ich waren als die »blöden« Zwillinge bekannt.

Margaret: Immer wenn mir jemand sagt, daß ich gut

aussehe, denke ich, er lügt. Es gibt ein altes Video, mit dem ich aufgewachsen bin. Ich hatte eine Cousine, die als die Hübsche bekannt war, ich war die Kluge. Die anderen sagten immer: »Mit achtzehn wirst du richtig schön werden«, was ich für mich als »Jetzt bin ich noch nicht schön« übersetzte. Ich wurde achtzehn, und nichts geschah. Keine große Veränderung. Nichts. Ich hielt mich nicht für attraktiv, deshalb sah ich auch nicht attraktiv aus.

MELONY: Ich glaube, daß einem die früheren Hänseleien immer nachhängen. Man kommt nie darüber hinweg. Ich war immer sehr dünn. Immer ungefähr hundert Pfund schwer. Die Kinder sagten zu mir: »Wenn du die Zunge rausstreckst und dich zur Seite drehst, siehst du wie ein Reißverschluß aus.« Und was man so sagt. Ich habe es ihnen gezeigt. Heute bin ich dick. (Lachen)

NANCY: Mir hat mein Körper nur gefallen, als ich die Kinder stillte. Da hatte ich das erste und einzige Mal Brüste.

DEBORAH: Ich bin wegen meines Gesichts so durcheinander, daß ich sogar kalte Laserstimulierung ausprobiert habe, um meine beiden ausgeprägten Stirnfalten loszuwerden. Ich trage nachts ein Stück Klebeband, weil ich will, daß die Runzeln dort verschwinden. Fast hätte ich sie chirurgisch entfernen lassen. Man hätte die Falte geglättet und die Nerven gekappt; das heißt, ich hätte die Stirn nicht mehr runzeln können. Aber der Arzt konnte mich nicht davon überzeugen, daß mir mein Gesicht nach der Operation gefallen würde. Meinem Freund sind die Falten egal. Er sagte: »Ich möchte nicht, daß du ein Plastikgesicht zur Schau stellst.«

SANDY: Ich mag meine Beine, aber die Haut an den Knien

ist schlaffer geworden. Ich habe daran gedacht, sie richten zu lassen.

PAT LOVE: Da gibt es noch etwas, was ich gern wissen würde: Beeinflußt Ihr Körperbild Ihre Fähigkeit, während des Liebesspiels erotisch und entspannt zu sein?

STIMME: Aber sicher.

STIMME: Natürlich.

STIMME: Ja.

ELLEN: Ich habe mich sexy gefühlt, als ich den ganzen Ballast abgeworfen hatte.

SHELLY: Meine Fülle blockiert meine Sexualität. Ich mag bestimmte Stellungen nicht einnehmen. Wenn mein Mann mich berühren will, sage ich: »Nicht anfassen.« Ich fühle mich in meiner Haut nicht wohl.

NANCY: Fühlen Sie sich denn wohl, wenn Ihr Mann Sie nackt sieht?

SHELLY: Nein. Eindeutig nein. Als ich heute morgen aufstand, wickelte ich mich als erstes in eine Wolldecke, obwohl ich ein Nachthemd trug. Mein Mann schaute mich an und sagte: »Du weißt, daß du das nicht zu tun brauchst.« Aber ich habe es getan. Für mich. So negativ sehe ich mich. Obwohl mein Mann sehr, sehr lieb zu mir ist. Neulich scherzte er: »Ich möchte mit dir schlafen, und ich verspreche dir, dich nicht zu berühren. Ich werde die Hände hinter den Kopf halten.« (Lachen) Wir können darüber Witze machen, aber es ist mir noch immer sehr unangenehm, wenn er mich berührt.

Wenn eine Frau mit ihrem Körper nicht zufrieden ist, weil sie beispielsweise glaubt, sie sei zu dick, zu dünn, zu knochig, zu kurzbeinig, zu füllig um die Taille, zu groß- oder zu kleinbusig, so kann sich das dämpfend auf ihre Sexualität auswirken. Bei einer mit 123 Teilnehmerinnen durchgeführten Untersuchung stellten Wissenschaftler eine starke Wechselbeziehung zwischen Körperbild und sexuellem Verlangen fest. Frauen mit einem negativen Körperbild sind nicht nur weniger daran interessiert, mit ihrem Partner zu schlafen, sie haben auch einen beschränkteren Spielraum bei ihren sexuellen Aktivitäten. Es fällt ihnen schwerer, erregt zu werden und zum Höhepunkt zu kommen.

Vor einem Jahr arbeitete ich kurze Zeit mit einer Frau namens Marion. Marion war ein eindrucksvolles Beispiel dafür, wie ein negatives Körperbild faktisch jeden Aspekt der eigenen Sexualität beeinflussen kann. Bei der Analyse ihrer Sexualtyp-Umfrage stellte sie fest, daß ihr negatives Körperbild die Punktzahl in allen übrigen Kategorien senkte. Sie hatte ein niedriges Ergebnis in der Kategorie Sinnlichkeit, weil (ich zitiere): »... ich seine Hände nicht über *diesen* Körper streichen lassen werde!« Sie hatte in der Technik-Sektion eine niedrige Punktzahl, weil (Zitat): »... ich mich nicht so frei fühle wie früher, als ich noch weniger wog. Wenn ich auf ihm läge, würde er all meine Wülste und Falten sehen.« Ihr Ergebnis im Bereich Romantik lag im untersten Bereich: »Mit der Romantik ist es so«, erklärte sie, »daß ich nicht das Gefühl habe, die Liebe meines Mannes zu verdienen. Kürzlich sagte ich zu ihm: ›Es würde mich nicht überraschen, wenn du dir eine Neue suchen würdest, weil du mich zu dick findest.‹«

Bedauerlicherweise hat ihr negatives Körperbild sie nicht nur zu einer gehemmteren Liebesgefährtin gemacht, sondern sie hielt sich dazu auch noch für nicht liebenswert. Sie hatte zwischen sich und ihrem Mann eine Spiegelwand errichtet, und jeder einzelne dieser Spiegel reflektierte ihr negatives, gestörtes Körperbild.

Ich habe bislang noch keinen Mann getroffen, der wegen seines Äußeren so gehemmt war, wie es die meisten Frauen zu sein scheinen. Obwohl viele Männer sich um ihr Aussehen sorgen, ist es sehr unwahrscheinlich, daß sie ihr Liebesspiel dadurch beeinträchtigen lassen. Einige Männer wollten sogar wissen, weshalb das Thema Körperbild Teil des Heißen-Monogamie-Programms sei. Ein Mann fragte: »Was hat denn das Körperbild mit Sex zu tun?«

Es gibt nur einen einzigen Aspekt des Körperbildes, der Männer stärker interessiert als Frauen, und das ist das Aussehen ihrer Genitalien. Während viele Frauen ihre Genitalien als unattraktiv empfinden – tatsächlich stellte sich bei einer Untersuchung heraus, daß Frauen ihre Genitalien als den »häßlichsten« Teil ihres Körpers betrachten –, machen sich nur wenige Frauen Gedanken über das, was zwischen ihren Beinen verborgen ist. »Zum Glück«, schrieb eine Frau auf ihr Frageformular, »sind alle Falten und Öffnungen den Blicken entzogen.«

Was bei männlichen Genitalien nicht der Fall ist; sie sind deutlich zu sehen, und die meisten Männer sind sich ihrer wohl bewußt. Dieses Bewußtsein wird durch die Botschaften betont, die Männer durch die Medien erhalten. Wie Bernie Zilbergeld in seinem Buch *Die neue Sexualität der Männer* schreibt: »Im Phantasieland gibt es nur drei Penisgrößen: groß, extragroß und so groß, daß man ihn nicht mehr durch die Tür bekommt. Die Begriffe ›groß‹, ›riesig‹ und ›enorm‹ werden im allgemeinen in Romanen erwähnt.« In einem Interview fügte Zilbergeld hinzu: »Freud hat mit seinem Penisneid teilweise recht. Es gibt ihn, aber nur unter Männern. Jeder Mann, den ich kennengelernt habe, wünscht sich den Penis eines anderen oder einen mythischen Penis.« Einige

Männer sind mit ihrem Penis so unzufrieden, daß sie zu mechanischen Pumpen greifen, Apparaten, die keine dauerhafte Auswirkung auf die Penisgröße haben, aber das empfindliche Schwellgewebe zerstören können.
Doch ob Sie nun ein Mann oder eine Frau sind – es ist schwer, sich sexy zu fühlen, wenn Sie das Gefühl haben, daß Ihr Körper Ihren Ansprüchen nicht gerecht wird. Falls Sie schwergewichtig sind oder mit kurzen Beinen oder einem dicken Rumpf geboren wurden, wenn Sie klein sind oder große Brüste haben, wenn Sie weder muskulös noch gut ausgestattet sind, ist es leicht, sich sexuell nicht attraktiv zu fühlen oder das Gefühl zu haben, man verdiene es nicht, geliebt zu werden.

Unrealistische Maßstäbe in bezug auf unsere Partner

Die unrealistischen Schönheitsmaßstäbe unserer Kultur können auch die Art und Weise beeinflussen, wie wir unsere Partner betrachten. Ich habe mit unzähligen Männern und Frauen gesprochen, die mit dem Aussehen ihres Partners unzufrieden waren. Übergewicht ist ein großes Problem für einige Männer. Bei vielen meiner Workshops war mindestens ein Mann, der sich über das Gewicht seiner Frau beklagte, normalerweise mit folgenden Worten: »Wenn sie nur ein wenig abnehmen würde. Ich fühle mich von ihr nicht so angezogen, wie ich sollte. Als ich sie heiratete, sah sie anders aus. Sie weiß, daß ich mir wünsche, sie würde abnehmen.« Einige Männer erwarten, daß ihre Frau die Figur behält, die sie als junge Braut gehabt hat. Bedauerlicherweise stellt ein kleiner Prozentsatz dieser Männer fest, daß sie sich nicht länger von ihren »übergewichtigen« Frauen angezogen fühlen. Einer meiner Einzeltherapieklienten hatte mit diesem Problem zu kämpfen. Er gestand mir: »Meine Frau hat zwei Kinder geboren und zugenommen. Sie hat Hängebrüste. Ich liebe sie, aber sie regt mich nicht mehr an. Ich bin nicht stolz darauf, und ich behalte es für mich. Aber sie spürt es irgendwie.«

Einige Menschen erwarten nichts Geringeres als Perfektion. Eine Frau beklagte sich bei mir darüber, ihr neunundzwanzigjähriger Mann verlöre seinen Sex-Appeal, weil er ein paar Pfunde zugenommen hatte. Als ich die Gelegenheit hatte, ihn kennenzulernen, war ich sehr über sein gutes Aussehen erstaunt.

Andere Menschen haben mir gestanden, daß sie sich nur mit attraktiven Personen verabreden. Während einer männlichen Diskussionsrunde lauschte ich einem Mann mittleren Alters namens Mick, der offen über seine Besessenheit von körperlicher Vollkommenheit sprach. »Nach fünfundzwanzig ist es für eine Frau schwer, noch eine gute Figur zu haben«, sagte er, »also verabrede ich mich jetzt mit Frauen, die zwanzig Jahre jünger sind als ich.« Es überrascht nicht, daß ihm viele der jungen Frauen »unreif« vorkamen, einer der Gründe, weshalb er nicht heiratete.

Er tat sein Bestes, um seine Besessenheit von schönen Frauen zu erklären: »Ich glaube, der *Playboy* hat mich geprägt«, sagte er. »Das meine ich ernst. Ich habe die Playboy-Bunnies Tausende von Stunden lang angestarrt, als ich jung war. Ich masturbierte dazu. Im College habe ich eine ganze Wand damit tapeziert. Bevor ich einschlief, starrte ich auf die schönen Körper, und morgens wachte ich mit ihnen auf. In meinem Kopf gibt es eine Prägung, wie eine aufregende Frau auszusehen hat. Eine Frau spaziert die Straße entlang, und ich fühle mich von ihr angezogen, weil sie wie ein süßer Käfer aussieht. Und ich kenne sie nicht einmal. Falls die Frau nicht wie ein süßer Käfer aussieht, bin ich nicht an ihr interessiert. Da gibt es diese Frau, mit der ich mich verabredet hatte. Ich mag sie sehr, aber ich fühle mich von ihr sexuell nicht angezogen. Ich weiß, es klingt albern, aber ihre Brüste ziehen mich nicht an.«

Seine Offenheit ermutigte mehrere Männer, kein Blatt mehr vor den Mund zu nehmen. Hier ein Teil aus ihrem Gespräch:

TONY: Diese Bilder von schönen Frauen können wirklich sehr eindrucksvoll sein. Sie beeinflussen mich immer noch, obwohl ich über Fünfzig bin. Wenn man Tag und Nacht mit einer richtigen Frau zusammenlebt, sieht man ihre Fehler. Sie nimmt zu. Wird krank. Sie ist ein wirklicher Mensch. Du mußt deine Phantasien vergessen.

ALLEN: Männer bezahlen für das trügerische Bild, wie eine Frau auszusehen hat. Eine achtzehnjährige Frau soll für den Rest ihres Lebens so aussehen; und wir haben das abgekauft. Das ist Scheiße!

WAYNE: Ein Freund hat mir gestanden, daß er sich von seiner Frau nicht mehr angezogen fühlt. Er sagt: »Ich mag schlanke Frauen mit festen Brüsten.« Seine Frau war früher schlank. Aber sie hat zugenommen und riesige Brüste bekommen, seit sie das Baby stillte. Er sagt, wenn sie dieses ganze elastische Zeug anzöge, würden sich Wülste bilden. Ich weiß, was er macht. Es spukt eine fiktive Frau in seiner Phantasie, mit der er seine Frau vergleicht.

Diese Männer sind eindeutig nicht damit einverstanden, wie sie von den Medien manipuliert wurden. Die Perfektion der Playboy-Bunnies nistete sich ungebeten in ihren Köpfen ein und hemmte ihre Fähigkeit, bei ihren realen Partnerinnen Befriedigung zu finden.

Lösen Sie sich von den unrealistischen Maßstäben

Ob Sie nun über Ihr Aussehen unglücklich sind oder über das Ihres Partners – wenn Sie Ihre Sexualität in ihrer ganzen Bandbreite genießen wollen, müssen Sie versuchen, sich stärker zu akzeptieren, und eine Möglichkeit finden, sich selbst und Ihren Partner so zu lieben, *wie Sie beide jetzt sind.*

Eine Möglichkeit, wie Sie Ihren Körper besser akzeptieren können, besteht darin, die idealisierten Bilder, die Sie im Kopf haben, mit ganz normalen Menschen zu vergleichen. Ich bekam eine neue Erkenntnis über männliche und weibliche Körper vermittelt, als ich ein Wochenende in einem Nudistencamp verbrachte. Eine Freundin lud mich ein, sie und ihren Mann in ihr Lieblingscamp zu begleiten. Der einzig peinliche Augenblick für mich war, als ich meine Sachen auszog, nachdem ich durchs Tor gefahren war. Danach hatte ich das Gefühl, an einem anderen Ort zu sein. Menschen spielten Poolbillard, Tischtennis, schwammen, lagen am See – und alle waren nackt. Ich sah dicke, dünne, alte und junge Körper. Das Motto des Camps war: »Jeder Körper ist schön«, und die Menschen um mich herum, die diese Philosophie in sich aufgenommen hatten, bewegten sich mit ungewöhnlicher Anmut. Ich sehe immer noch meine Freundin mit ihrem, wie sie ihn nennt, »Knubbel«-Bauch, vor mir, wie sie stolz wie ein Pfau herumspazierte, mit nichts als einer Halskette und einem Paar Ohrringen bekleidet. Seitdem bin ich meinem eigenen Körper gegenüber freundlicher gesonnen.

Eine andere recht gewichtige Freundin machte eine ähnliche Erfahrung, als sie an der Westküste ein spirituelles Camp besuchte, das über Freibäder verfügte. Die meisten Menschen badeten nackt. Sie sagte: »Bevor ich dort war, hatte ich wegen der Nacktheit eine Menge Ängste. Ich wußte nicht, ob ich damit fertig werden würde. Ich stelle mir gern vor, meine Kleider würden mein Fett verbergen.« Als sie am ersten Tag zu den Bädern ging, war sie noch befangen; aber bereits am zweiten Tag hatte sie erheblich weniger Angst. »Kaum jemand starrte mich an«, sagte sie. »Ich dachte, wenn zweihundert Menschen dich anschauen und dein Aussehen akzeptieren können, weshalb kann ich es nicht?« Am Ende der Woche fühlte sie sich dort wie zu Hause. Sie sagte: »Die Menschen außerhalb der Bäder waren die einzigen, die Badesachen trugen.«

Falls Sie keine Gelegenheit haben, ein Nudistencamp, einen Nacktbadestrand oder ein Schwimmbad mit abgegrenztem Nudistenbereich aufzusuchen, sollten Sie einen Klub besuchen, der von einer breiten Bevölkerungsschicht frequentiert wird (aber keinen, der sich ausschließlich mit körperlicher Fitneß befaßt). Und wenn Sie dann im Umkleideraum den Blick schweifen lassen, werden Sie die unendlich verschiedenen Erscheinungsformen menschlichen Fleisches kennenlernen.

Übergewicht ist ein Problem, unter dem viele Menschen leiden. Eine Methode, wie Sie Ihr Gewicht leichter akzeptieren können, besteht darin, sich über die Folgen von Diäten zu informieren. Nur ein kleiner Prozentsatz der Bevölkerung kam mit dem langgliedrigen und schlanken Körper zur Welt, den wir so bewundern. Die übrigen von uns kämpfen verbissen darum, mittels Diät zu diesen kaum faßbaren Proportionen zu gelangen. Aber wie wir heute wissen, gelingt es nur fünf Prozent aller Diätteilnehmer, Gewicht zu verlieren, ohne erneut zuzunehmen. Die restlichen fünfundneunzig Prozent erreichen entweder das von ihnen gesteckte Ziel nicht, oder sie erreichen es immer wieder durch einen unbarmherzigen Prozeß, der nur dem Herzen schadet und Muskel- und Knochenmasse reduzieren kann. Man kann zwar Lebensmittel mit geringem Fettgehalt essen und sich einen mageren Körper antrainieren, aber das erfordert einen Aufwand an Zeit und Energie, den viele Menschen nicht aufbringen können oder wollen. Ihn von uns selbst oder unserem Partner zu verlangen mag unrealistisch sein. Wir sollten zwar gesundheitsfördernde Lebensmittel mit wenig Fett essen und genügend trainieren, um gesund zu bleiben; aber wir müssen mit unserer selbstzerstörerischen Besessenheit vom schlanken Körper ein Ende machen.

Was wir wirklich von unseren Geliebten wollen

Sobald Sie sich von den unrealistischen Schönheitsmaßstäben gelöst haben, können Sie erkennen, was Menschen wirklich sexuell attraktiv macht. Die Medien bombardieren uns mit der Botschaft, sexy sein hieße jung, schlank, straff und klassisch schön sein; und wir leiden unter dem Anspruch, so aussehen zu müssen, um sexy zu sein. Aber das stimmt nicht mit dem überein, was mir ein Großteil der Menschen sagte, die ich für dieses Buch interviewt habe. Ich hörte immer wieder, es sei die *Empfänglichkeit*, nicht die *Attraktivität*, die aus einem Menschen einen denkwürdigen Geliebten mache:

> *»Leidenschaft ist für mich das wichtigste beim Sex. Mit wunderschönen, aber nicht leidenschaftlichen Frauen zusammenzusein, hat mich nie angemacht. Doch mit einer Frau zusammenzusein, die zwar nicht dem* Playboy*-Bild entsprach, aber leidenschaftlich war, das war sehr aufregend.«*
>
> *»Die Ängste, die meine Frau wegen Gewichtszunahme und*

dem Verlust ihrer Attraktivität hat, sind unbegründet, soweit es mich betrifft. Sie ist siebenundvierzig Jahre alt, und ich weiß, daß das andere keine Rolle spielt, solange sie auf meine Berührungen und Küsse leidenschaftlich reagiert.«

»Mir genügt es, wenn sie sich unter meiner Berührung windet.«

»Was ich wirklich bei einem Geliebten schätze, ist, wenn er mir seine volle Aufmerksamkeit schenkt: Ich möchte, daß er darauf achtet, wie ich mich fühle und was ich möchte. Wie er aussieht, ist nicht so wichtig.«

»Ich wünsche mir einen Mann, der zur Vertrautheit bereit ist. Es kümmert mich nicht, ob er dünn oder dick ist, einen fünfundzwanzig oder zehn Zentimeter langen Schwanz hat. Ich möchte nur, daß er emotional verfügbar ist.«

»Meine Frau läßt sich beim Beischlaf richtig gehen. Ich mag es, wenn sie offen genießt, was ich mit ihr anstelle. Gott sei Dank läßt sie ihr Vergnügen oder meines nicht von ihrem Übergewicht beeinträchtigen.«

Die letzten Bemerkungen zeigen, daß Sie, falls Sie zulassen, daß Ihr Unzulänglichkeitsgefühl in bezug auf Ihr Aussehen mit Ihrer sexuellen Aufgeschlossenheit oder Ihrer Fähigkeit, intim zu sein, in Konflikt gerät, möglicherweise Ihren Partner dessen berauben, was er wirklich an einem Liebespartner schätzt. Letztlich ist ein entspannter, emotional anwesender und angeregter Partner für die meisten Menschen erregender als ein(e) Liebhaber(in) mit einem perfekten Körper.

Menschen mit einem negativen Körperbild neigen dazu, entweder überhaupt nicht auf ihr Äußeres zu achten oder ungeheuer viel Zeit und Energie in den Versuch zu investieren, besser auszusehen.

Menschen, die nicht auf Ihr Äußeres achten, vermitteln ihr negatives Körperbild laut und deutlich: »Weil ich keinen perfekten Körper habe, verdiene ich keinen guten Haarschnitt«, »Weil ich übergewichtig bin, verdiene ich es nicht, mir schöne Sachen zu kaufen oder sie überhaupt zu beachten«, »Weil ich Falten und Runzeln habe, bin ich nicht wert, mich hübsch zu machen!«

Man vermittelt viel mehr positive Bilder, wenn man sich bewußt um sein Aussehen bemüht. Wenn die Farbe Ihrer Kleider Ihrem Teint schmeichelt; wenn sie passen, gepflegt sind, hinterlassen Sie einen starken ersten Eindruck. Ganz gleich, ob Sie alt oder jung, groß oder klein, dick oder dünn, unscheinbar oder schön sind – die Mühe, die Sie auf Ihr Aussehen verwenden, sagt Ihrer Umwelt: »Ich achte auf mich. Ich bin der Mühe wert.« Und wenn sich diese Haltung in Ihren Gesten, Ihrem Gang widerspiegelt, kann sie erstaunliche Auswirkungen haben. Sie ziehen Menschen an, die glauben, daß Sie ein interessantes, erfülltes Leben führen, und Zeit mit Ihnen verbringen möchten.

Sie haben nur einen Körper mitbekommen. Und ganz gleich, wie er aussieht, es ist der einzige Körper, den Sie haben. Schmücken Sie ihn heraus, und führen Sie ihn aus! Wenn Sie das Beste aus sich machen, werden Sie sich auch besser fühlen, was Sie letztlich sexuell lebendiger werden läßt.

Es wäre auch klug, mehr Mühe darauf zu verwenden, zu Hause besser auszusehen; eine Lektion, die meine Freundin vor einigen Jahren lernte. Sie hatte gerade zum zweiten Mal geheiratet. Ihr erster Mann war im Haus, um die Kinder übers Wochenende zu sich zu holen. Sie ging kurz nach oben. Auf dem Rückweg hörte sie zufällig, wie ihr Exmann zu ihrem jetzigen Mann sagte: »Sie mag für Sie jetzt noch gut aussehen, aber warten Sie ein paar Monate. Bald schon wird sie den ganzen Tag mit ausgebeulten Baumwollhosen herumlaufen und mit einem alten Flanellnachthemd ins Bett steigen. Und Sie sollten sich besser jetzt schon mit dem Gedanken vertraut machen, sie in Lockenwicklern zu sehen, denn die trägt sie die *ganze* Zeit.«

Meine Freundin verstand die Botschaft. Von diesem Tag an hat ihr zweiter Mann sie nicht ein einziges Mal nachlässig gekleidet gesehen. Sie sagte mir: »Nicht daß ich mich zu Hause herausputze. Ich trage bequeme Sachen. Aber er hat mich niemals unvorteilhaft gekleidet gesehen.«

Frisch geduscht und mit hübschen Dessous oder einem eleganten Baumwoll- oder Seidenpyjama ins Bett zu gehen ist eine andere Möglichkeit zu sagen: »Ich achte auf mich.« Dessous gibt es in allen Größen. Falls Sie es bisher versäumt haben, sich für Ihre späten Verabredungen feinzumachen, wäre zu überlegen, ob Sie sich nicht einmal ein paar neue Sachen gönnen sollten. Es ist nur eine weitere Möglichkeit, Ihrem wunderschönen Körper Respekt zu erweisen.

Doch es gibt auch Menschen, die weniger Zeit auf ihr Äußeres verwenden sollten. Sie sind in bezug auf ihr Aussehen so unsicher, daß sie übermäßig viel Zeit damit verbringen, sich zu frisieren, Kleider auszusuchen und ihr Gesicht »zurechtzumachen«. Falls Sie dazu neigen, sollten Sie sich von Spiegeln fernhalten und sich auf das konzentrieren, was andere wirklich an Ihnen schätzen. Die meisten Menschen sind, was Ihr Aussehen betrifft, toleranter als Sie.

Es wäre auch zu überlegen, ob Sie nicht einen Teil der

Energie, die Sie für Ihr Aussehen aufwenden, dazu benutzen sollten, körperlich aktiver zu sein. Eines der Ergebnisse der bereits erwähnten *Psychology Today*-Umfrage war, daß Menschen, die auf ihre Fitneß und Gesundheit achten, ihrem Gesamtbild gegenüber positiver eingestellt sind als diejenigen, die sich hauptsächlich auf ihr Aussehen konzentrieren. Ein regelmäßiges Training verbessert nicht nur das körperliche Erscheinungsbild, sondern auch das Gefühl dafür. Wie ein Teilnehmer so treffend zusammenfaßte: »Ich mag meinen Körper, obwohl er bestimmt keinen Schönheitswettbewerb gewinnen würde. Ich achte auf ihn, weil ich ohne ihn nicht leben kann. Die Schönheit in mir ist meine wirkliche Schönheit.« Terri Sutton, die für eine alternative Zeitung schreibt, drückte es ähnlich aus: »… meine bevorzugte Methode, meinen Körper aufzuwerten, ist, ihn zu benutzen. Das heißt, mit ihm zu tanzen, zu wandern, zu laufen, zu springen, zu lieben, verletzt zu sein; seine Stärke zu spüren, sich seiner Spannkraft bewußt zu werden – mit ihm bis zu dem Punkt zu leben, wo es nicht mehr ›er‹, sondern ›ich‹ heißt.«

Die Überwindung des Penisneids

Was können Sie machen, wenn Sie sich wegen der Größe oder der Form Ihres Penis unzulänglich fühlen? Als allererstes sollten Sie sich vergewissern, ob Sie genau über die üblichen Penisgrößen informiert sind. Die meisten Penisse sind im erigierten Zustand zwölf bis siebzehn Zentimeter, im erschlafften Zustand sieben bis zehn Zentimeter lang. Möglicherweise fühlen Sie sich unzulänglich, weil Sie Ihren Penis mit denen der gefeierten Pornostars vergleichen.
Eine andere Methode, die Ihnen hilft, Ihre Genitalien mehr zu akzeptieren, besteht darin, buchstäblich eine bessere Per-

spektive einzunehmen. Wenn Sie von oben auf Ihren Penis hinunterschauen, ist Ihre Sicht verkürzt. Wenn Sie im Umkleideraum den Penis eines anderen Mannes betrachten, ist Ihre Sicht direkt, so daß Ihnen der Penis des anderen länger vorkommen mag als Ihr eigener (möglicherweise ist das der Grund dafür, daß zwei von drei Männern ihren Penis für zu klein halten).

Doch selbst wenn Ihre Penisgröße unter dem Durchschnitt liegen sollte, braucht das keinen Einfluß auf die Fähigkeit zu haben, Ihrer Partnerin Freude zu bereiten. Die Vaginanerven sammeln sich in den fünf Zentimetern über der Vaginaöffnung, in dem Bereich, den man G-Punkt nennt (um mehr über den G-Punkt zu erfahren, blättern Sie bitte zum Kapitel 7 zurück). Ein auf zehn Zentimeter erigierter Penis kann den G-Punkt ebenso gut stimulieren wie ein siebzehn Zentimeter langer.

Ich möchte Ihnen versichern, daß die Größe des Penis für die meisten Frauen kein Problem darstellt. Noch nie hat sich eine meiner Klientinnen in der Partner- oder Einzeltherapie darüber beklagt, der Penis ihres Partners sei zu klein. Ein Klient machte sich die ganzen zwanzig Jahre seiner Ehe darüber Sorgen, daß sein Penis zu klein wäre. Als er schließlich den Mut aufbrachte, in der Partnerberatung darüber zu sprechen, sagte seine Frau: »Mir ist nicht ein einziges Mal der Gedanke gekommen, dein Penis sei zu klein. Wir schienen immer perfekt zusammenzupassen.«

Meine klinischen Beobachtungen werden durch verschiedene Untersuchungen unterstützt. Wie im *Kinsey Report* berichtet, wurde bei einer Umfrage festgestellt, daß Frauen eher daran interessiert waren, einen Partner mit »elastischen Muskeln, gepflegten Haaren, einem klaren Teint und weißen Zähnen« zu finden als jemanden mit einem großen Penis. Wenn Sie sich öfters die Haare waschen, sich häufiger die

Zähne putzen, ist das für Ihre Partnerin wahrscheinlich erregender, als wenn Sie eine magische Möglichkeit fänden, Ihren Penis zu verlängern.

Wie Sie Ihrem Partner helfen können, sich stärker zu akzeptieren

Was können Sie tun, um Ihrem Partner zu einem positiveren Körperbild zu verhelfen? Vergewissern Sie sich vor allem anderen, ob Sie das Problem nicht noch verstärken, indem Sie überkritisch sind. Viele Menschen nehmen irrigerweise an, Kritik helfe dem Partner, abzunehmen oder fleißiger zu trainieren. »Du wirst fett«, »Das solltest du nicht essen«, »Schau dich an. Du siehst aus wie ein Schwein« Ein Mann klebte wenig schmeichelhafte Fotos seiner Frau an den Kühlschrank, um sie davon zu überzeugen, daß sie abnehmen müsse. Durch ein solches Verhalten sinkt die Selbstachtung des Partners nur noch tiefer; es treibt einen Keil zwischen das Paar. Selbst subtile Mitteilungen an den Partner – wenn Sie ihm beispielsweise ein Kompliment machen, weil er abgenommen hat oder schlank aussieht – können die versteckte Botschaft vermitteln, daß er vorher unakzeptabel dick war. Sie können Ihrem Partner am besten bei der Entwicklung eines positiven Körperbildes helfen, wenn Sie ihm regelmäßig zu verstehen geben, daß Sie ihn so akzeptieren, wie er ist.

Es hilft, wenn Sie im Geiste (oder schriftlich) eine Liste der Punkte aufstellen, die Sie an Ihrem Partner als Liebhaber(in) schätzen, einschließlich der Aspekte, die Sie an seinem Körper attraktiv finden. Seien Sie ehrlich bei Ihrer Bewertung. Ihr Partner wird wissen, ob Sie die Wahrheit sagen.

Nach Erstellen der Liste fangen Sie an, Ihrem Partner Kompli-

mente zu machen. Viele von uns hören damit auf, nachdem die Zeit des Hofmachens vorbei ist. Wir alle hören gern, daß wir geliebt und geschätzt werden.
Hier einige Beispiele für anerkennende Komplimente:

»Ich liebe es, wenn du richtig erregt bist.«
»Es gefällt mir sehr, wie du meinen Penis liebst.«
»Du weißt genau, was du tun mußt, um mich zum Orgasmus zu bringen.«
»Du bist der (die) beste Liebhaber(in), den (die) ich jemals hatte.«
»Ich mag dein Haar. Es ist so weich und glänzend.«
»Du hast sehr schöne Hände.«
»Ich berühre gern die Innenhaut deiner Schenkel. Sie ist wie Samt.«
»Deine Lippen sind so süß.«
»Ich mag deinen Duft.«
»Ich kuschle mich gern an dich. Du bist so warm und weich.«
»Ich habe deine Augen immer geliebt.«
»Du bist so stark. Ich spüre gern deine Rückenmuskeln.«
»Ich mag es, wie dein Penis sich anfühlt. Er ist gleichzeitig hart und weich und glatt.«
»Ich mag deinen Gang.«

Übungsteil

Übung 1: Visualisieren Sie Körperakzeptanz

ERLÄUTERUNGEN: Die erste Übung ist sehr wirksam. Sie kann Ihnen helfen, Ihre tiefsitzenden Überzeugungen in bezug auf Ihr Aussehen zu ändern. Dazu wird ein Verfahren namens

»kreative Visualisierung« benutzt. Viele von Ihnen sind bereits mit dieser Technik vertraut. Einfach erklärt versetzt die kreative Visualisierung Sie in einen tiefen Entspannungszustand und prägt Ihrem Geist dann eine positive Botschaft auf. Man verwendet diese Technik, um im Sport hervorragende Leistungen zu bringen, mit dem Rauchen aufzuhören, abzunehmen oder sich gewünschte Verhaltensweisen einzuprägen.
Die folgende Übung soll Menschen helfen, die ihr Körperbild verbessern und sexuell leicht ansprechbar werden wollen. Ich möchte Sie bitten, sie auszuführen. Nach fünf bis sechs Wiederholungen werden Sie Ihr Aussehen wahrscheinlich eher akzeptieren können, was wiederum ein größeres sexuelles Verlangen zur Folge haben wird oder ein Gefühl größerer Freiheit, sexuelle Techniken auszuprobieren. Vergessen Sie nicht, daß alle neun Bereiche dieses Programms miteinander verbunden sind.

Anweisungen: Sprechen Sie folgenden Text auf Band. Falls Sie möchten, können Sie beruhigende Musik unterlegen (wenn Sie lieber jemand anderem zuhören, bitten Sie einen Freund, auf Band zu sprechen). Spielen Sie das Band ab, wenn Sie sich in einer ruhigen, friedlichen Umgebung aufhalten und mindestens dreißig Minuten lang garantiert nicht gestört werden.
Wie Sie bemerken werden, enthält der Text Pausenstellen. Die Zahl der Punkte gibt Ihnen einen ungefähren Hinweis darauf, wie lang die Pause sein soll: ... = 5 Sekunden, ... = 10 Sekunden, ... = 15 Sekunden und so weiter.

Text: Leg dich auf eine weiche bequeme Unterlage ... Lockere etwaige einengende Kleidung ... Schließ die Augen und konzentriere dich auf die Geräusche, die dich umgeben .... Entspanne deinen Körper; laß ihn in das Bett oder auf den Teppich sinken. Konzentriere dich auf deinen Atem, während du dich weiter entspannst. Spüre, wie die Luft in deinen Körper hinein- und wieder hinausströmt .... Laß mit jedem Atemzug los und entspanne dich weiter .... Atme tief ein, und halte den Atem an, bis du eine Spannung spürst ... Atme aus, und entspanne dich weiter. Atme dreimal tief ein, und halte die Luft jedesmal so lange an, bis du die Spannung spürst; dann atme langsam durch die Nase aus, bis keine Luft mehr in den Lungen ist .... Stell dir jetzt vor, du würdest über deinen Körper schweben und auf ihn hinabschauen ... Schau genau hin .... Lausche, während du deinen Körper betrachtest, auf die Gedanken, die du normalerweise in bezug auf deinem Körper hast, seien sie negativ oder positiv. Hör genau zu, was du über dein Gesicht ... deine Augen ... deine Nase ... deinen Mund ... denkst. Lausche dieser Botschaft. Schau dir jetzt deine Haare an. Was denkst du über deine Haare? ... Reise an deinem Körper hinab; betrachte deine Arme ... Konzentriere dich jetzt auf deine Hände ... Erlebe einen Augenblick lang, was du von deinen Händen hältst, während du sie aus der Ferne betrachtest. Du wirst möglicherweise feststellen, daß es sich um alte oder neue Botschaften handelt oder um eine Mischung aus beiden. Reise von deinen Schultern weiter nach unten; nimm dir die Zeit, die du brauchst, um über deinen Rücken nachzudenken ... deinen Brustkorb oder deine Brüste .... deinen Rumpf. Schau und lausche. Lerne deine Botschaften über deinen Oberkörper kennen, alle Botschaften ...

Konzentrier dich jetzt auf deine Taille ... Lausche darauf, was du von deiner Taille hältst ... von deinen Hüften ... deinem Gesäß ... deinem Bauch ... Nimm dir einen Augenblick Zeit, um noch tiefer zu entspannen. Atme tief ein und aus. Fahre mit der Inventur fort. Was denkst du über deine

Genitalien? ... Lausche allen Botschaften über dein Sexualorgan, den vergangenen und gegenwärtigen ... Denk an deine Oberschenkel ... deine Knie, Waden und Knöchel. Gib dich ganz der Entspannung hin. Laß die Spannung aus deinem Körper ins Bett oder den Boden strömen. Schau dir deine Beine genau an ... deine Füße ... und deine Zehen. Betrachte jetzt deinen ganzen Körper, und lausche all den Botschaften, den vergangenen und gegenwärtigen ....

Denk jetzt an die negativsten Botschaften, die du über deinen Körper erhalten hast ... Konzentriere dich auf eine davon ... Bleib in Kontakt mit dieser Botschaft. Stell dir vor, wie du mit deinem Partner schläfst, und versuche herauszufinden, wie diese Botschaft das Liebesspiel beeinträchtigt ... Konzentriere dich jetzt auf eine andere negative Botschaft, und denk darüber nach, wie sie dein Liebesspiel beeinträchtigt ... Lausche jetzt einer negativen Botschaft über deinen Körper, die selbst du dich zu hören fürchtest. Deine schlimmste Befürchtung über dein Aussehen ...

Nachdem du über all diese Botschaften nachgedacht hast, stell dir vor, wie du beim Liebesspiel auf jeden Aspekt deines Körpers stolz bist, wie er dich erregt, wie du dir adäquat vorkommst und dich wohl fühlst – genauso, wie es jetzt ist. Dein Körper hat sich nicht verändert; nur deine Einstellung ... Wie mag sich wohl dein Liebesspiel verändern, wenn du jeden Teil deines Körpers als positiv empfindest? Beobachte, wie du reagierst, wenn du das Gefühl hast, deinen Körper stärker zu akzeptieren ... Beobachte die Reaktion deines Partners auf deine Veränderung ...

Atme tief ein ... Reise jetzt zu einem sicheren Ort ... zu einem ganz besonderen Ort. Es kann ein Ort sein, an dem du schon einmal warst, oder einer, der nur in deiner Phantasie existiert. Reise zu diesem sicheren Ort. Entspan-

ne dich; schau dich um ... Sieh den Ort in lebendigen Farben ... Hör die Geräusche ... Spüre, wie es ist, entspannt und sicher an diesem besonderen Ort zu sein. Und während du dich an diesem besonderen Ort entspannst, schau in die Ferne und sieh einen sehr weisen und liebevollen Menschen auf dich zukommen ... Es kann ein Mensch sein, den du kennst, oder ein Fremder ... Es ist ein sehr verläßlicher, weiser, liebevoller Mensch ... Lade diese Person ein, näher zu kommen und sich vor dich hinzusetzen ... Er oder sie beginnt darüber zu sprechen, was du alles aufgeben müßtest, um die Schönheit deines Körpers zu sehen ... welche Aufgaben dich erwarten würden, wenn du deinen Körper so akzeptieren würdest, wie er jetzt ist ... Du mußt möglicherweise die Vorstellung aufgeben, jemand zu sein, der du nicht bist ..... Du wirst vielleicht das Wissen akzeptieren müssen, daß du ein sexueller Mensch bist ... Du mußt dich möglicherweise dem Kummer über den Verlust deiner Jugend stellen ... Du mußt dich vielleicht dem Kummer stellen, niemals einen vollkommenen Körper gehabt zu haben ... Du mußt vielleicht die Tatsache akzeptieren, daß andere sich von dir angezogen fühlen ... Du mußt dich möglicherweise mit deiner sexuellen Energie befassen ... Du mußt vielleicht gegen die kleinliche Einstellung der Gesellschaft angehen ... Du mußt möglicherweise anfangen, so zu leben, wie du leben möchtest .... Lausche dem weisen Menschen ...
Frage den weisen Menschen jetzt: »Wie bin ich schön, nicht nur der Körper, sondern auch die Seele?« ... Hör, wie der weise Mensch dir antwortet: »Ich sehe deine Schönheit. Du kannst sie nicht vor mir verbergen. Ich sehe tief in dir Lebensenergie. Ich sehe die Einmaligkeit, die in mir den Wunsch weckt, dir näherzukommen. Ich sehe einen Körper, der verdient, daß man sich um ihn kümmert, ihn hegt

und pflegt, berührt, anregt, bewundert. Ich sehe einen Körper, einen sexuellen Körper, einen Körper, der es verdient, köstliche sexuelle Freuden zu geben und zu empfangen. Ich sehe einen Körper, der in dieser Form nur ein einziges Mal über diese Erde wandelt. Ich sehe ein Wunder.«

Und während der weise Mensch weiter über deinen Körper spricht, beginnst du, das Wunder deines eigenen Körpers zu erleben. Du wirst dir der Nützlichkeit deiner Hände, der Stärke deiner Arme, der Kraft deiner Beine, der Komplexität deiner Sinne bewußt. Du erkennst, daß die verschiedenen Teile und Sinne deines Körpers beim Liebesspiel sehr lebendig sind und daß dein Körper sich nach diesem Vergnügen sehnt und es verdient. Dein ganzer Körper reagiert auf das sexuelle Vergnügen. Dein ganzer Körper hungert nach Berührung und Zuneigung. Dein ganzer Körper reagiert auf sexuelle, sinnliche Weise.

Stell dir jetzt vor, wie du dem weisen Menschen für sein Kommen dankst. Du erhältst eine letzte Botschaft über deinen wunderschönen, einmaligen Körper ..... Stell dir vor, wie du wieder nach Hause gehst, dich von diesem sicheren Ort entfernst, wissend, daß du jederzeit, wenn du möchtest oder mußt, wieder zurückkommen kannst. Du nimmst eine neue Liebe und ein neues Verständnis für deinen Körper mit dir. Du nimmst all diese positiven Botschaften mit dir und kannst sie nun auf deinen Alltag und dein Liebesleben anwenden. Stell dir vor, wie dein Partner positiv auf die Veränderungen reagiert ... Stell dir vor, wie du dich an deinem Körper erfreust, spüre seine Lebendigkeit, seine Energie ... Stell dir vor, wie dein Körper sich entspannt und sich der liebevollen Berührung deines Partners öffnet ... Stell dir vor, wie du mit diesem wunderbaren

Körper liebst, diesem Körper, deinem Körper – so, wie er jetzt ist, durch deine Liebe und Akzeptanz transformiert ... Streck jetzt langsam Arme und Beine aus ... Nimm einen tiefen, befreienden Atemzug; atme dann ein wenig schneller. Atme Energie in deinen Körper ... Öffne jetzt die Augen; wende dich wieder dem Alltag zu in dem Wissen, daß diese neue Liebe zu deinem Körper bestehenbleibt.

Übung 2: Selbstakzeptanz durch Selbstbetrachtung

Erläuterungen: Wenn Sie sich selbst nicht gern anschauen, werden Sie sich wahrscheinlich unbehaglich fühlen, wenn Ihr Partner Sie nackt sieht. Sie können Ihre Körperakzeptanz erhöhen, wenn Sie sich eine Zeitlang vor dem Spiegel betrachten.

Anweisungen: Gehen Sie, wenn Sie genau wissen, daß Sie nicht gestört werden, ins Bade- oder Schlafzimmer, und ziehen Sie sich aus. Stellen Sie sich vor einen großen Spiegel und betrachten Sie Ihren Körper aus allen möglichen Blickwinkeln. Berühren Sie Ihren Körper; spüren Sie seine Wärme, seine Härte, seine Weichheit. Tätscheln Sie Ihren Körper, und bedenken Sie ihn mit positiven Gedanken. Sagen Sie: »Das ist mein Körper. Ich liebe meinen Körper.«
Wiederholen Sie diese Übung einmal wöchentlich, und zwar so lange, bis Sie mit Ihrem Spiegelbild wirklich zufrieden sind. Vielleicht möchten Sie danach noch einen Schritt weiter gehen und Ihren Partner einladen, Ihren Körper zu betrachten. Nachdem Sie Ihrem Partner erlaubt haben, jeden Zentimeter Ihres Körpers zu mustern, werden Sie nicht länger das Bedürfnis verspüren, sich zu bedecken und zu verbergen.

Übung 3: Loben Sie Ihre(n) Partner(in) als Liebhaber(in)

Erläuterungen: Wahrscheinlich hegen Sie viele positive Gedanken über Ihren Partner/Ihre Partnerin als Liebhaber/in, die Sie noch nie (oder in den vergangenen Monaten nicht mehr) geäußert haben. Jetzt bietet sich die Gelegenheit, das Selbstbild Ihres Partners zu stärken.

Anweisungen: Denken Sie in den nächsten Tagen darüber nach, was Ihnen am Liebesspiel mit Ihrem Partner gefällt; darunter fällt auch jeder positive Gedanke, den Sie über seinen Körper haben. (Falls Sie Vorschläge brauchen, blättern Sie bitte ein paar Seiten bis zum Abschnitt »Wie Sie Ihrem Partner helfen können, sich stärker zu akzeptieren« zurück.)

Tragen Sie Ihre Gedanken auf dem nachfolgenden freien Platz ein, oder schreiben Sie sie auf ein Blatt Papier; bestehen Sie darauf, regelmäßig darüber zu sprechen. Wie ich bereits erwähnte, ist es wichtig, daß Sie in Ihrer Bewertung vollkommen ehrlich sind.

1. Was ich an dir als Liebhaber(in) schätze:

____

____

2. Was mir an deinem Körper gefällt:

____

____

10
Wie Sie ein sinnlicherer Liebespartner werden

Ich hörte fasziniert zu, als ein Mann in einer meiner Gesprächsgruppen eine frühere Freundin beschrieb: »Ich liebte es, wie sie mit ihrem Körper kommunizierte. Ihre Berührungen sagten mir: ›Wir beide machen jetzt eine kleine Reise. Ich werde dich erst diesen und dann jenen Weg entlangführen.‹ Es war, als steckte sie in meiner Haut, als fühlte sie, was ich fühlte. Sie konnte mich aufputschen, aufputschen, aufputschen, fallenlassen, wieder aufputschen und dann über den Gipfel bringen. Und alles ohne Worte. Es war himmlisch.«
Eine meiner Freundinnen erinnerte sich sehnsüchtig an einen Liebhaber aus ihren Collegetagen: »Ich weiß noch genau, wie zufrieden er mit seinem Körper war. Er schämte sich seiner nie, er war ihm niemals peinlich. Er bewegte sich vollkommen ungezwungen. Wir haben uns ganze Nachmittage lang geliebt. Ich war vor Vergnügen wie berauscht.«
Es überrascht nicht, daß diese beiden idyllischen Erfahrungen anläßlich kurzer Affären und nicht während einer langjährigen Beziehung gemacht wurden. Sinnlichkeit – die Fähigkeit, sich in seinem Körper wohl zu fühlen, die Zeit in der Schwebe zu halten und durch die Haut zu kommunizieren – ist etwas, was vielen Ehen fehlt. Wenn ein Paar ein paar Jahre lang zusammenlebt, verflüchtigt sich das Gefühl der Unmittelbarkeit. Viel zu häufig gehen Mann und Frau miteinander ins Bett, abgelenkt und empfindungslos, und greifen automatisch nach den Genitalien des anderen mit dem unausgesprochenen Ziel, in fünfzehn Minuten von Nichts zum Orgasmus, von Null auf Hundert zu kommen.

Die Sexualtherapeuten nennen das, was geschieht, wenn Menschen sich beim Liebesspiel abgetrennt und isoliert fühlen, »Zuschauen«. Wer unter diesem weitverbreiteten Syndrom leidet, denkt stärker über Probleme am Arbeitsplatz oder über anfallende Hausarbeiten nach als über den Partner, der neben ihm liegt. Wird das »Zuschauen« chronisch, können sexuelle Probleme auftauchen. Ein abgelenkter Mann mag unter Erektionsschwierigkeiten leiden; eine Frau, der der Kopf schwirrt, kommt vielleicht nur schwer zum Orgasmus.

Menschen, die sich während des Liebesspiels von ihren Sinnen abgeschnitten fühlen, erfahren normalerweise auch im Alltag einen Sinnesentzug. Sie fühlen sich tagsüber wie betäubt und sind nicht ansprechbar. Um überhaupt etwas zu fühlen, drehen sie die Stereoanlage auf, übergießen sich mit stark duftenden Parfüms und verschlingen große Mengen von Süßem, Salzigem oder Würzigem. Doch je stärker sie ihre Sinne bombardieren, desto abgeschnittener fühlen sie sich.

Weshalb sind so viele von uns ihren Sinnen entfremdet? Früher waren wir sehr sinnliche Lebewesen. Falls Sie das vergessen haben, sollten Sie einige Zeit mit einem einjährigen Kind verbringen. Es erfährt seine Umgebung, indem es sie mit den Sinnen wahrnimmt. Es zermanscht das Essen mit den Händen, steckt alles in den Mund und plantscht so lange im warmen, schaumigen Spülwasser herum, wie Sie es ihm erlauben. Als ich an einem heißen Sommertag die Blumen im Garten hinter dem Haus mit einem Gartenschlauch bespritzte, beäugte mich mein kleiner Enkelsohn fragend und wackelte auf den Wasserstrahl zu. Als er die Billigung in meinen Augen sah, hielt er die Hand in den Strahl. Als er mein Grinsen sah, tauchte er den ganzen Arm hinein. Dann lief er mit einem Freudenschrei hindurch, immer und immer wieder, bis er ganz naß war und selig lachte. Er war eins mit dem Universum.

Mit ungefähr drei oder vier Jahren sind die meisten Kinder dieser natürlichen Sinnlichkeit entwöhnt. Immer wieder bekommen sie von ihren Eltern und Erziehern zu hören:

»Spiel nicht mit dem Essen.«
»Wasch dir die Hände.«
»Mach nicht so einen Lärm.«
»Nimm das aus dem Mund.«
»Starr die Dame nicht so an.«
»Halt deine Hände bei dir.«
»Bring diesen stinkenden Hund nach draußen.«
»Steh vom Boden auf.«
»Berühr dich da nicht.«
»Schau dich an! Du hast dich ganz naß gemacht.«

Und als junge Erwachsene werden sie dafür belohnt, daß sie die Welt noch stärker aussperren und ihre Energie darauf konzentrieren, gute Noten, gute Jobs und gutes Geld zu erhalten. Sie werden von der modernen Gesellschaft ermutigt, sich in ihrer Freizeit mit Radios, Fernsehern, Computern, mit Plastik, Autos und Beton abzugeben. Und in der Zwischenzeit entfremden sie sich ihren Körpern immer stärker, bis sie in den ersten Monaten oder Jahren einer Liebesbeziehung wieder auf ihre Gefühle gestoßen werden – doch danach stumpft ihr Empfindungsvermögen erneut ab.

Zeit, Aufmerksamkeit und Sich-Gehenlassen: die fehlenden Dimensionen

Es gibt keine Abkürzungen, um die Sinnlichkeit wieder in Ihr Liebesspiel zurückzubringen. Ein sinnliches Liebesspiel erfordert seiner Natur nach viel Zeit. Was für viele von uns bedeutet, daß wir dem Sex in unserem Leben einen höheren Stellenwert beimessen müssen. Unsere Terminkalender sind so voll, daß wir, wie mein Kollege Marvin Allen sagt, jedes grüne Licht erwischen müssen. Unser Liebesleben leidet am meisten darunter. Das Liebesspiel bezahlt nicht die Rechnungen, fördert weder unsere Karriere, noch erledigt es den Haushalt, also haben wir ihm den untersten Platz auf der Liste zugewiesen. Sobald das Haus sauber, der Rasen gemäht ist, die Kinder im Bett sind und die vom Büro mit nach Hause gebrachte Arbeit erledigt ist, werden wir sehen, ob noch ein wenig Zeit für Sex übriggeblieben ist. Der Gedanke an Sex mag in unseren Köpfen eine Hauptrolle spielen, aber in unseren Terminkalendern bleibt nur eine Nebenrolle für ihn übrig. Eine Umfrage, die kürzlich vom *Ladie's Home Journal* durchgeführt wurde, ergab, daß verheiratete Frauen weniger oft mit ihren Männern schlafen, als sie es noch vor zehn Jahren taten. Fast drei Viertel der arbeitenden Frauen, die an dieser Umfrage teilnahmen, gaben an, nicht genug Zeit für Sex zu haben.

Reservieren Sie eine Stunde *Lebensqualitäts*-Zeit in der Woche für den Sex; das kann Ihr Liebesspiel befriedigender machen als jede andere Veränderung. Sie müssen in dieser Zeit nicht miteinander schlafen, wenn Sie beide nicht in Stimmung sind. Betrachten Sie es als eine Möglichkeit. Wenn Sie möchten, können Sie sich in dieser Zeit massieren, einen Spaziergang machen oder ein vertrautes Gespräch führen. Aber wenn die Bedingungen stimmen, werden Sie genügend Zeit für eine sinnliche und befriedigende Erfahrung haben.

Susan Delaney-Mech, Psychiaterin und Sexualtherapeutin mit Privatpraxis in Plano, Texas, rät ihren Klienten, ihre Verabredungen zum Liebesspiel im Kalender einzutragen – und zwar in Pink. »Man neigt dazu, mit Bleistift eingetragene Verabredungen auszuradieren«, erklärt sie, »aber pinkfarbene läßt man stehen.« (Der Therapeut, von dem sie diese Technik gelernt hatte, bezeichnete sie als »Bic«-Kur, nach dem Namen des Filzstiftes.) Susan Delaney-Mech rät ihren Klienten weiterhin, sich physisch, emotional und spirituell auf das Treffen vorzubereiten. »Ich empfehle den Paaren, sich zu bemühen, in den vierundzwanzig Stunden vor dem Treffen nur positiv über den anderen zu denken. Ich ermuntere sie, darüber nachzudenken, weshalb sie einander geheiratet haben; ich ermuntere sie, einen Geist der Dankbarkeit zu entwickeln. Sie sollen vermeiden, über die Fehler ihrer Partner oder ihrer angeheirateten Verwandten nachzudenken.« Falls ihre Klienten sexuellen Phantasien nachhängen, rät sie ihnen, sich vorzustellen, wie sie mit ihren Partnern, nicht mit anderen, schlafen. Und die Ergebnisse? »Paare, die diesen Empfehlungen folgen, sind von den Ergebnissen entzückt«, sagt sie.

Ich habe diese Ergebnisse in meiner Praxis bestätigt gefunden. Nur wenige Paare sind sich ihrer Macht bewußt, für ein liebevolles Liebesspiel zu sorgen. Wenn Sie Zeit für das Liebesspiel reservieren und dann bewußt nur positiv denken, können Sie Ihre Fähigkeit, Vergnügen zu geben und zu empfangen, um einiges verbessern. Sobald Ihnen diese Gewohnheit erst einmal in Fleisch und Blut übergegangen ist, wird sich Ihr Schlafzimmer in eine heilige Stätte verwandeln, einen Ort des Wohlbefindens, der Sicherheit und Sinnlichkeit.

Ein sinnliches Liebesspiel erfordert jedoch auch, daß Sie in Ihrem eigenen, körperlichen Vergnügen schwelgen. Eine Frau aus einer meiner Gesprächsrunden brachte es sehr schön auf den Punkt: »Um Sex richtig genießen zu können, muß ich mir vorstellen, ich sei eine Prinzessin. Ich muß die Lust und den Luxus, die mir angeboten werden, akzeptieren. Ich muß mich der Liebe wert fühlen.« Das heißt nicht, daß sie dem passiven oder egoistischen Liebespartner das Wort sprach. Sie erkannte, daß für sie, wie für viele Menschen, die wirkliche Herausforderung darin bestand, sich zu öffnen und das eigene Vergnügen anzunehmen.

Seltsamerweise fällt es vielen meiner Klienten schwerer, Vergnügen zu empfangen als zu geben. Eine der enthüllendsten Übungen in meinen Wochenend-Workshops ist die Anrecht-Übung (Anweisungen siehe Kapitel 6). Sie ist bestechend einfach. Im ersten Teil der Übung weise ich die Paare an, auf ihr Hotelzimmer zu gehen und abwechselnd zehn Minuten die Füße oder Schultern des anderen zu massieren. Während der Massage sagt jeder, was ihm gefällt und was nicht. Je stärker sich der Empfänger gehenläßt, desto bessere Noten bekommt er.

Vielen Menschen fällt dieser Teil der Übung überraschend schwer. Eine Frau sagte: »Es bereitete mir keine Probleme, Bob zu massieren. Aber als ich an der Reihe war, ertappte ich mich dabei, wie ich auf die Uhr schaute. Ich hatte Angst, mehr als die mir zustehende Zeit zu bekommen. Ich bin das älteste von vier Kindern. Man hat mir beigebracht, es sei egoistisch, etwas zu nehmen. Und wenn jemand dir etwas gibt, mußt du dankbar sein, was immer es auch ist. Du kannst nicht beeinflussen, was für dich getan wird.« Aber auch ihr Partner hatte Gründe für seinen Widerstand gegen die Übung: »Ich hatte Angst, daß Gloria mich nicht wirklich massieren wollte. Ich war froh, als Sie uns baten, nur zehn Minuten lang zu massieren. Nur so konnte ich zulassen, daß ich mich dabei entspannte.« Es überrascht nicht, daß Bob und Gloria über ein schwach ausgeprägtes sexuelles Verlangen klagen und oft wochenlang nicht miteinander schlafen.

Meinem Partner und mir gelang ein Durchbruch, als ich mich endlich berechtigt fühlte, regelmäßig massiert zu werden. Ich hatte ihm mehrmals durch die Blume zu verstehen gegeben, daß ich Massagen liebte, aber nie mit viel Überzeugung darum gebeten. Tief in meinem Inneren dachte ich, es wäre zuviel verlangt. Eines Tages begann ich darüber nachzudenken, wie ich meine eigenen Widerstände aufgegeben hatte, um die Bedürfnisse meines Partners zu erfüllen, wie ich an vielen Bereichen meiner Sexualität gearbeitet hatte, um zu einer willigeren und leidenschaftlicheren Geliebten zu werden. Doch hatte ich nur wenig Fortschritte darin gemacht, meine eigenen Bedürfnisse und Wünsche zu äußern. Nachdem mir das bewußt geworden war, fühlte ich mich berechtigter, Massagen zu bekommen, und war schließlich in der Lage, meinen Wunsch so zu äußern, daß mein Partner mich hörte. Es freut mich, sagen zu können, daß wöchentliche Massagen heute zu meinem Leben gehören. Ich habe wieder einmal gelernt, daß sich meine Wünsche oft erfüllen, wenn ich mit Mut und Überzeugung darum bitte.

Schwelgen Sie in den fünf Sinnen

Um die Sinnlichkeit vollkommen auskosten zu können, müssen alle fünf Sinne empfangsbereit sein. Viele von uns beschränken sich nur auf einen Sinn oder auf zwei. Eine meiner sinnlichsten Erfahrungen machte ich vor Jahren nachts auf dem Beifahrersitz eines Motorrads, das von einem Freund gesteuert wurde. Ich fürchtete mich vor dem Motorradfahren, vor allem im Dunkeln, und meine Angst schien meine Sinne zu schärfen. Ich hatte die Arme um die Taille meines Partners geschlungen und bewegte mich in jeder Kurve mit ihm. Unsere Körper schienen zusammengeschweißt zu sein. Ich war mir des warmen Sommerwindes bewußt, der durch meine Haare fuhr, und fühlte, wie die Luftströmungen von warm zu kühl wechselten, als wir die Wiesen verließen und durch den Wald zu einer Lichtung kamen. Der Duft wechselte von

Moschus zu Blume, von Wald zu Wasser. Als wir anhielten, um den Mond zu bewundern, hörte ich die Nachtgeschöpfe ihre Lieder singen. Mein Körper war eine einzige Membran.

In den letzten Jahren entdeckten mein Partner und ich, daß wir durch die systematische Erkundung all unserer Sinne jene Sinnesschärfe auch in unser Liebesspiel einbringen können. Für den Rest des Kapitels werde ich Sie auf eine Tour durch Ihre fünf Sinne begleiten und Ihnen Ratschläge geben, wie Sie Ihr Liebesspiel mit einer neuen Sinnlichkeit würzen können.

Der *Geruchssinn* ist ein Bestandteil unserer Sexualität. Samen, vaginale Gleitflüssigkeit, Schweiß und Speichel besitzen einen natürlichen Duft. Einige Menschen halten diese Düfte für sehr erotisch. Napoleon beendete einen Brief an Josephine mit den provokanten Sätzen: »Ich werde morgen abend in Paris ankommen. Wasch dich nicht.«

Aber nicht nur verliebte Franzosen können sich an natürlichen Düften berauschen. Die Anthropologin Helen Fisher schreibt in ihrem Buch *The Anatomy of Love*: »Zu Shakespeares Zeiten behielt eine Frau einen geschälten Apfel so lange unter ihrem Arm, bis er mit ihrem Duft gesättigt war; dann überreichte sie diesen ›Liebesapfel‹ ihrem Liebhaber, damit er daran rieche. Noch heute gibt es in bestimmten Teilen Griechenlands und des Balkans Männer, die ihr Taschentuch in die Achselhöhle klemmen und es zu Beginn eines Tanzes mit einem Schwenken ihrer Partnerin überreichen.« Die Männer schwören auf den Erfolg.

In unserer überempfindlichen (man könnte auch sagen, verklemmten) Kultur bestreichen wir unsere Achselhöhlen mit Deodorants, sprühen uns Atemerfrischer in den Mund, duschen vaginale Ausscheidungen fort, tragen Slipeinlagen, duschen mit Deodorantseife und möchten, daß alle anderen es auch tun. Der Gedanke, unsere Körpergerüche zu *genießen*, erscheint uns entschieden pervers.

Ob man sich an Körpergerüchen erfreut oder der »peinlich sauberen« Schule des Liebens angehört, ist eine sehr persönliche Sache. Aber es gibt ein paar geschlechtsspezifische Unterschiede in der Art und Weise, wie wir auf Gerüche reagieren. Frauen besitzen normalerweise einen schärferen Geruchssinn als Männer, eine Empfindlichkeit, die sich während des Eisprungs noch erhöht. Frauen können auch stärker auf bestimmte Körpergerüche wie schlechten Atem, Schweiß und den Geruch eines »brünstigen« Körpers reagieren. Sie reagieren hundertmal empfindlicher auf eine Verbindung namens Exaltolid, die fast so riecht wie der männliche Sexualmoschus, während Männer wiederum negativer auf künstliche Düfte reagieren, besonders auf jene, die ihre Gefährtinnen großzügig im Wohnbereich verteilen. In den meisten Haushalten ist es die Frau, die sich mit Kölnisch Wasser einreibt, das Leinen parfümiert, »Erfrischer« in die Luft sprüht und in einem Kräuterbad schwelgt. Das wurde auch bei Kleinkindern beobachtet: weibliche Babys spielen länger mit parfümierten Rasseln als männliche.

Die Aromatherapie (die therapeutische Anwendung verschiedener Düfte) wurde von den alten Chinesen, den Ostindern und den Ägyptern eingehend studiert und stellt heute in Frankreich eine anerkannte Sparte der Medizin dar. Doch in den USA steckt sie noch in den Kinderschuhen. Bis jetzt ist es Wissenschaftlern erst gelungen, Laborratten mittels Lavendelöl in Schlaf zu versetzen. Menschen, die man dem Öl ausgesetzt hat, wurden entspannter und ruhiger (haben deshalb unsere Großmütter Duftkissen mit Lavendel zwischen die Leinenwäsche gelegt?). In unserer materialistischen Kultur überrascht es nicht, daß sich die Aromaforschung in diesem Land hauptsächlich damit befaßt, die Auswirkung von Parfüm auf unsere Verbrauchergewohnheiten zu studieren. Wissenschaftler haben festgestellt, daß Käufer länger verweilen und mehr Geld ausgeben, wenn die Luft im Kaufhaus parfümiert ist. Gegenwärtig versucht eine Gruppe von Wissenschaftlern die Hauptbestandteile des menschlichen Moschus in der Hoffnung zu isolieren, ein zuverlässiges Aphrodisiakum zusammenzubrauen. Falls sie Erfolg haben sollte, werden die verführerischen Parfüm-Anzeigen der Zukunft auf Fakten und nicht mehr auf die Phantasie der Konsumenten bauen. Bis dahin müssen Sie möglicherweise in einer Duftuntersuchung an Ihrem Partner schwelgen.

Der *Gesichtssinn* kann unser libidinöses Vergnügen zusätzlich steigern. In einem meiner Interviews überraschte mich ein Mann damit, daß er seine Aufmerksamkeit auf meine Kleidung verlagerte und mir Unterricht in der Kunst der sinnlichen Beobachtung gab: »Schauen Sie sich an«, sagte er. »Ihre Kleider sind sehr sinnlich. Sie sind sehr weiblich und sexy. Sie werden keinen Mann sehen, der einen derartig schimmernden Stoff trägt oder solch leuchtende Farben. Das Oberteil fällt zwar recht locker, aber die Hose liegt eng an. Was Sie anhaben, wurde geschaffen, um die Aufmerksamkeit auf Ihren Körper zu lenken.« Für ihn stellten die Augen eine erogene Zone dar. Er hatte gelernt, sein Vergnügen zu steigern, indem er die visuelle Welt in Erotika umdeutete.

In der Regel sind Männer sehr empfänglich für visuelle Stimulation. In jungen Jahren mag der Anblick ihrer nackten Frau oder Freundin alles sein, was sie brauchen, damit ihr Penis erigiert. Ich habe viele Frauen darüber klagen hören, sie wagten es nicht, sich vor ihrem Partner auszuziehen, es sei denn, sie hätten Zeit für Sex. Männer möchten wahrscheinlich auch viel öfters als Frauen, daß das Licht beim Liebesspiel anbleibt, damit sie auch visuell alles wahrnehmen können.

Sie empfinden die körperliche Verbindung, das Erscheinungsbild erregter Genitalien und den Anblick einer Frau, die einen Orgasmus erlebt, als sehr anregend.

Einigen Frauen geht es genauso, während andere die visuelle Welt als Störung empfinden. Letztere können ihre körperlichen Empfindungen intensivieren, wenn sie das Licht ausschalten oder die Augen schließen. Falls Sie und Ihr Partner zwei verschiedenen Lagern angehören sollten, werden sanfter Kerzenschein oder Dimmer-Licht Ihnen helfen, einen Kompromiß zu finden.

Dem Partner tief in die Augen zu schauen ist eine weitere Methode, das sinnliche Vergnügen zu steigern, wie man bei Primaten kurz vor dem Liebesspiel beobachten konnte. Die Zoologen bezeichnen diesen Blick als Paarungsblick. Doch nicht nur Primaten, auch Menschen wenden dieses Ritual an. Falls Sie Zweifel haben, sollten Sie einige Zeit in einer Singlebar verbringen. In einigen Kulturen führte man den Gebrauch des Schleiers ein, um dieses Paarungsverhalten zu kontrollieren. Bei vielen Paaren, die schon länger zusammen sind, könnte man sagen, sie trügen einen unsichtbaren Schleier, da sie den Blick des anderen bis auf wenige, flüchtige Augenblicke meiden. Falls Sie bereit sind, eine intensive Vertrautheit mit Ihrem Partner zu riskieren, versuchen Sie das nächste Mal beim Liebesspiel den Paarungsblick volle sechzig Sekunden lang beizubehalten.

Bilder, Magazine und Fotografien liefern ein ganzes Lager an Stimulation für all jene, die durch das Auge stimuliert werden. Obwohl die Geschmäcker verschieden sind, werden die meisten von uns durch visuelle Erotika erregt. Für einige mag das Bild ein Paar in einer romantischen Beziehung darstellen, für andere den körperlichen Liebesakt. Wieder andere werden durch Fotos oder Zeichnungen vom menschlichen Körper angeregt.

Filme und Videos verleihen der visuellen Stimulierung eine zusätzliche Dimension. Paare erwähnten mir gegenüber eine Reihe von Hollywoodfilmen, die sie erregt hätten, darunter *Wenn der Postmann zweimal klingelt, Body Heat, Picnic, The Big Easy, The Sea of Love, 9 1/2 Wochen* und *Blue Velvet*.

Laborexperimente haben bewiesen, daß erotische Videos für Männer und Frauen eine starke Stimulierungsquelle darstellen; sie erzeugen einen höheren Erregungsspiegel als jede andere Form von Erotika, einschließlich Tonbändern, Fotografien oder des geschriebenen Worts.

Eine weitere Möglichkeit, Ihren Gesichtssinn zu verwöhnen, besteht darin, daß Sie sich bei der Dekoration Ihres Schlafzimmers mehr Mühe geben. Schauen Sie sich um, wenn Sie heute abend ins Bett gehen. Beruhigen Sie die Farben, oder regen sie Sie auf? Wirkt das Bett einladend? Haben Sie eine stimmungsvolle Beleuchtung? Die richtigen Illustrationen können eine romantische oder eine erotische Stimmung erzeugen; strategisch plazierte Spiegel können Ihnen bei Ihrem Liebesspiel eine ganz neue Perspektive vermitteln. Eine neue Bettdecke, neue Laken können nicht nur Ihr sinnliches Vergnügen steigern, sondern auch aussagen, daß das Liebesspiel in Ihrem Leben eine Vorrangstellung einnimmt. Eine Warnung: An der Dekoration des Schlafzimmers sollten beide Partner beteiligt sein. Allzuoft regiert das weibliche Empfinden. Hier handelt es sich um einen weiteren Bereich Ihrer Beziehung, in der gegenseitige Beratung und Kompromisse wichtig sind.

Von allen Sinnen ist der *Tastsinn* beim Liebesspiel der wichtigste. Das Gefühl von Haut an Haut ist ein Vergnügen, das gleichzeitig beruhigt, verbindet und erregt. Falls Sie auf Berührungen empfindlich reagieren, kann bereits eine einfache Liebkosung, ein Streifen mit den Lippen prickelnde Wärme durch Ihren Körper schicken.

Ein Mann beschrieb seine denkwürdigste sexuelle Begegnung mit folgenden Worten: »Wir haben nicht einmal miteinander geschlafen. Wir waren drei Paare, die im Wagen meines Freundes schmusten. Ich war sehr erregt, mein Penis war hart. Meine Freundin und ich müssen uns zwei Stunden lang geküßt haben. Es begann damit, daß ich mit der Zunge leicht ihre Lippen berührte. Ich fuhr mit der Zunge die Umrisse ihres Mundes entlang und steckte sie dann hinein, worauf sie mir Zungenküsse gab. Ich war Feuer und Flamme. Ich saugte an ihrer Zunge, sie saugte an meiner. Es war, als würde ich ihren Mund ficken und sie meinen. Ich steckte meine Zunge immer tiefer in ihren Mund. Ich wäre am liebsten ganz hineingeklettert.«

Um Ihren Tastsinn zu aktivieren, müssen Sie möglicherweise wieder genauso experimentierfreudig werden, wie Sie es einmal waren. Vielleicht reicht ein einfacher Kuß Ihres langjährigen Partners nicht mehr aus, um Sie zu erregen, wenn Wiederholung und Gewohnheit Ihre Sinne abgestumpft haben. Um die Rücksitz-Erotik wiederzubeleben, mag es notwendig sein, sich von der normalen Routine zu lösen und dem Liebesspiel ein paar ungewöhnliche Materialien hinzuzufügen, als da wären: Federn, Pelz, Seide, ein warmer Wasserstrahl, Schlagsahne, warme Handtücher, ja sogar Eis. Ralph, ein mitteilsamer, freundlicher Mann, berichtete mir von einer der erotischsten Freuden, die er erst vor kurzem genossen hatte. Seine Freundin, mit der er seit zwölf Jahren zusammenlebt, fragte ihn, ob er »coolen Sex« ausprobieren wolle. Er sagte, er habe zwar nicht gewußt, was sie damit meinte, aber da es etwas mit Sex zu tun hatte, sei er bereit gewesen, es zu versuchen. Sie liebten sich, wie sie sich immer geliebt hatten. Doch beim Orgasmus griff seine Freundin unters Bett, nahm ein Handtuch, in dem sich Eis befand, und legte es auf Ralphs Hoden. Er beschrieb dieses Erlebnis als

»überirdisch«. Noch in der Erinnerung lief ihm ein Schauer den Rücken herunter.

Doch sollten Sie sich, während Sie daran arbeiten, Ihren Tastsinn wiederzubeleben, vergewissern, daß Sie die einzigartige Sensibilität Ihres Partners mit in Betracht ziehen. Einige Menschen möchten nur leicht berührt, andere fest angefaßt werden; einige lassen sich gern necken, andere wollen sofort zur Sache kommen. Wie stets muß über die einzelnen Vorlieben klar und deutlich gesprochen werden.

Und schließlich gibt es noch die *auditive Stimulierung*. Viele Paare versäumen es, sich die stimmungsverändernde Wirkung der Musik zunutze zu machen. Musik vermag nicht nur »die Brust eines Wilden zu besänftigen«, sondern kann auch den erotischen Wilden wecken. Es ist schon Jahre her, seit ich den Film *10* gesehen habe, aber ich erinnere mich noch immer an die sexuelle Spannung, die von Ravels *Bolero* ausging. Stellen Sie einen Kassettenrecorder ins Schlafzimmer und lassen Sie das Beruhigungs-, Entspannungs- und Erregungspotential der Musik auf sich wirken.

Vielleicht möchten einige von Ihnen auch die Fähigkeit der Musik erforschen, Sie in die Vergangenheit zurückzubringen. Eine meiner Freundinnen verbrachte in ihren High-School-Tagen viel Zeit damit, zu John-Mathis-Platten zu tanzen und zu träumen. Eines Abends legte sie, kurz bevor sie mit ihrem Partner ins Bett ging, ein Band mit John-Mathis-Liedern auf. Die nostalgische Musik krempelte das Liebesspiel vollkommen um. »Jahrelang haben wir uns kaum geküßt, sondern sind geradewegs zum oralen Sex übergegangen. An diesem Abend küßten wir uns eine halbe Stunde, bevor wir miteinander schliefen. Ich war wieder sechzehn, nur daß es diesmal keine Grenzen gab.«

Auch gemeinsames Musizieren kann ein Vergnügen sein. Wer ist nicht von einem Hochzeitspaar angerührt, das einan-

der Lieder singt? Ich hatte einmal einen Freund, der im Bett für mich Gitarre spielte und sang. Ich werde diesen Teil unserer Beziehung nie vergessen.
Wenn Sie aufmerksam lauschen, können Sie sogar Musik in den Liebesgeräuschen vernehmen und allein durch den Herzschlag, den Atemrhythmus des anderen, durch die vollen, saftigen Töne, die bei Cunnilingus, Fellatio oder Penetration zu hören sind, erregt werden oder durch das unfreiwillige Stöhnen Ihres Partners beim Orgasmus.
Die Geräusche der Liebe können auch Worte einschließen, zärtliche Ausdrücke, anregende Kopfkissengespräche oder »heiße« Sätze. Einige Paare spannen einander auf die Folter, indem sie dem anderen ausführlich beschreiben, was sie mit ihm zu tun gedenken. Auch Telefonsex kann wunderbar stimulieren. Ein Paar gestand mir, sie würden schon beim Frühstück mit dem verbalen Vorspiel beginnen und den anderen im Laufe des Tages mit »obszönen Anrufen« am Arbeitsplatz »belästigen«. Wenn sie dann am Abend ins Bett gehen, ist die Hälfte schon geschafft.
Doch auch beim Gehörsinn gibt es geschlechtsspezifische Unterschiede. Wieder einmal scheinen Frauen dazu zu neigen, heftiger zu reagieren. Das leiseste Geräusch kann die Aufmerksamkeit einer Frau fesseln oder sie stören. In den meisten Haushalten ist es wahrscheinlich die Frau, die sagt: »Dreh das Fernsehen/das Radio/die Stereoanlage leiser.« Eine Frau verriet mir, leise Musik beim Liebesspiel schalte bei ihr alle störenden Gedanken aus, eine andere empfand sogar leise Musik als unwillkommene Einmischung.
Viele Frauen ziehen eine romantische oder gefühlvolle Unterhaltung einem offenen, sexuellen Gespräch vor. Eine meiner Freundinnen regt am meisten an, wenn ihr Mann ihr ins Ohr flüstert, wie sehr er sie liebt. Es ist wichtig, daß Sie das von Ihrem Partner bevorzugte Vokabular berücksichtigen.

Benutzen Sie die Worte und Sätze, die Ihren Partner am meisten erregen. Auf Sie wirken diese Worte vielleicht nicht anregend, aber Ihrem Partner werden sie eine freundliche Reaktion entlocken.

Doch was immer Sie Ihrem Partner auch sagen mögen, ein direkter Augenkontakt kann die Wucht Ihrer Worte verdoppeln. Auch der Ton, in dem Sie die Worte aussprechen, kann einen großen Unterschied machen. Wenn Sie die Stimme senken und die Botschaft langsam übermitteln, kann ein einfacher Satz wie »Ich will dich« zu einem Vorspiel werden.

Unser *Geschmackssinn* dient zwei Funktionen, der Berührung und dem Geschmack. Aus diesem Grund hat alles, was wir mit unseren Mündern tun, eine doppelte Wirkung. Das Saugen entspringt einem Instinkt, den wir ein Leben lang nicht verlieren. Viele Erwachsene saugen gern an Lutschern, an Eis am Stiel, an Süßigkeiten, an Bier- oder Limonadenflaschen oder Zigaretten. Stecken Sie einen Finger in den Mund und saugen Sie daran. Fühlt es sich nicht gut an? Saugen Sie erst fest, dann sanfter, schnell, dann langsam.

Konzentrieren Sie sich ganz auf den Finger. Erkunden Sie Ihren Mund damit. Fühlen Sie das weiche Fleisch. Erleben Sie, wie es ist, eingesogen und wieder freigegeben zu werden. Stellen Sie sich jetzt vor, Ihr Partner würde an Ihren Fingern, Ohren, Knien, Zehen oder Genitalien saugen. Ihr ganzer Körper kann durch das Saugen zu neuem Leben erwachen.

Lecken ist ein weiteres orales Vergnügen. Der geschickte Gebrauch der Zunge kann einen simplen Willkommens-Kuß in einen »Wow! Schön, dich zu sehen«-Kuß verwandeln. Viele Menschen empfinden das Lecken oder Saugen des Penis oder der Klitoris als ungemein erotisch; sie haben dadurch die intensivsten sexuellen Erlebnisse. Das Lecken oder Saugen an den Brustwarzen kann Männer und Frauen erregen. Einige

Glückliche kommen allein schon durch Brustwarzenstimulierung zum Orgasmus.
Andere erschaudern, wenn ihr Liebespartner sie beißt oder an ihnen knabbert, ein im Tierreich weitverbreitetes Verhalten. Wenn Katzen sich paaren, veranstalten sie eine Beiß-, Fauch- und Kampforgie. Knabbern Sie ein paarmal versuchsweise an Ihrem Partner und beobachten Sie seine Reaktion.
Für den Verzehr geeignete Gleitmittel können Ihrem Liebesspiel Würze verleihen. Neulinge auf dem Gebiet des oralen Sex stellen möglicherweise fest, daß ein Gleitmittel mit Geschmack ihre Hemmung vermindert. Andere Paare schwören auf Honig, Schokolade oder Schlagsahne.
Essen selbst ist eine sinnliche Erfahrung. Mit bewußter Erotik gewürzt, kann es sich rasch in einen Porno verwandeln. Falls Sie mir nicht glauben, sollten Sie sich die Filme *Tom Jones* oder *9 1/2 Wochen* ausleihen. Einander zu füttern, beim Essen zuzuschauen oder einfach nur gemeinsam essen kann gleichzeitig entzücken, nähren und erregen.

Ihr Geist: der sechste Sinn

Natürlich ist Ihr Gehirn das wichtigste Sexualorgan. Ihr Partner mag ein äußerst talentierter Liebespartner sein, aber wenn er abgelenkt ist, werden Sie nur wenig oder überhaupt nichts spüren. Während Sie ein Zungenschnellen zum Höhepunkt bringen kann, wenn Ihnen sehr erotische Gedanken durch den Kopf gehen. Das Liebesspiel gehört zu jenen Gelegenheiten, bei denen man »geistesgegenwärtig sein muß, wenn man gewinnen will«.
Obwohl es ihnen vielleicht nicht bewußt ist, durchleben die meisten Menschen beim Liebesspiel drei verschiedene Gei-

steszustände: sie sind abgelenkt oder negativ, empfänglich oder neutral und emphatisch oder erotisiert. Einige Menschen stellen fest, daß sie beim Beischlaf meistens abgelenkt sind. Sie machen sich wegen des unordentlichen Zimmers, der bevorstehenden Steuerprüfung, der fülligen Oberschenkel, der Glatzköpfigkeit ihres Partners oder wegen ihres mangelnden sexuellen Verlangens Gedanken. *Sie können den Zustand vollkommener Erregung erst erreichen, wenn Sie nicht bei negativen oder vergleichenden Gedanken verweilen.*

Viele Menschen sind der Meinung, sie hätten nur wenig Kontrolle über ihre Gemütsverfassung, aber dem ist nicht so. Es gibt einige erprobte Methoden, eine empfänglichere oder erotischere Stimmung zu erzeugen. Zu Anfang hilft es, eine Übergangszeit einzurichten, die Sie von Ihrem Alltag trennt, eine Pufferzone zu schaffen, die Ihnen Zeit läßt, sich von ablenkenden und störenden Gedanken zu lösen. Jean, eine Drehbuchautorin, suchte mich auf, weil sie Schwierigkeiten hatte, zum Orgasmus zu kommen. Anfangs dachte sie, ihr Problem sei ein Mangel an sexuellem Verlangen, doch dann wurde ihr klar, daß es ein Mangel an Aufmerksamkeit war. Sie arbeitete oft bis kurz vor dem Zubettgehen an einem Drehbuch. Und wenn ihr Partner dann mit ihr schlafen wollte, war sie noch so damit beschäftigt, daß sie sich beherrschen mußte, um seine Hand nicht abzuwehren. »Ich steckte immer noch im Arbeitsmodus«, sagte sie. Wie sie feststellte, war sie empfänglicher, wenn sie eine halbe Stunde vor dem Zubettgehen mit der Arbeit aufhörte.

Meditation, Stretching, Yoga, wechselseitige Massagen oder einfach nur ein paar Minuten herumzuliegen und sich auf seinen Atem zu konzentrieren sind ausgezeichnete Methoden, um vom Alltag abzuschalten. Eine tiefe Entspannung vor, während und nach dem Beischlaf kann Sie in eine andere

Welt katapultieren (spezielle Anweisungen finden sich in den Übungen 2 und 3 am Ende dieses Kapitels).

Sexualtherapeuten empfehlen eine bestimmte Technik namens »sinnliche Konzentration«, um Paaren zu helfen, jeden störenden Gedanken aus ihren Köpfen zu verbannen und den Leistungsdruck abzuwerfen, damit sie sich wieder mehr auf das körperliche Vergnügen konzentrieren können. Bei der von Masters und Johnson entwickelten Übung geht es darum, wechselseitig den Körper des anderen zu streicheln. Der Partner, der berührt wird, konzentriert sich auf den Kontaktpunkt und sperrt jeden störenden Gedanken aus. Ziel ist es nicht, sexuell erregt zu werden, sondern sich zu entspannen und die Empfindungen wahrzunehmen. Daß die Genitalien bei der sinnlichen Konzentration nicht stimuliert werden, ist einer der Gründe für ihren Erfolg. Wenn der Partner die Genitalien stimuliert, neigt man dazu, sich darauf zu konzentrieren, zum Orgasmus zu kommen. Man klammert sich vielleicht an ein Gefühl und versucht, ein Ziel zu erreichen. Doch wenn es nicht länger um den Orgasmus geht, kann man entspannen und in das Reich bloßen Gefühls eingehen.

Viele Menschen benutzen sexuelle Phantasien oder geistige Bilder, um in eine empfänglichere Stimmung zu kommen. Früher glaubte man, daß nur Männer in sexuellen Phantasien schwelgen; doch als im Jahre 1973 Nancy Fridays Buch *My Sex Garden* erschien, ein Kompendium sexueller Träume von Frauen, wurde diese Vorstellung ad acta gelegt. Dank neuerer Untersuchungen wissen wir, daß etwa 85 Prozent aller Männer und Frauen beim Geschlechtsverkehr wenigstens ab und zu phantasieren, und 25 Prozent häufiger. Ein kleiner, aber bedeutender Prozentsatz von Menschen, hauptsächlich Frauen, erklärten, daß sie nur durch Phantasien zum Orgasmus kämen.

Sexuelle Phantasien können einer Reihe von Zwecken dienen, darunter

der Erregungssteigerung beim Masturbieren,
der Erprobung neuer sexueller Aktivitäten,
der Erlaubnis, das Verbotene zu erfahren,
dem Abblocken mentaler Störungen,
der Intensivierung des sexuellen Verlangens,
der Würzung des Liebeslebens mit Abwechslung.

Obwohl sexuelle Phantasien alltäglich sind, fühlen sich ungefähr 25 Prozent der Phantasierenden deswegen schuldig oder schämen sich und kommen sich unzulänglich vor. Manche Menschen hängen noch dem Mythos an, zwei Menschen, die einander lieben, brauchten nicht zu träumen. Für sie sind Phantasien nicht nur ein Eingeständnis persönlicher Unzulänglichkeit, sondern auch ein Zeichen dafür, daß ihre Beziehung an Anziehungskraft verloren hat. Aber tatsächlich sind, wie Untersuchungen gezeigt haben, jene Menschen, die am häufigsten beim Beischlaf phantasieren, mit ihrem Liebesleben am zufriedensten. Sie berichten von der größten sexuellen Befriedigung, den häufigsten Orgasmen, den geringsten sexuellen Schuldgefühlen, den positivsten sexuellen Einstellungen und den geringsten sexuellen Schwierigkeiten.

Ich glaube, daß Phantasien kaum Probleme aufwerfen, solange man zwischen Phantasie und Wirklichkeit unterscheiden kann. Bis auf zwei Ausnahmen: Erstens, wenn eine Phantasie bei Ihnen bedeutende Verwirrung, Angst oder Schuldgefühle verursacht, hat sie voraussichtlich negative Auswirkungen auf Ihr Liebesspiel; und zweitens, wenn Sie beim Beischlaf fast die ganze Zeit einer Phantasie nachhängen, wird es für Sie schwierig werden, sich emotional und spirituell mit Ihrem Partner zu verbinden. Ich ermutige Menschen mit Sexphantasien, während des Liebesspiels ab und zu Augenkontakt mit ihrem Partner aufzunehmen. Einander beim Orgasmus anzuschauen kann ein besonders bewegender Moment sein.

Eine weitere Methode, die Erregung zu steigern, ist der Gebrauch geistiger Bilder. Darunter verstehe ich, daß Sie sich im Kopf ein Bild von dem machen, was Sie im Augenblick erleben. Wenn Sie beispielsweise gerade penetriert werden (oder penetrieren), können Sie die Augen schließen und sich vorstellen, wie sich der Penis in der Vagina auf und ab bewegt; beim oralen Sex können Sie im Geiste ein lebhaftes Bild davon erzeugen, wie es aussieht. Ihr Geist wird zur Kamera, die Nahaufnahmen für einen Sexfilm aufnimmt. Dadurch distanzieren Sie sich nicht mental von Ihrem Partner, sondern betonen lediglich das, was wirklich vor sich geht. Die anregende, erotisierende Stimmung kann Sie zu neuen Höhepunkten des Vergnügens bringen.

Übungsteil

Die nachfolgende Checkliste wird Ihnen helfen, abzuschätzen, wie gut Sie Ihr sinnliches Potential nutzen (es gibt zwei Checklisten, eine für Sie, eine für Ihren Partner).

Übung 1: Die Sinnlichkeits-Checkliste

PARTNER 1:

Lesen Sie folgende Behauptungen und entscheiden Sie, wie gut sie auf Ihre gegenwärtige Praxis zutreffen:

0 = nie
1 = kaum
2 = manchmal
3 = meistens
4 = immer

1. Ich praktiziere Hygienegewohnheiten, die meinen Partner zufriedenstellen.
   0 1 2 3 4
2. Ich konzentriere mich beim Liebesspiel auf die körperlichen Empfindungen.
   0 1 2 3 4
3. Ich nutze die Musik, um unser Liebesspiel zu intensivieren.
   0 1 2 3 4
4. Ich benutze bestimmte Geräusche oder Worte, um meinen Partner zu erregen.
   0 1 2 3 4
5. Ich verwende eine Vielfalt von Berührungsformen, während ich mit meinem Partner schlafe.
   0 1 2 3 4
6. Massage ist Bestandteil meiner Liebestechnik.
   0 1 2 3 4
7. Ich weiß, welche Art von Berührung meinem Partner gefällt.
   0 1 2 3 4
8. Ich bin mir der Vorliebe meines Partners für natürliche Gerüche oder andere Düfte bewußt.
   0 1 2 3 4
9. Ich benutze verschiedene Aromen, um unser Liebesspiel zu intensivieren.
   0 1 2 3 4

10. Ich benutze visuelle Stimulantien (Filme, Bilder, Bücher, Kleider), um meinen Partner zu erregen.
 0 1 2 3 4
11. Ich schaue meinen Partner beim Liebesspiel an.
 0 1 2 3 4
12. Ich benutze die Essenszeit dazu, mit dem romantischen Prozeß zu beginnen.
 0 1 2 3 4
13. Ich benutze die Vielseitigkeit meines Mundes, um meinen Partner zu erregen.
 0 1 2 3 4
14. Ich nehme mir die Zeit, das Nachglühen unseres Liebesspiels zu genießen.
 0 1 2 3 4
15. Ich kenne Methoden, meine Konzentration beim Liebesspiel zu steigern.
 0 1 2 3 4

Partner 2:

Lesen Sie folgende Behauptungen und entscheiden Sie, wie gut sie auf Ihre gegenwärtige Praxis zutreffen:

0 = nie
1 = kaum
2 = manchmal
3 = meistens
4 = immer

1. Ich praktiziere Hygienegewohnheiten, die meinen Partner zufriedenstellen.
 0 1 2 3 4
2. Ich konzentriere mich beim Liebesspiel auf die körperlichen Empfindungen.
 0 1 2 3 4

3. Ich nutze die Musik, um unser Liebesspiel zu intensivieren.
0 1 2 3 4
4. Ich benutze bestimmte Geräusche oder Worte, um meinen Partner zu erregen.
0 1 2 3 4
5. Ich verwende eine Vielfalt von Berührungsformen, während ich mit meinem Partner schlafe.
0 1 2 3 4
6. Massage ist Bestandteil meiner Liebestechnik.
0 1 2 3 4
7. Ich weiß, welche Art von Berührung meinem Partner gefällt.
0 1 2 3 4
8. Ich bin mir der Vorliebe meines Partners für natürliche Gerüche oder andere Düfte bewußt.
0 1 2 3 4
9. Ich benutze verschiedene Aromen, um unser Liebesspiel zu intensivieren.
0 1 2 3 4
10. Ich benutze visuelle Stimulantien (Filme, Bilder, Bücher, Kleider), um meinen Partner zu erregen.
0 1 2 3 4
11. Ich schaue meinen Partner beim Liebesspiel an.
0 1 2 3 4
12. Ich benutze die Essenszeit dazu, mit dem romantischen Prozeß zu beginnen.
0 1 2 3 4
13. Ich benutze die Vielseitigkeit meines Mundes, um meinen Partner zu erregen.
0 1 2 3 4

14. Ich nehme mir die Zeit, das Nachglühen unseres Liebesspiels zu genießen.
    0 1 2 3 4
15. Ich kenne Methoden, meine Konzentration beim Liebesspiel zu steigern.
    0 1 2 3 4

Übung 2: Sich auf sich selbst konzentrieren

Erläuterungen: Diese einfache Übung soll Ihnen helfen, sich zu entspannen und auf Körperempfindungen zu konzentrieren. Sie nimmt ungefähr fünf Minuten in Anspruch. Ziehen Sie in Betracht, diese Übung vor Ihrem nächsten Liebesspiel zu praktizieren.

Anweisungen:
1. Nehmen Sie eine bequeme Position ein. Legen Sie sich hin, oder finden Sie eine Stellung, die Sie ohne Anspannung und Druck aufrechterhalten können.
2. Lockern Sie beengende Kleidung.
3. Schließen Sie die Augen, und achten Sie auf Ihren Atem. Konzentrieren Sie sich darauf, wie die Luft in Ihre Lungen hinein- und wieder hinausströmt. Vertiefen Sie mit jedem Ausatmen Ihre Entspannung.
4. Falls störende Gedanken auftauchen, lassen Sie sie vorbeifließen, und konzentrieren Sie sich dann wieder auf Ihren Atem.
5. Machen Sie ungefähr fünf Minuten lang so weiter.

Übung 3: Sich auf den Partner konzentrieren

Erläuterungen: Zweck dieser Übung ist es, sich zu entspannen und die nonverbale Verbindung zum Partner zu stärken.

Anweisungen:
1. Legen Sie sich neben Ihrem Partner auf den Rücken; Ihre Füße zeigen in verschiedene Richtungen.
2. Legen Sie die Hand, die Ihrem Partner am nächsten ist, auf seine Brust.
3. Bewegen Sie sich nicht, schließen Sie die Augen und konzentrieren Sie sich auf den Atemrhythmus Ihres Partners.
4. Fangen Sie jetzt an, mit Ihrem Partner etwa fünf Minuten lang synchron zu atmen.
5. Sprechen Sie mit Ihrem Partner über Ihre Empfindungen.

Übung 4: Anschauen

Erläuterungen: Diese Übung wird Ihre gegenseitige Vertrautheit vertiefen. Sie hilft Ihnen dabei, einander ohne Unbehagen in die Augen zu schauen.

Anweisungen:
1. Schauen Sie Ihrem Partner ein paar Sekunden länger in die Augen als normalerweise üblich.
2. Steigern Sie sich allmählich, bis Sie Ihrem Partner in Zukunft zehn Sekunden lang in die Augen schauen können (was Ihnen anfangs sehr lang vorkommen mag).
3. Versuchen Sie, sobald Ihnen der ausgedehnte Augenkon-

takt nichts mehr ausmacht, einander beim Orgasmus anzuschauen. Es gibt keine Worte, um diese Erfahrung zu beschreiben.

Übung 5: Kleidungsberater

Erläuterungen: Viele Menschen haben ausgeprägte Vorlieben, was den Kleidungsstil ihres Partners betrifft. Diese Übung soll Ihrem Partner Informationen über die Kleidung vermitteln, die Ihnen am besten gefällt. Sie könnte dem Satz »dress for success« eine neue Bedeutung geben.

Anweisungen:

1. Gehen Sie zu einem verabredeten Zeitpunkt an den Schrank Ihres Partners und deuten Sie auf die Kleidungsstücke, die Ihnen am besten gefallen.
2. Wählen Sie das aufregendste Outfit aus.
3. Wählen Sie das romantischste Outfit aus.
4. Weisen Sie auf das Outfit hin, das Ihnen am wenigsten zusagt.

Übung 6: Stellen Sie eigene Düfte her

Erläuterungen: Diese Übung soll Ihnen und Ihrem Partner bei der Entscheidung helfen, welchen künstlichen Duft (wenn überhaupt) Sie im Hause verbreiten und/oder beim Liebesspiel benutzen.

Anweisungen:

1. Sammeln Sie alle Düfte ein, die Sie gegenwärtig im Haus haben. Suchen Sie Bade- und Schlafzimmer nach Seifen,

Lotionen, Deodorants, Haarsprays, Shampoos, Cremes, Cremespülungen, Kölnisch-Wasser-Flaschen, Parfüms und Aftershaves ab; nicht zu vergessen die parfümierten Kerzen, Räucherstäbchen, Dufttöpfe, Duftkissen, Raum-»Erfrischer« und Raumdeodorants.
2. Jeder von Ihnen riecht daran und bewertet den Duft auf einer Skala von 1 bis 10. »1« bedeutet, daß Sie den Duft verabscheuen, »10«, daß Sie ihn mögen oder er Sie anregt. Ziehen Sie in Betracht, sich von all den Düften zu trennen, die auf beiden Skalen unter fünf liegen.
3. Suchen Sie mit Ihrem Partner ein Geschäft auf, das sich auf Düfte spezialisiert hat, eine alternative Boutique oder einen Bioladen, der Massageöle, ätherische Öle und wohlriechende Lotions führt. Suchen Sie sich einen Duft aus, der Ihnen beiden zusagt.

Übung 7: Stellen Sie Ihr eigenes Massageöl her

Erläuterungen: Diese Übung stellt eine Erweiterung der vorigen dar. Sie erhalten darin Instruktionen, wie Sie Ihr eigenes, einzigartig duftendes Massageöl herstellen können.

Anweisungen:

1. Besuchen Sie gemeinsam einen Laden, in dem ätherische Öle geführt werden (das kann ein Bioladen oder ein New-Age-Laden sein).
2. Kaufen Sie eine Flasche nichtparfümiertes Mandelöl (ein Massageöl, das viele Masseure bevorzugen) oder ein Massageöl Ihrer Wahl.
3. Testen Sie alle verfügbaren ätherischen Öle, um herauszufinden, welches Ihnen beiden am besten gefällt. Kaufen Sie einen oder mehrere Ihrer Favoriten.

4. Fügen Sie zu Hause dem Massageöl tropfenweise das ätherische Öl zu, bis Sie die gewünschte Konzentration haben. (Nach wenigen Minuten werden Sie sich derart an den Duft gewöhnt haben, daß Sie nicht mehr genau bestimmen können, wie viele Tropfen noch hinzugefügt werden müssen. Um Ihren Geruchssinn zu erfrischen, sollten Sie das Zimmer verlassen oder ein paar Minuten ins Freie gehen. Danach setzen Sie Ihre Arbeit fort.)

Anmerkung: Vielleicht möchten Sie Ihr selbstgemischtes Massageöl bei der folgenden Übung ausprobieren.

Übung 8: Eine erotische Massage

Erläuterungen: Dieses Kapitel wäre nicht komplett ohne eine Massageübung. Berührt zu werden ist für ein Gefühl der Sicherheit, des Vertrauens und der Bindung derart fundamental, daß man seine Wirksamkeit kaum übertreiben kann. Die Massage gehört zu den förderlichsten, liebevollsten und potentiell erotischsten Formen der Berührung.

Ich empfehle keine abwechselnden Massagen, also keine, in der Sie zum Empfänger werden, sobald Sie Ihren Partner massiert haben. Es ist besser, sich auf das Vergnügen des Gebens oder Empfangens zu konzentrieren und die Gunstbezeigung später zurückzugeben.

Die meisten Menschen ziehen es vor, mit Öl oder einer Lotion massiert zu werden. Sie können Mandel-, Baby- oder Pflanzenöl benutzen. Auch Hand- und Feuchtigkeitslotions tun vortreffliche Dienste (lassen Sie sich nicht durch die Tatsache von der Übung abhalten, daß Sie kein spezielles »Massage«-Öl haben).

Die folgende Massage stammt aus dem Buch *Romantic Mas-*

sage von Anne Kent Rush. Rush nennt sie die »verbindende« Massage. Sie soll Ihnen helfen, zu »lernen, die erotischen Gefühle in allen Teilen Ihres Körpers neu zu erschließen«. Das tun Sie, indem Sie mit einer Hand die erogenen Zonen berühren, während die andere Hand sanft einen Bereich massiert, der weniger empfindlich ist. Sie massieren beide Bereiche gleichzeitig, bis Ihr Partner stark erregt ist. Dann entfernen Sie die Hand aus der erogenen Zone, während Sie mit der anderen Hand den weniger empfindsamen Bereich weitermassieren. Rush schreibt, wenn man diese Übung regelmäßig mache, würden »neu sensibilisierte Bereiche genauso erregbar (werden) wie die Genitalien oder andere Bereiche«. Dann folgen Instruktionen:

> Ihr Partner liegt mit dem Rücken auf einem Bett, Massagetisch oder einem bezogenen Bodenpolster in einem warmen Zimmer. Ölen Sie ihn leicht mit Massageöl ein. Die Berührung scheint sich um so besser anzufühlen, je sanfter sie ist. Die Geschwindigkeit variiert je nach Empfinden, ist normalerweise jedoch sehr reduziert.
> Sie sitzen rechts von Ihrem Partner, mit Blick auf seinen Unterleib. Legen Sie beide Hände, Handflächen nach unten, auf den Unterleib und beginnen Sie mit der ganzen Hand *sehr* sanft und *sehr* langsam große Kreise in diesem Bereich zu beschreiben. Fahren Sie eine Weile damit fort.
> Jetzt lösen Sie die Hände voneinander. Bewegen Sie die eine Hand über die Beininnenseite Ihres Partners, die andere zum Brustkorb. Ihre rechte Hand bewegt sich über den Brustkorb; sie zieht eine Linie vom Unterleib über die Rippen zur linken (ihnen am nächsten liegenden) Brustwarze, über den linken Brustmuskelbogen zur Achselhöhle.

Gleichzeitig bewegt sich Ihre linke Hand vom Unterleib über die Hüfte, die Innenseite der Schenkel, der Waden, über den Knöchel und bleibt auf der linken Fußwölbung Ihres Partners liegen.

Der Erfolg dieser Übung hängt vor allem vom richtigen Timing ab: Ihre Hände sollten zur selben Zeit über Oberschenkel und Rippen streichen und gleichzeitig Achselhöhle und Fußwölbung erreichen. Beschreiben Sie synchron sanfte Kreise in beiden Wölbungen; fahren Sie eine Weile damit fort.

Kehren Sie nun an Ihren Ausgangsort zurück, langsam und mit federleichten Berührungen. (Kreuzen Sie Oberschenkel und Seite simultan.)

Beenden Sie die Übung mit ein paar zusätzlichen Kreisbewegungen auf dem Unterleib.

Massieren Sie die rechte Seite Ihres Partners auf die gleiche Weise.

Rush schlägt vor, sich eigene Züge auszudenken, um »den Mund und die Brustwarzen, die Schamleiste und den Nacken, den Mund und die Genitalien, die Handflächen und die Fußsohlen, die Nasenspitze und die Brustwarzen« miteinander zu verbinden.

Übung 9: Himmlisches »Hovern«

ERLÄUTERUNGEN: Mit »Hovern« meine ich die zarteste Berührung, die es gibt; eine Berührung, bei der Sie Ihre Hände knapp über der Haut Ihres Partners halten und über die feinen Härchen streichen. Viele haben beim »Hovern« das Gefühl, auf die Folter gespannt zu werden. Ein Gefühl, das Ihnen Schauer über das Rückgrat jagt und Sie sich vor Erregung winden läßt. Für den Berührenden ist es eine der seltenen Gelegenheiten, bei der er sich vollkommen auf den Partner konzentrieren kann. »Hovern« kann eine sehr sinnliche und liebevolle Erfahrung sein.

Anweisungen:

1. Bestimmen Sie, wer von Ihnen als erster empfängt.
2. Der Empfänger bestimmt, wieviel Fleisch er zeigt.
3. Der Empfänger legt sich auf eine bequeme Unterlage und schließt die Augen.
4. Der aktive Partner sitzt bequem in einer Position, von der aus er am besten die meisten Körperteile erreichen kann. Während des »Hoverns« verändert er, falls nötig, seine Haltung, um eine bequeme Stellung einzunehmen.
5. Die »Hover«-Bewegungen sind sehr langsam und zart. Stellen Sie sich vor, Sie würden mit Ihren Händen Wärmeenergie auf Ihren Partner übertragen.

Übung 10: Tom Jones' Rückkehr

Erläuterungen: Hierbei handelt es sich um eine verspielte Übung, die Sie zu Hause oder in der Öffentlichkeit praktizieren können; wo, hängt ganz davon ab, wie indiskret Sie sind. Bei dieser Übung werden Sie Lebensmittel dazu benutzen, Ihrem Partner eine erotische Botschaft zukommen zu lassen. Die Botschaft besteht aus drei Teilen: 1.) Das möchte ich mit dir machen. 2.) Es wäre schön, wenn du das mit mir machtest. 3.) Das können wir gemeinsam tun.

Schicken Sie die drei Teile hintereinander; benutzen Sie die Nahrung dabei auf mimische Weise.

Anweisungen:

1. Zeigen Sie einander abwechselnd »Das möchte ich mit dir beim Liebesspiel machen«. Verwenden Sie Essen, Finger, Utensilien und Eßgeräusche, um Ihre Vorlieben zu verdeutlichen. Sprechen verboten.
2. Zeigen Sie als nächstes einander »Es wäre schön, wenn du das beim Liebesspiel mit mir machtest«.
3. »Das können wir beim Liebesspiel gemeinsam tun.«
4. Vergessen Sie das Kauen und Schlucken nicht.

11
S2V:
Die Formel für eine dauerhafte Leidenschaft

In den vorangegangenen Kapiteln haben Sie acht von neun Facetten Ihrer Sexualität erkundet. Wie Sie gesehen haben, spielt jede Seite eine wichtige Rolle, wenn es darum geht, eine befriedigende, dauerhafte Liebesbeziehung zu entwickeln. *Offen über Sex zu sprechen* hilft Ihnen, Ihre sexuellen Bedürfnisse und Wünsche zu vermitteln. Das *sexuelle Verlangen* motiviert Sie, sexuell zu sein, und intensiviert die Liebeserfahrung. *Verbale und emotionale Vertrautheit* gestatten Ihnen, Ihre innere Wirklichkeit mit Ihrem Partner zu teilen. Die *sexuelle Technik* erregt Sie und Ihren Partner. *Abwechslung* bringt frischen Wind und Aufregung in Ihr Liebesspiel. *Romantik* erzeugt dauerhafte Gefühle von Liebe und Bindung. *Sinnlichkeit* verwandelt Sex in eine opulente Ganzkörpererfahrung.
Im letzten Kapitel nun möchte ich einen Schritt zurückgehen und das ganze Bild, nicht nur die Teile betrachten. Was geschieht, wenn Sie in allen acht Bereichen gut sind? Worin besteht die Belohnung für all die Arbeit an guten Kommunikationsfähigkeiten, einem positiven Körperbild, maßgeschneiderten Liebestechniken, der Bereitschaft, den Partner zu romantisieren, und einem Verständnis für die sinnliche Seite des Liebesspiels?
In der *Leidenschaft*, lautet die Antwort. Leidenschaft, die ich als eine Mischung aus sexueller Erregung und emotionaler Vertrautheit definiere. Nehmen Sie sich einen Augenblick Zeit, blättern Sie zurück und stellen Sie fest, wie Ihr Sexual-

typ-Ergebnis in der Kategorie Leidenschaft war. Schauen Sie sich dann die Behauptungen an, die mit dieser Kategorie in Verbindung stehen:

7. *Ich gebe mir Mühe, mich meinem Partner beim Liebesspiel emotional nahe zu fühlen.*
13. *Ich äußere meine Liebesgefühle, während ich mit meinem Partner schlafe.*
27. *Es gehört zu meinen Zielen, mich beim Liebesspiel meinem Partner verbunden zu fühlen.*
37. *Ich bin ein(e) leidenschaftliche(r) Liebhaber(in).*
43. *Ich fühle mich meinem Partner beim Liebesspiel spirituell verbunden.*
47. *Ich überlasse mich beim Liebesspiel willig der sexuellen Leidenschaft.*
58. *Ich schaue meinem Partner in die Augen, während wir uns lieben.*

Wie Sie sehen, ist der gemeinsame Nenner dieser Behauptungen eine Mischung aus sexueller Erregung und Liebe zu Ihrem Partner. Wenn Sie sich beim Liebesspiel Ihrem Partner emotional verbunden fühlen, sind Sie nicht mehr zwei voneinander getrennte, unabhängige Individuen auf dem Weg zum Orgasmus, sondern Partner auf einer phantastischen Reise. Die Erregung Ihres Partners steigert Ihre eigene Erregung, während Sie einander der Ekstase immer näher bringen. Ihr Liebesspiel besitzt eine neue Frische. Es ist, als stünde die Zeit still; es ist wie ein vollkommenes Aufgehen in der Gegenwart. In den Höhepunkten fühlen Sie sich eins mit Ihrem Partner, und die Worte »Ich liebe dich« mögen Ihnen spontan über die Lippen kommen.

Ich habe eine Reihe von Menschen gebeten, zu beschreiben, was sie in diesen leidenschaftlichen Augenblicken empfinden. Fast alle gaben zu, daß Leidenschaft Worte transzendiert; ein paar der Gefragten bemühten sich wirklich, mir diese Höhepunkte zu beschreiben:

»Der beste Sex für mich ist, wenn ich mich meinem Partner ganz öffnen kann. Und wenn ich gleichzeitig weine oder lache, so hat das nichts mit Sorgen oder Verlustangst zu tun, sondern damit, daß ich einen neuen Bereich entdecke. Es ist, als entdecke man plötzlich ein zweites Stockwerk, von dem man bislang noch nichts wußte.«

»Sex kann die süßeste, köstlichste Erfahrung sein, die es gibt. Ich fange an, mich unbeherrscht zu bewegen. Ich verändere mich. Etwas anderes übernimmt die Kontrolle. Mein Partner und ich treiben dahin. Es ist, als schwebten wir. Und es ist die unglaublichste Sache der Welt. Wir sind verschwunden, verloren. Es ist alles instinktiv. Verstehen Sie, was ich meine?«

»Für mich ist Sex eine Eröffnung. Meine Frau hat sich mir geöffnet. Ich werde zu jedem phallischen Gegenstand, der jemals existierte. Ich spüre es im ganzen Körper. Mein Körper wird starr und steif; ich bin ein Phallus, und meine Frau ist eine Blume, die sich öffnet und mich aufnimmt. Es geht um Macht. Stärke. Und gleichzeitig geht es um die Verletzlichkeit, die darin besteht, ihr so nahe zu sein.«

»Sex ist für eine Frau sehr eindringlich, zudringlich. Das meine ich nicht negativ. Aber er dringt in dich ein, du mußt dich ihm öffnen. Man muß körperlich empfänglich sein. Ihn einladen. Und er muß sich emotional öffnen und einen in sich einlassen. Und gerade Männer haben da oft Schwierigkeiten und bauen Schutzwälle um sich auf. Mein Mann ist außerordentlich kräftig, nachdrücklich, doch er

besitzt die Fähigkeit, auch sehr verletztbar zu sein. Wir umschließen einander.«

»Ich kann es nicht beschreiben. Es gab Augenblicke, da spürte ich, wie ich mich mit meiner Geliebten im Raum der Ekstase befand. Sie war bei mir. Dort im Raum zu sein und ihr in die Augen zu schauen und zu sehen, daß auch sie dort ist ... Für diesen Sekundenbruchteil – es muß nicht notwendigerweise der Augenblick des Orgasmus sein – sind wir beide dort und eins mit dem Universum.«

Ich war so verwegen und habe versucht, diese spirituelle Offenbarung auf eine bloße Formel zu reduzieren: S2V – zwei sexuell ausdrucksvolle, durch Vertrautheit miteinander verbundene Menschen. Um dieses interpersonale Molekül zu formen, müssen beide Partner intensive Erregung erleben. Entweder sie sind von Natur aus mit einem ausgeprägten körperlichen Verlangen gesegnet, oder aber sie haben herausgefunden, was nötig ist, um die Erregung zu steigern. Was sie verbindet, ist die Vertrautheit. Sie möchten nicht nur sexuelles Vergnügen erfahren, sondern einander Freude bereiten. Sie möchten nicht nur Sex haben, sondern einander lieben.

Den meisten Paaren, die ich kennenlernte, mangelte es wenigstens an einem Bestandteil der Formel. Recht häufig kommt es vor, daß der eine Partner mehr auf Sex fixiert ist und der andere stärker auf Vertrautheit. Allzuoft widersetzt sich der Partner mit dem starken Geschlechtstrieb der Vertrautheit, während sich der Partner mit der Fähigkeit zur emotionalen Vertrautheit gegen die Sexualität sträubt.

Natürlich funktioniert diese Anordnung nicht; hierbei ergeben zwei Hälften kein Ganzes. Um Leidenschaft zu erfahren, müssen beide Partner ihre Grenzen überschreiten. Der Partner mit dem starken Geschlechtstrieb muß emotional verfügbarer und der Partner mit der Fähigkeit zur Vertrautheit muß sexueller werden.

Wenn ein Paar nicht daran arbeitet, die Grenzen zu überwinden, mündet die Beziehung in eine Sackgasse. Ein Mann gestand mir, wie frustrierend es war, mit einer Frau zu leben, die sich nicht bemühte, ihr schwaches sexuelles Verlangen zu verstärken: »Sex war für mich etwas, das ans Göttliche grenzte. Ich meine das nicht religiös. Er ist aufregend, erregend, eine Befreiung von allem, was mich bindet. Er ist eine Möglichkeit, aus mir herauszukommen, mich mit der Welt zu verbinden. Aber das ist jetzt nicht mehr möglich. Meine Frau ist in sexueller Hinsicht sehr ruhig. Sie bewegt sich kaum. Sie gibt keinen Laut von sich. Vielleicht kommt sie zum Orgasmus, aber ich weiß es nie. Ich liebe sie. Wir haben eine angenehme Beziehung. Aber ich konnte nicht jene leidenschaftlichen Höhen erreichen, nach denen ich mich sehne, weil ich jemanden brauche, bei dem ich loslassen, mit dem ich arbeiten, mit dem ich die Leiter emporsteigen kann.«

Leidenschaft bedingt zwei Menschen in einem langsam ansteigenden Crescendo. Sie läßt einen emporsteigen, aus sich herausgehen. Um sich beim Liebesspiel mit dem Universum und dem Göttlichen verbinden zu können, braucht man einen sexuell ausdrucksvollen Partner.

Menschen, die mit einem *emotional* blockierten Partner leben, können sich genauso ausgeschlossen fühlen. Eine meiner Bekannten war zwanzig Jahre lang mit einem Mann verheiratet, der seine Gefühle beim Liebesspiel nicht mitteilen konnte. Sie gestand mir: »Mein Mann hatte ein starkes sexuelles Verlangen, aber ihm fehlte es an Leidenschaft und Schwung. Dadurch wurde unser Liebesspiel mechanisch. Zu Beginn unserer Ehe hat er mir gesagt, Sex sei Sex und Liebe sei Liebe und das eine habe nichts mit dem anderen zu tun. Ich glaubte fast meine ganze Ehe über daran. Wir liebten uns nur selten spontan; und unserem Liebesspiel fehlte die Seele. Dann hatte ich eine Beziehung zu einem Mann, der sowohl sexuell als auch emotional sein konnte. Es war unglaublich. Es war ... spirituell.«

Aufregender Sex kontra leidenschaftlicher Sex

Einige Paare leben nach der unvollständigen Formel S2. In dieser Variante sind beide Partner zwar sexuell, aber selten miteinander vertraut. Sie erleben heißen, aber keinen leidenschaftlichen Sex. Zwischen den beiden Arten gibt es einen gravierenden Unterschied. Zwei Menschen, die entweder durch Testosteron oder Stimulierung sehr erregt sind, können intensiven, die Nackenhaare sträubenden Sex miteinander haben. Doch um Leidenschaft zu erleben, müssen sie sich auch emotional nahestehen.

Damit will ich aber nicht sagen, daß heißer Sex schlechter Sex ist. Viele Paare schlafen ab und zu miteinander, obwohl die Vertrautheit fehlt. Diese lustvollen Begegnungen lassen sie noch Tage danach lächeln. Aber wenn Lust alles ist, was sie erleben, mangelt es ihnen an Seelenbindung. Ich erinnere mich noch an ein Gespräch mit einer Frau, die einen meiner New Yorker Workshops besuchte: »Ich hielt meine Ehe für vollkommen«, sagte sie mir. »Mein Mann und ich hatten den besten Sex, den Sie sich vorstellen können. Und wir haben ihn immer noch. Wir haben alle bekannten Formen der erotischen Aktivität ausprobiert.« Sie hatte keine Ahnung, daß ihr Mann sehr unglücklich über ihre Beziehung war, bis er sie eines Abends zum Essen ausführte und verkündete: »Ich möchte die Scheidung. Mir gefällt es nicht, wie du dein Leben lebst. Wir haben keine gemeinsamen Interessen. Ich weiß nicht einmal, was du denkst oder fühlst. Ich weiß nicht, wer

du bist.« Sie brauchte drei Tage, um sich darüber klarzuwerden, daß er jedes einzelne Wort ernst meinte. Heißer Sex war für sie befriedigend genug gewesen, aber nicht für ihn. Er sehnte sich nach einer emotionaleren Verbindung.
Eine meiner Bekannten reagierte ähnlich auf ihren sinnlichen, aber emotional distanzierten Partner, der sich seiner Fähigkeit rühmte, sie an einem Abend vier- bis fünfmal zum Orgasmus zu bringen, aber ihr niemals sagte, daß er sie liebte, oder ihr in die Augen schaute. Eines Abends, nach einstündigem schweißtreibendem Sex, fragte er sie mit stolzgeschwellter Brust: »Jetzt einmal ehrlich: Hast du jemals etwas Besseres erlebt?« Sie wußte nicht, was sie antworten sollte. Sie gestand mir später: »Wie konnte ich ihm sagen, daß Sex ohne Nähe auf meiner Skala kaum registriert wird?«

Angst vor der Leidenschaft

Während meiner fünfzehnjährigen Praxis als Ehetherapeutin bin ich nur wenigen Paaren begegnet, die in einer langjährigen Beziehung lebten und denen es gelungen war, die magische Formel S2V zu entwickeln. Was hält Paare davon ab, Leidenschaft zu erfahren? Hier die Antwort: *Wenn es um tiefste Leidenschaft und innigste Vertrautheit geht, sind wir alle furchtsame Pilger.* Wir stehen auf unterschiedlichen Plateaus, durch Schluchten der Furcht voneinander getrennt, zu ängstlich, einander die Hände zu reichen und eine Brücke zu bilden. Die Angst vor Vertrautheit, die Angst vor der Sexualität läßt uns unbeweglich am Felsrand hocken.
Mir ist klar, daß die meisten Menschen ihre Liebesprobleme nicht so betrachten. Sie glauben, großartigen Sex genießen zu können …

»... wenn mein Leben nicht so stressig wäre.«
»... wenn wir mehr Zeit für Sex hätten.«
»... wenn mein Partner liebevoller wäre.«
»... wenn mein Partner sinnlicher wäre.«
»... wenn ich fünfzehn Pfund weniger wöge.«
»... wenn mein Partner attraktiver wäre.«
»... wenn mein Partner sensibler wäre.«
»... wenn mein Partner emotionaler wäre.«
»... wenn mein Partner romantischer wäre.«

Sie machen den Partner oder die Lebensumstände dafür verantwortlich, daß es ihrer Beziehung an Leidenschaft mangelt, und sehen nicht, daß allein die Angst sie zurückhält. Bei meiner Arbeit mit Paaren stellte ich fest, daß einige Ängste besonders weit verbreitet sind. Es folgen zehn Ängste, mit denen ich am häufigsten konfrontiert wurde. Versuchen Sie beim Lesen herauszufinden, welche davon (wenn überhaupt) auf Sie oder Ihren Partner zutreffen.

1. Die Angst, das zu bekommen, wonach Sie sich sehnen: Seltsamerweise ist einer der am weitesten verbreiteten Gründe, weshalb sich Menschen vor der Leidenschaft fürchten, der, daß sie sich so sehr danach sehnen. Falls Ihnen jemals das Bein »eingeschlafen« ist, weil das Blut nicht mehr richtig zirkulieren konnte, dann wissen Sie, wie es sich anfühlt, wenn das Blut wieder in das Bein zurückströmt: wie Nadelstiche. Solange der Kreislauf blockiert war, spürten Sie nichts. Als das Blut wieder strömte, hatten Sie eine Zeitlang ein unangenehmes Gefühl.

   Ähnlich ist es, wenn Sie für eine lange Zeit die Leidenschaft entbehren mußten. Sie haben im Laufe der Zeit Ihr Bestes versucht, um sich gegen den emotionalen Schmerz unempfindlich zu machen. Ihre Psyche kann nur ein bestimmtes Maß an Schmerz ertragen, danach gewinnt der Mechanismus der Selbstverteidigung die Oberhand. Und wenn Sie dann schließlich eine liebevolle, innige Beziehung eingehen, reagieren Sie stark und übertrieben darauf. Zuerst empfinden Sie eine große Freude – es gibt nur wenige menschliche Erfahrungen, die derart befriedigend sind wie eine tiefe Leidenschaft –, doch dann spüren Sie den bislang zurückgehaltenen Schmerz darüber, so lange Zeit nicht geliebt worden zu sein. Ihr Herz tut weh. Es ist, als sei das Blut bislang vom Herzen abgeschnitten gewesen und würde jetzt wieder hindurchfließen. Sie erleben gleichzeitig die Freude darüber, endlich das Gewünschte zu bekommen, und den so lange unterdrückten Schmerz. Deshalb seufzen einige Menschen nach dem Orgasmus so tief.

Diese Reaktion ist besonders ausgeprägt bei Menschen, die fast ihr ganzes Leben lang die Leidenschaft entbehrten. Wenn Sie sich als Kind nicht geliebt und umsorgt fühlten und als Erwachsener eine Reihe enttäuschender Liebesbeziehungen durchmachten, werden Sie mit Jahrzehnten der Entbehrung konfrontiert, sobald Sie endlich die sexuelle Leidenschaft erleben. Verständlicherweise fürchten sich viele Menschen vor diesen Gefühlen. Sie nähern sich zwar der Grenze zur Leidenschaft, ziehen sich dann jedoch zurück, um sich auch weiterhin emotional abzuschotten. Sie ziehen es vor, empfindungslos zu bleiben, statt sich dem Vergnügen und dem Schmerz der Befreiung auszusetzen.

2. Die Angst vor dem Verschlungenwerden:
Einige Menschen fürchten, sie würden das Gefühl für sich selbst verlieren, wenn sie die emotionalen und physi-

schen Grenzen zwischen sich und ihren Partnern entfernten. Sie glauben, die einzige Möglichkeit, psychisch unversehrt zu bleiben, bestünde darin, die emotionalen Barrieren aufrechtzuerhalten. Die Natur dieser Angst ist von Mensch zu Mensch verschieden. Der eine mag Angst davor haben, von einem dominanteren Partner manipuliert oder beherrscht zu werden; der andere fürchtet sich vielleicht davor, von der Verantwortung für einen bedürftigen Partner überwältigt zu werden. Wieder andere haben vielleicht Angst davor, mit dem Partner zu verschmelzen und ihre Identität zu verlieren.

Die Angst vor dem Verschlungenwerden rührt fast immer aus der Kindheit. Die Vertrautheit mit dem Partner bringt die frühesten Erinnerungen einer gespannten Beziehung zu einem Elternteil zurück. Menschen neigen unbewußt dazu, bei ihren Partnern die gleichen Schutzmanöver anzuwenden wie früher bei ihren Eltern. Leider ist es nicht möglich, sich emotional zu schützen und zugleich Leidenschaft zu erfahren. Leidenschaft fordert Verletzbarkeit.

3. Die Angst, vergangene Schmerzen auszulösen:
Falls Sie sexuell mißbraucht oder körperlich mißhandelt wurden, kann eine Flut unangenehmer Erinnerungen ausgelöst werden, wenn Sie Ihre Verteidigung aufgeben. Oft ist eine Therapie nötig, um mit dem vergangenen Mißbrauch fertig zu werden.
Aber auch Menschen, die nicht mißbraucht wurden, können erleben, wie tiefe Leidenschaft und Vertrautheit Erinnerungen zutage fördern, die sie am liebsten rasch wieder vergessen würden. Wer von uns hat im Zusammenhang mit seiner Sexualität nicht peinliche oder demütigende Erfahrungen gemacht? Diese Erlebnisse mögen tief in der Vergangenheit begraben sein. Sie können sie ignorieren,

solange sie noch weit entfernt liegen. Doch sobald Sie auf dem Weg zu einer innigeren Vertrautheit sind, drängt der alte Schmerz an die Oberfläche. Eine sichere, liebevolle, tiefe Beziehung ist der letzte Schritt im Heilungsprozeß, auch wenn sie Ihnen anfangs wie eine neue Verletzung erscheinen mag.

4. Die Angst davor, zurückgewiesen zu werden:
Jeder von uns besitzt eine dunkle Seite, einen Teil seiner Persönlichkeit, den er zu leugnen versucht. Wir leben in der Illusion, diese Seite vor unserem Partner verbergen zu können, indem wir ihm nur ein Stück von unserer Innenwelt enthüllen. Wir fürchten, ihm nicht mehr zu gefallen, wenn er uns wirklich kennen würde.
Doch wenn wir unsere Gedanken und Gefühle zensieren, können wir unserem Partner nicht voll verbunden sein. Zu viel von uns wird zurückgehalten. Bevor wir eine leidenschaftliche Sexualität erleben können, müssen wir uns unserem Partner ganz offenbaren.

5. Die Angst, die Kontrolle aufzugeben:
Sex und Vertrautheit sind die beiden mächtigsten Karten in jedem Beziehungskampf. Einen Teil oder beide Teile zurückzuhalten ist eine altbekannte Methode, den Partner zu kontrollieren. In vielen Beziehungen hält der eine die Karte der Vertrautheit zurück und der andere die der Sexualität. Die Auseinandersetzung der Partner läßt sich auf folgende Sätze reduzieren:

Partner A: »Ich werde erst mit dir vertraulich, wenn du sinnlicher wirst.«

Partner B: »Ich werde erst sinnlicher, wenn du vertraulicher wirst.«

Beide werden erst Leidenschaft erfahren, wenn sie ihre Forderungen aufgeben.

6. Die Angst davor, daß die Bedürfnisse des Partners unersättlich sind:
Viele Menschen fürchten, daß der Partner die ganze Hand will, wenn sie ihm den kleinen Finger reichen. Menschen, die sich vor der *emotionalen* Seite der Leidenschaft hüten, haben Angst, daß ihr Partner die ganze Zeit reden und vertraulich sein möchte; daß sie keinen privaten Bereich, keine Zeit mehr für sich selbst haben und von dem Bedürfnis ihres Partners nach Anschluß verzehrt werden. Menschen, die sich vor der *sexuellen* Seite der Leidenschaft hüten, befürchten, daß die sexuellen Forderungen ihres Partners kein Ende nehmen werden; daß ein Zugeständnis zum anderen führt und es über kurz oder lang keine Grenzen für ihre sexuellen Aktivitäten mehr gibt. Ihnen ist jedoch nicht klar, daß ihre Weigerung, die fundamentalen Bedürfnisse und Wünsche ihres Partners zu befriedigen, bei diesem ein übertriebenes Gefühl der Bedürftigkeit schafft. Sobald die Bedürfnisse des Partners erst einmal für eine Weile befriedigt worden sind, werden seine Forderungen geringer. Paare müssen das Vertrauen und den Mut besitzen, die Übergangszeit zu überstehen.

7. Die Angst, geschlechtsspezifische Rollen anzufechten:
Aufgrund der gesellschaftlichen Konditionierung ist es bei Frauen in dieser Kultur nicht unüblich, daß sie intensive Sexualität mit Zügellosigkeit oder Unmoral in Verbindung bringen, und bei Männern, daß sie emotionale Vertrautheit mit femininem Verhalten oder Schwäche verwechseln. »Brave« Mädchen sollten nicht sexuell, »richtige« Männer nicht verletzlich sein. Um diese Klischees zu

durchbrechen, muß man gegen geschlechtsspezifische Konditionierung angehen und einen Weg finden, die Teile des eigentlichen Selbst wieder zum Leben zu erwecken, die durch die allzu beschränkte Sicht dessen, was männlich und was weiblich ist, blockiert wurden.

8. Die Angst, mit Menschen außerhalb der Beziehung sexuell intim zu sein:
Unsere Sexualität zu blockieren ist eine Methode, uns vor der Versuchung zu schützen. Solange Sie sexuell blockiert sind, brauchen Sie sich keine Sorge darüber zu machen, daß sich andere Menschen von Ihnen sexuell angezogen oder daß Sie sich stark zu anderen hingezogen fühlen könnten. Doch wenn Sie Ihre Sexualität befreien, genießen Sie diesen Schutz nicht mehr. Vielleicht befürchten Sie, sexuellen Annäherungsversuchen nicht widerstehen oder Ihr eigenes Verlangen nicht kontrollieren zu können. Zu lernen, wie man angemessene sexuelle Grenzen errichtet und aufrechterhält, ist eine notwendige Voraussetzung für die aufregende Monogamie. Es ist ein Mythos, daß Sex eine überwältigende Macht sei, über die Sie keine Kontrolle besäßen. Wenn Sie Ihre Sexualität befreien, können Sie tatsächlich erleben, daß Sie sich von anderen Menschen angezogen oder andere sich zu Ihnen hingezogen fühlen. Doch Sie können die Disziplin entwickeln, dem nicht nachzugeben. Reife Menschen entscheiden sich jede Stunde, jeden Tag erneut dafür, ihren sexuellen Reaktionen auf andere nicht nachzugeben. Und während Sie die Leidenschaft, die Vertrautheit mit Ihrem Partner vertiefen, wird es immer leichter werden, dem zu widerstehen, da die Befriedigung, die Sie innerhalb Ihrer Beziehung erfahren, jenes flüchtige Vergnügen bei weitem übertrifft, das Sie vielleicht bei anderen finden.

9. Die Angst davor, die Kontrolle zu verlieren:
   Einige Menschen sorgen sich darum, wie sie reagieren oder aussehen könnten, wenn sie sehr erregt sind. Sie fürchten, unattraktiv auszusehen oder auf unangemessene Weise zu reagieren.
   Doch sie haben vor allem Angst davor, die Kontrolle zu verlieren. Der Geschlechtsakt ist ein instinktiver Prozeß. Ihr Körper reagiert auf eine Weise, die Sie nicht vorhersagen können. Ihre Hüften kreisen, Sie geben unkontrollierte Geräusche von sich. Ihr Gesicht verzieht sich, Ihre Muskeln zucken, Worte kommen ungebeten aus Ihrem Mund. Wenn Sie das Gefühl haben, Sie müßten die Kontrolle aufrechterhalten, um attraktiv, sicher oder akzeptabel zu sein, wird die Leidenschaft außerhalb Ihrer Reichweite bleiben. Um Leidenschaft zu erfahren, müssen Sie die Körperkontrolle aufgeben.

10. Die Angst davor, den Partner zu verlieren:
   Es gibt keine Garantie, daß Ihr Partner immer bei Ihnen sein wird. Tod, Scheidung oder gewisse Lebensumstände können Sie einsam und allein zurücklassen. Sobald Sie das Risiko auf sich nehmen, sich Ihrem Partner vollkommen zu öffnen, sich mit ihm zu verbinden, besteht die Möglichkeit, diese Liebe zu verlieren.
   Menschen, die in ihrem Leben schon vieles verloren haben, mag es besonders widerstreben, Leidenschaft zu erleben. Sie errichten unbewußt emotionale Barrieren, um sich vor künftigem Schmerz zu schützen.

Stellen Sie sich Ihrer Angst vor der Leidenschaft

Wenn Sie und Ihr Partner von keiner dieser Ängste mehr zurückgehalten werden, haben Sie allen Grund zum Feiern. Dann gehören Sie zu jenen glücklichen Menschen, die fähig sind, eine intensive, sexuelle Leidenschaft zu erleben. Ihre Aufgabe ist es jetzt, alle neun Aspekte Ihrer Beziehung auch weiterhin zu nähren, um neue Gipfel der Vertrautheit und Sexualität zu stürmen. Für die Leidenschaft gibt es keine obere Grenze.

Falls Sie jedoch feststellen, daß Ihr Liebesspiel immer noch von einer oder mehreren dieser Ängste behindert wird, brauchen Sie den Kopf nicht hängenzulassen. Es gibt einige Möglichkeiten, diese Ängste zu überwinden. Zuallererst kann es sehr hilfreich sein, die Angst einfach zuzugeben. Sobald Sie eine bestimmte Angst identifiziert haben – »Ich habe Angst davor, die Kontrolle zu verlieren« oder »Ich habe Angst davor, dich zu verlieren« –, brauchen Sie nicht länger die Rolle zu leugnen, die Sie in der festgefahrenen Situation spielen. Das allein ist bereits ein großer Fortschritt, denn Leugnen verbraucht Unmengen von Energie.

Sobald Sie Ihre Rolle bei der Behinderung der Leidenschaft nicht mehr leugnen, werden Sie weniger geneigt sein, Ihre Schwierigkeiten auf Ihren Partner zu projizieren. Es ist nur allzu menschlich, seine Ängste auf andere zu projizieren. Auf sexuellem Gebiet blockierte Menschen neigen beispielsweise dazu, ihre Angst vor der Sexualität auf ihre Partner zu projizieren; ihnen vorzuwerfen, sie seien unersättlich, unmoralisch, pervers oder hätten nur Sex im Sinn. Auf diese Weise können sie sich selbst einreden, sie wären »normal« und ihr Partner »unnormal«. Menschen, die sich vor ihren Gefühlen fürchten, neigen auch dazu, ihre Partner zu beschuldigen, zu emotional zu sein: »Du solltest vernünftiger sein«, »Denk erst einmal darüber nach!«, »Du reagierst zu heftig.«

Die Projektion beruhigt vielleicht kurzfristig Ihren Verstand, führt aber zu andauernden Beziehungsproblemen. Sie können keine leidenschaftlichere Beziehung entwickeln, wenn Sie Ihrem Partner die Schuld an Ihrer Rolle in diesem Kampf zuschieben.

Im Idealfall werden Sie, sobald Sie Ihre Ängste vor sich selbst zugegeben haben, den Mut aufbringen, sie Ihrem Partner einzugestehen. Das kann ein sehr wertvolles Geschenk sein. Nach Jahren des Leugnens finden Sie einen Weg, Ihren Schutzwall abzubauen und Ihre Schwäche zu gestehen: »Ich habe noch nie darüber gesprochen, aber ich fürchte die Nähe, wenn wir miteinander schlafen. Ich weiß nicht, weshalb. Ich habe Angst davor, gleichzeitig mit dir zu schlafen und vertraut zu sein.« Oder: »Ich habe immer davor Angst gehabt, die Kontrolle zu verlieren, wenn wir miteinander schlafen. Ich halte mich zurück. Ich weiß nicht, wovor ich Angst habe. Ich komme dem Orgasmus nahe, dann ziehe ich mich zurück.« Oder: »Es kommt mir falsch vor, wenn ich unverhohlen sexuell bin. Das rührt noch aus meiner Kindheit her.« Oder: »Ich glaube, ich habe mich beim Sex zurückgehalten, weil ich dir nicht das geben will, was du möchtest. Das würde ich als ein zu großes Zugeständnis betrachten.«

Wie diese Beispiele zeigen, brauchen Sie nicht erst alles verstanden zu haben, ehe Sie mit Ihrem Partner darüber sprechen. Wichtig ist, daß Sie Ihrem Partner Einblick in Ihren inneren Kampf gewähren. Ich habe das Privileg, bei meiner Arbeit mit Paaren Zeuge dieser Ehrlichkeit zu sein, die aus dem Bauch kommt, und ich habe bislang noch keinen Partner erlebt, der von diesem Erlebnis nicht tief berührt gewesen wäre. Die Selbstoffenbarung hat einen der Kritik genau entgegengesetzten Effekt. Wenn Sie Ihrem Partner Ihre Schwäche offenbaren, wird er sehr wahrscheinlich über seinen schwachen Punkt sprechen. Dadurch vergrößert sich das Vertrauen. *Allgemein kann man sagen, daß Kritik und Projektion Distanz schaffen, während Selbstoffenbarung die Vertrautheit einlädt.*

Wie Sie mehr Leidenschaft erfahren

Aber Sie müssen nicht nur Ihre Ängste vor der Sexualität und der Vertrautheit zugeben, sondern auch jene Schwierigkeiten überwinden, die Sie behindern – beispielsweise ein geringes sexuelles Verlangen, sexuelle Hemmungen, Mangel an Romantik oder emotionaler Vertrautheit. Genau zu diesem Zweck wurde das Heiße-Monogamie-Programm entwickelt. Lassen Sie uns einmal schauen, was Sie bis jetzt geleistet haben: Durch das Ausfüllen des Sexualtyp-Fragebogens haben Sie Licht auf Ihre Stärken und Schwächen in den neun Schlüsselbereichen Ihrer Liebesbeziehung geworfen; durch das Lesen jedes einzelnen Kapitels, das sich auf diese Bereiche konzentrierte, wurden einige Fragen beantwortet, und ich hoffe, daß Sie zu neuen Einsichten gelangt sind. Indem Sie die Übungen am Ende der Kapitel in Angriff nahmen, verwandelten Sie nach und nach Ihre Einsichten in neue Verhaltensmuster. Ich möchte Sie bitten, den Sexualtyp-Fragebogen noch einmal auszufüllen, sobald Sie einen Großteil der Übungen hinter sich gebracht haben, damit Sie sehen, welche Fortschritte Sie bereits verzeichnen können.

Denken Sie daran, daß Sie nicht immer vorhersagen können, welche Bereiche Ihrer Beziehung für Sie am ergiebigsten sind. Es könnte sein, daß Sie genau in den Bereichen die größten Durchbrüche haben, denen Sie bislang aus dem Weg

gegangen sind. Schauen Sie sich noch einmal die einzelnen Kapitel oder die Sexualtyp-Resultate an und stellen Sie fest, welche Kategorien für Sie immer noch die größte Herausforderung darstellen. (Falls Sie im Zweifel sind, fragen Sie Ihren Partner, auf welche Kategorie Sie seiner Meinung nach Ihre Bemühungen konzentrieren sollten.) Wie viele Menschen, mit denen ich gearbeitet habe, werden Sie wahrscheinlich die größten Fortschritte genau in den Bereichen machen, die zu erforschen Ihnen am meisten widerstrebt.
Nachfolgend eine Liste der Gedanken, von denen ich hoffe, daß Sie Ihnen beim Lesen dieses Buches (und während Sie die Übungen machten) klargeworden sind:

Kerngedanken

- Die intensive biologische Anziehungskraft, die Ihr Partner auf Sie ausübt, neigt nach den ersten Monaten oder Jahren einer Beziehung dazu, abzunehmen. Das ist normal.
- Das sexuelle Verlangen ist ein kompliziertes Phänomen, das sowohl biologische als auch emotionale Aspekte aufweist.
- Meistens wird ein Partner stärker an Sex interessiert sein als der andere.
- Die meisten Männer haben einen stärkeren Geschlechtstrieb als die meisten Frauen.
- Wenn eine Frau einen stärkeren Geschlechtstrieb hat als ihr Partner, können die Unterschiede im sexuellen Verlangen besonders störend sein.
- Männer und Frauen neigen zu unterschiedlichen Gesprächsstilen.
- In den meisten Liebesbeziehungen legen beide Partner

Verhaltensweisen an den Tag, durch die Vertrautheit blockiert wird.

- Männer sind empfänglicher für Autonomie, Frauen für Beziehungen. Beides ist für beide von Nutzen.
- Anatomisch gesehen haben es Männer leichter, zum Orgasmus zu kommen, als Frauen.
- Ein Großteil der Frauen braucht zur Penetration zusätzlich klitorale oder G-Punkt-Stimulierung, um zum Orgasmus zu kommen.
- Frauen mit dem erfreulichsten Geschlechtsleben übernehmen die größte Verantwortung für ihre Erregung.
- Jeder Körper ist einmalig. Es gibt keine Liebesstellung oder Technik, die bei allen Männern oder Frauen funktioniert.
- Viele Paare schränken sich bei ihren Liebespraktiken zu sehr ein.
- Während die Beziehung und der Mensch reifen, brauchen Männer wie auch Frauen mehr körperliche Stimulation, um erregt zu werden.
- Die romantische Verliebtheit ist ein köstliches, aber kurzlebiges Phänomen.
- Um eine dauerhafte Romantik zu erzeugen, müssen Sie herausfinden, was Ihrem Partner das Gefühl gibt, geliebt zu werden, und es tun.
- Eine Verbesserung Ihres Körperbildes erlaubt Ihnen, sich zu entspannen und Ihre Sexualität uneingeschränkt zu genießen.
- In den meisten Beziehungen ist die Sinnlichkeit eine unangezapfte Quelle.
- Die meisten Paare müssen ihrer sexuellen Beziehung eine höhere Priorität geben.
- Die meisten Menschen haben Angst vor inniger Vertrautheit und intensiver Leidenschaft.

Dieses Programm soll Ihnen vor allem zu neuen Einsichten über die menschliche Sexualität verhelfen. Aber ich möchte nochmals betonen, wie wichtig es für Sie ist, die Übungen am Ende eines jeden Kapitels durchzuführen. Sie wurden entwickelt, um Sie zu einem neuen und tieferen Maß an Vertrautheit zu führen. Sie werden Sie inspirieren, Ihr Liebesspiel abwechslungsreicher zu gestalten und raffiniertere, geschicktere Liebespartner zu werden. Sie werden Ihnen helfen, noch vorhandene Hemmungen abzulegen und ein stärkeres sexuelles Verlangen zu verspüren. Ein Leben körperlichen Vergnügens und wiederbelebter emotionaler Nähe erwartet Sie.

Cara und Thomas: Zwei der wenigen Glücklichen

Um Ihnen eine bessere Vorstellung von dem zu vermitteln, was Sie erwartet, möchte ich Sie einen Blick auf eines jener glücklichen Paare werfen lassen, die die Kunst beherrschen, sexuelle Leidenschaft zu erzeugen und aufrechtzuerhalten.

Cara und Thomas, beide Mitte Vierzig, sind seit sechzehn Jahren verheiratet. Für beide ist es die zweite Ehe. Thomas ist Verwaltungsbeamter in einem Fürsorgeamt, Cara Graphikerin. Ich interviewte beide zu einem frühen Zeitpunkt, als ich Informationen für dieses Buch sammelte. Als ich später meine Notizen noch einmal durchschaute, um mich auf dieses Kapitel vorzubereiten, war ich erneut erstaunt, wie gut Cara und Thomas die meisten Schlüsselelemente dieses Programms veranschaulichten.

Zu Beginn des Interviews bat ich beide, den Sexualtyp-Fragebogen auszufüllen, den Sie auch in diesem Buch finden. Danach verglichen sie ihre Ergebnisse. Aus ihren Kommentaren wurde ersichtlich, daß es für sie schwierig war, Sexualität von Vertrautheit zu trennen. Thomas sagte: »Ich wußte nicht, was ich auf die Behauptungen in der Kategorie ›sexuelles Verlangen‹ antworten sollte. Ich kann sexuelles Verlangen nicht von Romantik oder Vertrautheit trennen. Wenn man sich nur auf Sex konzentriert, neigt man dazu, sich aufs Schlafzimmer zu konzentrieren oder wo immer man miteinander schlafen mag. Dadurch entgeht einem die umfassendere Dimension.«

Cara fügte hinzu: »Unter ›umfassendere Dimension‹ verstehe ich alles. Zum Beispiel das Berühren. Für mich gehört jeder körperliche Kontakt zwischen uns zum Geschlechtsakt. Gemeinsam spülen. Nebeneinander auf dem Sofa sitzen. Das trenne ich überhaupt nicht davon. Wenn die Stimmung tagsüber vorhanden ist, bin ich im Bett sexueller.« Für Cara und Thomas gehen die neun Kategorien der Umfrage übergangslos ineinander über.

Ich bemerkte, wie beide ihr Liebesspiel öfters als »miteinander verbunden sein« bezeichneten. Thomas begann beispielsweise einen Satz mit: »Als ich kürzlich mit Cara verbunden war...« Ich brauchte einen Augenblick, ehe mir klar wurde, daß er über ihr Liebesspiel sprach. Sie betrachteten Sex als eine Möglichkeit, einander auf einer Reihe wichtiger Ebenen verbunden zu sein.

Einmalig an ihrer Beziehung ist, wie sie Sex bewußt dazu einsetzen, um Vertrautheit zu *erzeugen*. Normalerweise funktioniert es andersherum. Die meisten Paare stellen ein Maß an emotionaler Vertrautheit her, das dann automatisch zum Liebesspiel führt. Cara erklärte den umgekehrten Weg: »Wenn wir über wesentliche Dinge nicht mehr miteinander sprechen, wenn wir beispielsweise wegen des Geldes unterschiedlicher Meinung sind – was ein großes Problem sein kann –, wird die Kluft immer breiter. Wir haben festgestellt, daß wir den Geschlechtsakt dazu benutzen können, eine Verbindung herzustellen. Für uns kann Sex die wahrhaftigste Form der Kommunikation sein.«

Dazu bemerkte Thomas: »Um sich auf diese Weise zu lieben, muß man sich von der Vorstellung trennen, man müsse in einer ganz bestimmten Stimmung oder erregt sein oder sich nahe fühlen, um miteinander zu schlafen. Das ist nicht nötig. Sie können sich einfach nur entschließen, es zu tun. Für uns kann die Nähe, die Vertrautheit ein Resultat des Beischlafs sein.«

»Wir haben uns auch einen Namen für diese Art des Geschlechtsverkehrs ausgedacht«, sagte Cara. »Wir nennen ihn ›ehelich‹. Wir müssen dabei nicht zum Orgasmus kommen, und er muß nicht sehr romantisch sein. Er kann fast mechanisch ablaufen. Aber er stellt die körperliche, sexuelle Verbindung zwischen uns wieder her. Dadurch sehen unsere anderen Probleme so aus, als seien sie leichter zu handhaben.«

Später verriet Cara, der erfreulichste Aspekt des Liebesspiels sei für sie der ausgedehnte körperliche Kontakt. »Körperlicher Kontakt ist unglaublich wichtig für mich. Das kann alles sein, zum Beispiel das Tätscheln eines Beines. Ein wenig körperliche Rückversicherung kann meine Stimmung ändern. Für mich ist Sex die höchste Form des körperlichen Kontakts.«

»Cara hat gerade ein Wort erwähnt, das ich immer benutze«, sagte Thomas, »und zwar ›Rückversicherung‹. Wenn ich in Schwierigkeiten stecke, komme ich mir vor, als trüge ich Scheuklappen. Mein Gesichtsfeld scheint ungefähr sieben Zentimeter vor den Augen zu enden.«

»Er bekommt dann diesen angespannten Gesichtsausdruck«, sagte Cara.

»Dann ist es leicht, sich vorzumachen, man sei allein und

niemand wüßte, was man durchmacht. Diese Gefühle lassen sich nicht leicht ausdrücken. Wenn Cara und ich körperlich verbunden sind, ist es nicht nötig, sie in Worte zu fassen. Meine Scheuklappen sind fort, und ich fühle mich entspannter, sicherer, zugänglicher. Das überträgt sich auch auf meine Arbeit.«

Trotz ihres vollen Terminkalenders ist es Cara und Thomas gelungen, dem Sex in ihrem Leben eine Vorrangstellung einzuräumen.

»Am Anfang unserer Beziehung haben wir uns stundenlang im Bett aufgehalten«, erinnerte sich Cara lächelnd. »Wir konnten den halben Tag im Bett verbringen, uns berühren, miteinander reden. Wir wußten, daß es zu einer größeren Vertrautheit führen konnte, aber wir waren nicht auf das Ausmaß dieser Vertrautheit vorbereitet.«

»Natürlich ist es heute nicht mehr möglich, soviel Zeit im Bett zu verbringen«, sagte Thomas lachend.

»Aber selbst heute«, sagte Cara, »brauche ich, wenn wir lange keinen Kontakt hatten, eine lange Zeit, um in Stimmung zu kommen; manchmal Stunden. Um zu berühren, zu sprechen, mich vertraut, bestätigt zu fühlen. Für mich ist Sex eine Zeit der Entspannung. Ich dachte immer, ich sollte schneller sein. Aufholen. Aufholen. Aber das geht beim Sex nicht; da kann man nicht so tun, als komme man sich sexy vor, wenn man es nicht ist.«

Im Laufe des Interviews fragte ich Thomas und Cara, ob sie von Anfang an sexuell so gut zusammengepaßt hätten oder ob sie daran hatten arbeiten müssen.

»Es hat sich mit der Zeit ergeben«, sagte Thomas. »Es war nicht von Anfang an so.«

Während ihrer Beziehung hat sich auch eine größere Körperakzeptanz entwickelt. »Nachdem wir vier- oder fünfmal zusammen waren«, sagte Thomas, »kam mir plötzlich die Erleuchtung; keine blitzende Neon-Erleuchtung, aber so etwas Ähnliches. Ich kann mich noch heute an die Worte erinnern, die mir damals in den Sinn kamen: ›Dieser Mensch wird mir helfen, meinen Körper kennenzulernen.‹ Was sich bewahrheitet hat. Bevor ich Cara kennenlernte, hätte ich in der Kategorie Körperbild nicht mit einer so hohen Punktzahl abgeschlossen. Da dachte ich anders über mich.«

Cara ging es ähnlich. »Auch ich hatte nie ein ausgeprägtes oder positives Körperbild. Daß ich mich jetzt so wohl in meinem Körper fühle, liegt daran, daß Thomas mich akzeptiert. Es ist ein Geschenk dieser Beziehung.«

Viele Paare, die in einer überaus befriedigenden sexuellen Beziehung leben, haben Möglichkeiten entdeckt, ihre religiösen oder spirituellen Überzeugungen ins Liebesspiel einzubringen. Das gilt auch für Cara und Thomas. Thomas kommt aus einem katholischen Elternhaus; er ist sich bewußt, daß einige Aspekte des Katholizismus seine Sexualität eingeschränkt haben, aber er konzentriert sich auf die positiven Seiten. »Der Katholizismus besitzt einiges, das ich respektiere«, sagte er. »Es wird sehr viel Betonung auf Selbstbeschränkung gelegt, und ich denke, das ist der springende Punkt. Ich glaube nicht, daß großartiger Sex ohne Selbstbeschränkung, Selbstbeherrschung möglich ist. Das klingt wahrscheinlich unvereinbar.«

»Du meinst beispielsweise auf mich warten, damit ich zuerst zum Orgasmus komme?« fragte Cara.

»Zum Beispiel«, erwiderte Thomas.

»Er ist wirklich gut darin.«

Thomas lachte.

»Das ist ein echt netter Zug an unserer Sexualität«, sagte Cara. »Die technischen Details. Wir haben alle technischen Fragen gelöst. Das war gar nicht so schwer. Wenn man jemanden liebt, ihm vertraut, kann man ihm einfach sagen, was man mag. Es ist eine Frage des Vertrauens und der Kommunikation.«

»Ein anderer, mir wichtiger Aspekt der Selbstbeschränkung besteht darin, daß ich mich nicht mehr auf meine Bedürfnisse konzentriere«, fügte Thomas hinzu. »Ich weiß normalerweise sehr genau, was ich will. Wenn ich mir nicht auch darüber bewußt wäre, was Cara möchte, wäre es meiner Meinung nach sehr schwer für sie, mit mir zu leben. Ich bemühe mich, ihr aufmerksam zuzuhören und nicht nur auf die Worte, sondern auch die Gefühle, die Körpersprache zu achten. Das hält mich davon ab, egoistisch zu sein.« Hier war das Konzept von Teamarbeit und Anpassung, das für eine dauerhafte Beziehung so wesentlich ist. Thomas hatte gelernt, seine Bedürfnisse Caras Bedürfnissen anzupassen. Da gab es kein Zurückhalten, keine »Ich zuerst«-Mentalität, die für die Vertrautheit so verheerende Folgen hat.

Jedes Paar weist in seiner sexuellen Beziehung einzigartige Bereiche der Stärke und Schwäche auf. Ein Plus für Cara und Thomas ist, daß sie ein ähnliches Maß an sexuellem Verlangen besitzen. Cara sagte: »Manchmal warte ich darauf, daß Thomas in Stimmung kommt, weil ich nicht den ersten Schritt machen möchte. Aber wenn nichts geschieht, ergreife ich die Initiative. Er scheint immer bereit zu sein. Es kommt nicht vor, daß er sagt: ›Heute abend nicht, Liebes.‹ Es ist ziemlich wechselseitig.«

Ein anderer Vorteil ist, daß Cara leicht zum Orgasmus kommt. Aber dabei handelt es sich nicht nur um ein biologisches Geschenk: Cara hat eine Methode gefunden, sich zu entspannen, einen positiven Geisteszustand zu erreichen, der ihr hilft, zu befriedigenderen Orgasmen zu kommen. »Ich versuche nicht, um Orgasmen zu kämpfen«, sagte sie. »Manchmal habe ich ein Bild von dem Orgasmus im Kopf, den ich haben will, und denke bewußt an Dinge, von denen ich weiß, daß sie mich zum Orgasmus bringen. Doch das erzeugt einen flüchtigen Orgasmus, der nicht ganz befriedigend ist. Es scheint, als würde ich zwei Arten von Orgasmen erleben. Bei der zweiten Art reagiert mein ganzer Körper. Um dort hinzugelangen, reicht es nicht, bestimmte Gedanken zu denken. Die Gedanken müssen mich denken. Die Erfahrung geht tiefer. Es braucht zwar länger, aber ich bin danach bereiter, mich der Welt zu stellen.«

Die größten Schwierigkeiten hatten Cara und Thomas mit der emotionalen Vertrautheit. Cara hatte eine schmerzliche Kindheit. Ihr Vater war Alkoholiker, ihre Mutter manisch-depressiv. Cara wuchs als Einzelkind auf und fühlte sich jahrelang allein und ungeliebt. Diese Gefühle kamen, kurz nachdem sie Thomas kennengelernt hatte, an die Oberfläche. »Als wir uns anfangs liebten, brauchte er mir nur über den Kopf zu streichen, und ich fing zu weinen an. In meinem Körper hatte sich ein Berg von Schmerzen angehäuft, den ich nie losgelassen hatte. Ich habe literweise Tränen vergossen.«

Cara erlebte das Freude/Schmerz-Phänomen, von dem ich gesprochen habe; ein Phänomen, das auftreten kann, wenn Menschen schließlich die Liebe bekommen, nach der sie sich gesehnt haben. Viele Menschen hätten nicht den Mut aufgebracht, sich ihren Gefühlen derart intensiv auszusetzen; sie hätten sie abgeblockt oder sich aus der Beziehung zurückgezogen, um den Schmerz zu vermeiden. Cara glaubt, daß es vor allem Thomas' gelassene Reaktion auf ihre emotionalen Ausbrüche war, die ihr erlaubte, sich mit ihren Gefühlen auseinanderzusetzen. »Das Wunderbare an Thomas ist, daß er sich durch die Traurigkeit nicht mitreißen ließ«, sagte sie. »Er dachte nicht: ›O mein Gott. Dieser Mensch hat Schreckliches durchgemacht.‹ Er erlaubte mir, meine Gefühle zu durchleben. Berühren, Miteinander-Schlafen und Weinen – das war für mich der Beginn eines enormen Heilungsprozesses. Ich bin mir immer noch einiger Schmerzen bewußt, aber es ist eher ein Überrest. Ich sehe jetzt um einiges deutlicher, daß ich für diesen Planeten bestimmt war; etwas, was ich als Heranwachsende nicht sehr oft gespürt habe.«

Ich fragte Thomas, wie er Cara gegenüber derart hilfsbereit und annehmend sein konnte. »Wir sind wie Nut und Zapfen«, erklärte er. »Ich wuchs mit dem unerfüllten Bedürfnis auf, andere zu umhegen. Ich wollte meinen Eltern so sehr helfen; aber es gab niemanden, der meine Hilfe annahm. Meine Mutter war davon überzeugt, daß sie alles allein machen mußte. Sie akzeptierte keine Hilfe. Mein Vater war emotional angeschlagen. Ich wußte nicht, weshalb. Wie durch eine Gnade war ich in der Lage, Cara anzuschauen und zu erkennen, daß sie Kummer hatte, ohne mich dadurch bedroht zu fühlen oder das Gefühl zu haben, sie retten zu müssen. Ich spürte, daß es meine Aufgabe war, einfach nur bei ihr zu bleiben.« Cara und Thomas sind der lebende Beweis dafür, daß die beste Methode, sexuelle Leidenschaft zu erzeugen, ein gesundes Maß an Mit-Leid ist.

Während dieses Interviews war ich einige Male von der Liebe zwischen Cara und Thomas so bewegt, daß mir fast die Tränen kamen. Als Ehetherapeutin verbringe ich so viel Zeit mit Paaren, die in großen Schwierigkeiten stecken, daß es einem Privileg gleichkam, mit einem Paar zu sprechen, dem es gelungen war, die meisten seiner Schwierigkeiten zu überwinden. Die tiefe Kenntnis, die sie voneinander hatten, ihr hohes Maß an Akzeptanz und ihre Fähigkeit, in ihrer Sinnlichkeit zu schwelgen, waren für mich eine Inspiration.

Sex kann eine kurze, feurige Begegnung zwischen zwei relativ fremden Menschen sein oder ein zielloser, mechanischer Akt zwischen zwei Partnern, die einander überdrüssig geworden sind – aber er kann auch eine glühende, dauerhafte, heilende Erfahrung zwischen Menschen sein, die zu spirituellen Seelengefährten wurden. Cara und Thomas gehören zu jenen Menschen, die Leidenschaft auf einer regelmäßigen Basis erfahren. Und während ich Zeuge der Liebe wurde, die sie gemeinsam ins Leben gerufen haben, erkannte ich, daß sie über geheiligten Boden wandeln. Sie sind in der Tat bei jener heißen Monogamie angelangt, von der dieses Buch handelt.

Sexual- und Partnerschaftsberatung

In diesem Buch wird ein umfassendes Programm vorgestellt und entwickelt, um Ihnen und Ihrem Partner zu helfen, eine vertraute, romantische, sexuell befriedigende Beziehung aufzubauen. Es sollte die Information und die Unterstützung liefern, die den meisten Paaren fehlen. Paare mit ernsthafteren Schwierigkeiten werden jedoch aus der direkten Arbeit mit einem Sexual- oder Partnerschaftstherapeuten Nutzen ziehen. Es folgen einige Anzeichen dafür, daß Sie und Ihr Partner vielleicht einer zusätzlichen *Partnerschafts*therapie bedürfen:

- Einer von Ihnen fühlt sich unwiderstehlich zu Drogen oder Alkohol hingezogen; verhält sich verschwenderisch, ißt, trainiert, spielt zwanghaft, hält zwanghaft Diät, sucht zwanghaft nach Ablenkung oder Risiken.
- Sie fahren mit der verbalen Mißhandlung, den Schimpfwörtern, der Verleumdung, dem Schreien, der »stummen« Behandlung, dem Sarkasmus und/oder der ständigen Kritik fort.
- Sie lassen Ihre Wut an Ihren Kindern aus.
- Sie (oder Sie und Ihr Partner) wenden sich um emotionale Unterstützung an ein Kind; als Vertrautem, bestem Freund, Spielgefährten, Sexualpartner oder Sündenbock für emotionale Probleme.
- Ein Elternteil oder angeheirateter Verwandter mischt sich übermäßig in Ihre Beziehung ein.
- Die Scheidungs- oder Trennungsdrohung hängt ständig in der Luft.

- Es kommt zu körperlichen Mißhandlungen oder entsprechenden Drohungen.
- Ein Partner kontrolliert übermäßig das Leben des anderen.
- Es schwelt ein ungelöster Konflikt wegen einer Affäre.
- Sie sind unfähig, über Ihre unbefriedigten Bedürfnisse zu sprechen.
- Sie diskutieren immer wieder, ohne Fortschritte zu machen; ohne daß eine Veränderung eintritt.
- Es gibt wichtige Themen, über die Sie noch immer nicht sprechen können.
- Sie geben routinemäßig »Zensuren« und sammeln Punkte gegen den anderen.

Es folgen einige Hinweise darauf, daß Sie möglicherweise aus einer zusätzlichen *Sexual*therapie Nutzen ziehen könnten:

- Sie haben das Programm beendet, sind aber weiterhin sexuell frustriert.
- Es gibt eine große Diskrepanz im sexuellen Verlangen, ohne daß eine Lösung des Problems in Sicht wäre.
- Sie haben Schwierigkeiten, eine Erektion aufrechtzuerhalten oder zum Orgasmus zu kommen.
- Sie ejakulieren früher, als Sie möchten.
- Sie haben eine ungeklärte Vergangenheit des sexuellen Mißbrauchs.
- Sie oder Ihr Partner haben einen Widerwillen oder eine Aversion gegen Sex.
- Sie oder Ihr Partner sind in zwanghafte sexuelle Aktivitäten verwickelt, die bei Ihnen Verwirrung, Scham oder Angst hervorrufen oder Ihnen das Gefühl vermitteln, die Kontrolle zu verlieren.

- Sex ist die einzige Möglichkeit, wie Sie Liebe und Nähe ausdrücken können.
- Sie benutzen Sex dazu, zu kontrollieren, zu bestrafen oder einander zu beschämen.
- Sex ist die Methode, durch die Sie hauptsächlich mit emotionalem Schmerz fertig werden.

Falls eine der aufgeführten Beschreibungen auf Sie zutreffen sollte, sind Sie es sich selbst schuldig, kompetente Hilfe zu beanspruchen. Die klügsten Menschen wissen, wann sie um Rat bitten müssen; sie praktizieren Vorbeugung, kein Krisenmanagement.

Die Wahl des Therapeuten ist möglicherweise eine der wichtigsten Entscheidungen, die Sie jemals treffen müssen. Also wählen Sie mit Bedacht. Nicht jeder Berater ist darin ausgebildet, sich mit Sexual- und Partnerschaftsproblemen zu befassen, und einige, die auf diesem Gebiet kompetent sind, sagen Ihnen vielleicht nicht zu.

Eine der besten Methoden, einen Berater zu finden, ist die Empfehlung durch einen Freund oder Bekannten, der auf eine befriedigende Beziehung zu einem Therapeuten zurückblicken kann. Falls es Ihnen an einer Empfehlung mangeln sollte, fragen Sie Ihren Hausarzt oder Pfarrer. Sie können aber auch ein Universitätskrankenhaus, das über ein Programm über menschliche Sexualität verfügt, um eine Empfehlung bitten.

Oder Sie ziehen Adreß- und Informationsdienste von Psychologen und psychologischen Diensten zu Rate.

Ich möchte Ihnen empfehlen, mit mehr als einem Therapeuten zu sprechen, bevor Sie mit der Therapie beginnen.

Nachfolgend einige Fragen, die Sie während des ersten Gesprächs stellen können:

Sind Sie amtlich zugelassen?

Haben Sie sich auf Sexual- und Partnerschaftstherapie spezialisiert?

Haben Sie ständig mit Paaren zu tun?

Wie hoch ist Ihr Honorar?

Wird meine Versicherung Ihre Rechnungen begleichen?

Welcher(n) Berufsorganisation(en) gehören Sie an?

Sie sollten nicht nur auf die befriedigende Beantwortung Ihrer Fragen, sondern auch Ihrem eigenen Urteil vertrauen. Ihr Partner und Sie sollten sich in Gegenwart des Therapeuten wohl und sicher fühlen und von seiner Professionalität und Kompetenz überzeugt sein. Fragen zum Honorar, zur Versicherung, zur Länge der Sitzungen und zur voraussichtlichen Behandlungsdauer sollten beim oder vor dem ersten Termin gestellt werden.

Anmerkungen

Kapitel 1: Die Sehnsucht nach heißer Monogamie

Ich möchte der Sexualtherapeutin Helen Singer Kaplan dafür danken, daß sie den Begriff »Heiße Monogamie« prägte, um auf die Sehnsucht nach sexueller Leidenschaft in einer monogamen, langjährigen Beziehung hinzuweisen.

Dr. Cutler behandelt die Synchronizität zwischen Männern und Frauen in einer monogamen Beziehung in ihrem Buch *Rhythmus der Liebe* ausführlich. Ich möchte dieses Buch jedem empfehlen, der mehr über die Biochemie von Liebesbeziehungen wissen möchte.

Kapitel 3: Weshalb sprechen wir nicht mal über Sex?

Die Untersuchung über die größere sexuelle Befriedigung jener Frauen, die offen über Sex sprechen können, wurde von David J. Hurlbert geleitet und im *Journal of Sex and Marital Therapy*, Nr. 17/3 (Herbst 1991), S. 183, veröffentlicht.

Die *Redbook* Magazin-Studie über weibliche Sexualität wird ausführlich in Carol Tavris' und Susan Sadds Buch *The Redbook Report on Female Sexuality* besprochen (New York: Delacorte, 1975).

Die zweite Übung (Verwandeln Sie Kritiken in Bitten) basiert auf einer Methode, die mein Kollege Harville Hendrix entwickelte und in seiner Imago Relationship Therapy anwendet.

Eine kürzlich von Peter Kilman und anderen geleitete Befragung von 289 Sexualtherapeuten ergab, daß das unterschiedliche sexuelle Verlangen gegenwärtig das größte Problem darstellt. Diese Entdeckung wird in einem Artikel mit dem Titel »Perspectives of Sex Therapy Outcome: A Survey of AASECT Providers« erörtert, erschienen im *Journal of Sex and Marital Therapy*, Nr. 12 (1986), S. 116 bis 138.

Helen Singer Kaplan war die erste, die eine sexuelle Begegnung in diese drei Zustände einteilte. Sie gehörte auch zu den ersten Therapeuten, die ihre Aufmerksamkeit auf die Probleme richteten, die viele Menschen mit dem Verlangen haben. Ihr Buch *Hemmungen der Lust* wird als ein für Sexualtherapeuten unentbehrliches Werk betrachtet.

Eine interessante wissenschaftliche Untersuchung darüber, ob das stärkere männliche Verlangen durch Hormone oder gesellschaftliche Konditionierung verursacht wird, finden Sie in Russel Knoth, Kelly Boyd und Barry Singer, »Empirical Tests of Sexual Selection Theory: Predictions of Sex Differences in Onset, Intensity, and Time Course of Sexual Arousal«, *Journal of Sex Research*, Nr. 24 (1988), S. 73 bis 89.

Die Bemerkung Helen Singer Kaplans über den stärkeren männlichen Geschlechtstrieb erschien in dem Artikel »Sex on the Brain« von Michael Hutchison. Veröffentlicht im *Playboy*-Magazin (April 1990).

In der bereits erwähnten Studie von Knoth, Boyd und Singer wurde festgestellt, daß der modale Junge in ihrer Untersuchung mehrmals täglich sexuelle Erregung verspürt, das modale Mädchen im Teenageralter jedoch nur ein- oder zweimal wöchentlich. Ferner berichteten doppelt so viele Jungen wie Mädchen von einem äußerst intensiven Verlangen.

Der normale Testosteronspiegel beim Mann liegt zwischen 300 und 1200 Nanogramm pro Deziliter Blut; der weibliche zwischen 20 und 120. Eine umfassende Übersicht über die Rolle des Androgens im männlichen und weiblichen Sexualverhalten finden Sie in Barbara Sherwins Artikel »A Comparative Analysis of the Role of Androgen in Human Male and Female Sexual Behavior: Behavioral Specificity, Critical Thresholds, and Sensivity«, *Psychobiology*, Nr. 16 (1988), S. 416 bis 425. Sherwin weist darauf hin, daß Frauen stärker auf Testosteron zu reagieren scheinen als Männer. Doch die Tatsache, daß Männer zehn- bis zwanzigmal mehr Androgen im Körper haben als Frauen, bedeutet nicht, daß ihr Verlangen nach Sex zwanzigmal stärker ist. Aufgrund verschiedener Untersuchungen würde ich grob schätzen, daß der typische Mann zwei- bis dreimal so häufig sexuelles Verlangen verspürt wie die typische Frau. Außerdem scheint sein Verlangen intensiver zu sein. Doch es gibt auch hier Ausnahmen von der Regel: Frauen, deren sexuelles Verlangen größer ist als das des Mannes.

Barbara Sherwins klassische Studie über Testosteron und das sexuelle Verlangen bei Frauen wurde in dem Artikel »The Role of Androgen in the Maintenance of Sexual Functioning in Oophorectomized Women« vorgestellt, der in der Zeitschrift *Psychosomatic Medicine*, Nr. 49 (1987), S. 397 bis 409 samt den dazugehörigen Graphiken erschien, die auch in diesem Buch zu sehen sind.

Über die Reaktion der Frauen während der Testosteron-Untersuchung berichtete auch Winifred Gallagher in dem ausgezeichneten Artikel »Sex and Hormones«, *Atlantic Monthly* (März 1988), S. 77 bis 82. Durch ihn wurde mein Interesse an der Rolle des Testosterons beim sexuellen Verlangen der Frauen geweckt.

Über Patricia Schreiner-Engels Untersuchung wurde im Artikel »Sexual Arousability and the Menstrual Cycle« in *Psychosomatic Medicine*, Nr. 43 (1981), S. 199 bis 212 berichtet. Schreiner-Engels' Anmerkungen entstammen dem gerade erwähnten *Atlantic-Monthly*-Artikel.

Die Untersuchung über das schwächere sexuelle Verlangen von Frauen in den Wechseljahren, geleitet von N. L. McCoy und J. M. Davidson, ist betitelt »A Longitudinal Study of the Effects of Menopause on Sexuality«. Sie erschien in der Zeitschrift *Maturitas*, Nr. 7 (1985), S. 203 bis 210. Eine weitere, verwandte Untersuchung vergleicht das sexuelle Verhalten zweier Gruppen von Frauen. Das Durchschnittsalter der Frauen der ersten Gruppe betrug vierundzwanzig, das der zweiten fünfundvierzig Jahre. Der Androgenspiegel der Frauen der ersten Gruppe war »weitaus höher«. Die jüngeren Frauen erlebten auch »ein bedeutend höheres Maß an sexueller Befriedigung«. Diese von Harold Persky und anderen geleitete Untersuchung ist betitelt »The Relation of Plasma Androgen Level to Sexual Behaviors and Attitudes of Women« und erschien in *Psychosomatic Medicine*, Nr. 44 (1982), S. 305 bis 319.

Die Untersuchung über die Beziehung zwischen Testosteronspiegel und männlicher Sexualität wurde von P. D. Tsitouras und anderen geleitet; siehe »Testosterone, HL, FSH, Prolactin and Sperm in Healthy Aging Men«, *Abstracts, 7th International Congress on Endocrinology* (1951). Diejenigen unter Ihnen, die mehr über die Zyklen des männlichen Verlangens wissen möchten, verweise ich auf Winnifred Cutlers Buch *Rhythmus der Liebe*.

Die in Barbara Sherwins Untersuchung verabreichte Testosteronmenge betrug ein Milliliter eines Östrogen-Androgen-Präparates, das monatlich injiziert wurde. Ein Milliliter dieses Medikaments enthielt 150 mg T Enanthat, 7,5 mg E2 Dienanthat und 1 mg E2 Benzoat. Die Injektion erhöhte den Plasma-T-Spiegel der Frauen während der ersten drei Wochen auf 1,2 bis 2,5 ng/l, was den normalen Level bei Frauen übersteigt. In späteren Untersuchungen senkte Sherwin diese Dosis gelegentlich um die Hälfte.

Die Liste der zehn Anzeichen einer sexuellen Sucht entnahm ich Patrick Carnes' Buch *Wenn Sex zur Sucht wird*.

Sie finden Wendy Maltz' Liste der ersten zehn Symptome eines sexuellen Mißbrauchs in ihrem Buch *Sexual Healing. Ein sexuelles Trauma überwinden.*

Kapitel 5: Vertrautheit

Falls Sie eine faszinierende Erörterung des Unterschiedes in den Kommunikationsstilen von Männern und Frauen lesen möchten, empfehle ich Ihnen Deborah Tannens Buch *Du kannst mich einfach nicht verstehen.*

Kapitel 6: Sexualtechnik

Die Umfrage, an der sich 40 000 Frauen beteiligten, wurde vom *Ladies' Home Journal* durchgeführt. Die Ergebnisse erschienen im Februar 1993 in dem Artikel »The Love Life of the American Wife« (S. 128).

William Acton machte die Äußerung über das asexuelle Wesen der Frau in seinem Buch *The Functions and Disorders of the reproductive Organs,* in der dritten, im Jahre 1871 in Amerika erschienenen Ausgabe.

Das Ehehandbuch von Dr. Joseph H. Greer trägt den Titel *The Great Book of Life* und wurde im Jahre 1931 von der Stein Company veröffentlicht.

Weitere Informationen über Sylvester Graham, seinen Gesundheitsfeldzug und die Beschränkung männlicher und weiblicher Sexualität finden Sie in John S. Hallers und Robin M. Hallers Buch *The Physician and Sexuality in Victorian America* (New York: W. W. Norton, 1977). Der Brief des jungen, an »Spermatorrhoe« leidenden Mannes an seinen Arzt steht auf Seite 221.

Eine detaillierte Begründung dafür, daß selbstbewußte Frauen größere sexuelle Befriedigung erfahren, finden Sie in David Fraley Hurlberts Artikel »The Role of Assertiveness in Female Sexuality: A Comparative Study Between Sexually Assertive and Sexually Nonassertive Women«, *Journal of Sex and Marital Therapy*, Nr. 17 (1991), S. 183 bis 190.

Die Studie, die zu dem Schluß kommt, anorgasmische Frauen hätten mehr Schwierigkeiten, ihre Partner um die Stimulierung zu bitten, die sie brauchen, um zum Orgasmus zu kommen, ist betitelt »Attitudinal and Experiential Correlates of Anorgasmia«. Sie wurde von Mary Pat Kelly und anderen geschrieben und erschien in den *Archives of Sexual Behavior*, Nr. 19 (1990), S. 165 bis 181.

Kapitel 7: Abwechslung

Die Studie über den erotischen Effekt neuer Liebestechniken in sexuell freizügigen Filmen trägt den Titel »Repeated Exposure to Sexually Explicit Stimuli: Novelty, Sex, and Sexual Attitudes«. Sie wurde von Kathryn Kelley und Donna Musialowski geschrieben und erschien in den *Archives of Sexual Behavior*, Nr. 15 (1986), S. 487 bis 497.

Weitere detaillierte Anweisungen für einen verlängerten Orgasmus finden Sie in dem Buch *ESO: Extended Sexual Orgasm*, von Alan Brauer, M. D., und Donna Brauer (New York: Warner, 1983).

Die Umfrage über die männliche Vorliebe für Fellatio finden Sie in Susan Crain Bakos Buch *Dear Superlady of Sex* (New York: St. Martin's, 1990), S. 107.
Madelyn Renee Messe und James H. Greer untersuchten die Hypothese, die Kegel-Übung intensiviere die sexuelle Erregung, in ihrem Artikel »Voluntary Vaginal Musculature Contractions as an Enhancer of Sexual Arousal«, *Archives of Sexual Behavior*, Nr. 14 (1985), S. 13 bis 27.

Daß viele Männer an aufregenden Dessous interessiert sind, wird auch in Bakos *Dear Superlady of Sex* erwähnt (S. 221).

Die statistischen Daten über den Liebesroman entstammen dem Artikel »I'm Hungry. But Not for Food«, der am 6. Juli 1992 im *Forbes*-Magazin auf den Seiten 70 bis 74 erschien.

Weitere Informationen über die Frauen, die Liebesromane lesen, finden Sie bei Claire Coles und M. Johanna Shamp »Some Sexual, Personality, and Demographic Characteristics of Women Readers of Erotic Romances«, *Archives of Sexual Behavior*, Nr. 13 (1984), S. 187 bis 209.

Die Umfrage, die den zunehmenden Gebrauch sexueller Hilfsmittel durch Frauen dokumentiert, wurde im Februar 1993 im *Ladies' Home Journal* veröffentlicht.

Hillel Rubinsky und andere beschreiben die Ähnlichkeit zwischen männlicher und weiblicher Reaktion auf visuelle Erotika in ihrer Studie »Early-Phase Physiological Response Patterns to Psychosexual Stimuli: Comparison of Male and Female Patterns«, *Archives of Sexual Behavior*, Nr. 16 (1987), S. 45 bis 56.

Kapitel 8: Erzeugen Sie eine lebenslange Romantik

Das Interesse vieler Frauen an Romantik wurde sichtbar in der Studie »Female Sexual Response and Timing of Partner Orgasm«, geschrieben von Carol Anderson Darling, J. Kenneth Davidson und Ruth P. Cox, erschienen im *Journal of Sex and Marital Therapy*, Nr. 17 (1991), S. 3 bis 20.

Die Untersuchung über das Verhältnis von Angst und Leidenschaft wurde von Elaine Hatfield und Richard L. Rapson beschrieben in »Passionate Love/Sexual Desire: Can the Same Paradigm Explain Both?«, *Archives of Sexual Behavior*, Nr. 16 (1987), S. 259 bis 279.

Robin Monique leitete die Untersuchung darüber, wie häufig Frauen ihre neugeborenen Kinder berührten. Ihr Wissenschaftsartikel erschien unter dem Titel »Neonate-Mother Interaction: Tactile Contacts in the Days Following Birth« in *Early Child Development and Care*, Nr. 9 (1982), S. 221 bis 236.

Kapitel 9: Sex und Körperbild

Mehr als 30 000 Menschen reagierten auf die Körperbild-Umfrage, die im September 1986 in *Psychology Today* erschien.

Die Zitate aus Kathleen E. Woodiwiss' Roman *Shanna* wurden den Seiten 20 und 41 entnommen (New York: Avon, 1977).

Die Beschreibung von Janet Daileys altersloser Heldin finden Sie in ihrem Roman *Das große Spiel*.
Die Beziehung zwischen Körperbild und sexueller Betätigung wird in dem Wissenschaftsartikel »Body Image for Women: Conceptualization, Assessment, and a Test of Its Importance to Sexual Dysfunction and Mental Illness« von Barbara Anderson und Joseph LeGrand untersucht, erschienen im *Journal of Sex Research*, Nr. 28 (1991), S. 457 bis 477.

Die Hinweise auf den mythischen Penis entstammen Zilbergelds Buch *Die neue Sexualität der Männer*.

Terri Suttons Artikel erschien am 19. Februar 1992 in *City Pages*.

Kapitel 10: Wie Sie ein sinnlicherer Liebespartner werden

Helen Fisher spricht ausführlich über die Rolle der Sinne in unserer Sexualität in ihrem entzückenden Buch *Anatomie der Liebe.*

Die Art und Weise, wie Menschen auf sexuelle Phantasien reagieren, wurde von S. Cado und H. Leitenberg in ihrem wissenschaftlichen Artikel »Guilt Reactions to Sexual Fantasies During Intercourse« untersucht, erschienen in *Archives of Sexual Behavior*, Nr. 19 (1990), S. 49.

Buchempfehlungen

Bahr, Hans E.: *Vertrauen. Wo das Rettende wächst,* Kreuz Verlag, Stuttgart 1989.

Bakos, Susan Crain: *Liebe und Lust der Frauen.* Ihre geheimen sexuellen Wünsche und Ängste. Knaur Verlag, München 1993.

Bass, Ellen und Laura Davis: *Trotz allem.* Wege zur Selbstheilung für sexuell mißbrauchte Frauen. Orland Verlag, Berlin 1990.

Beer, Ulrich: *Alter schützt vor Liebe nicht.* Glückliche Partnerschaft in der zweiten Lebenshälfte. Herder Verlag, Freiburg 1988.

Bernard, Cheryl und Edit Schlaffer: *Im Dschungel der Gefühle.* Expeditionen in die Niederungen der Leidenschaft (zu zweit). Rowohlt Verlag, Reinbek 1990.

Carnes, Patrick: *Wenn Sex zur Sucht wird.* Kösel Verlag, München 1992.

Carnes, Patrick: *Zerstörerische Lust.* Sex als Sucht. Heyne Verlag, München 1987.

Comfort, Alex: *Joy of Sex.* Freude am Sex. Ullstein Verlag, Berlin 1976.

Cutler, Winnifred: *Rhythmus der Liebe.* Die Zyklen der weiblichen und männlichen Hormone und ihr Einfluß auf eine erfüllte Sexualität. Heyne Verlag, München 1994.

Dailey, Janet: *Das große Spiel.* Roman. Heyne Verlag, München 1990.

Fisher, Helen: *Anatomie der Liebe.* Warum Paare sich finden, sich binden und auseinandergehen. Droemer Knaur Verlag, München 1993.

Flamigan, Beverly: *Nicht vergessen und doch vertrauen.* Heilung für seelische Wunden. Rowohlt Verlag, Reinbek 1994.

Forward, Susan und Craig Buck: *Die dunkle Seite der Liebe.* Wenn Leidenschaft zur Besessenheit wird. Goldmann Verlag, München 1993.

Hausmann, Albert: *Keine Angst vor der Liebe.* Für ein bewußtes Sexualleben. Ullstein Verlag, Berlin 1993.

Hendrix, Harville: *Soviel Liebe, wie du brauchst.* Das Therapiebuch für eine erfüllte Beziehung. Econ Verlag, Düsseldorf–Wien 1992.

Heyn, Dalma: *Die heimliche Lust.* Der Mythos von der weiblichen Treue. Piper Verlag, München 1993.

Jampolsky, Gerd G.: *Lieben heißt die Angst verlieren.* Oesch Verlag, Zürich 1994.

Kaplan, Helen Singer: *Hemmungen der Lust.* Neue Konzepte der Psychosexualtherapie. Enke Verlag, Stuttgart 1981.

Keen, Sam: *Königreich der Liebe.* Die sieben Stufen der Ekstase. Ullstein Verlag, Berlin 1992.

Lermer, Stephan: *Liebe und Angst.* Die sieben Entscheidungen für eine erfüllte Partnerschaft. Moderne Verlagsgesellschaft, München 1994.

Lerner, Harriet Goldhor: *Zärtliches Tempo.* Wie Frauen ihre Beziehungen verändern, ohne sie zu zerstören. Kreuz Verlag, Zürich 1990.

Lidell, L.: *Die neue Schule der Sinnlichkeit.* Sanfte Körpererfahrung durch Massage und Meditationen. Mosaik Verlag, München 1988.

Lloyd, Joan E.: *Alle tun es.* So bringen Sie Ihrem Partner Ihre geheimen Wünsche bei. Kabel Verlag, Hamburg 1993.

Love, Patricia: *Wenn Kinder unter Liebe leiden.* Beziehungsfalle Familie. Verlag Hoffmann und Campe, Hamburg 1991.

Lowen, Alexander: *Liebe und Orgasmus.* Persönliche Erfahrungen durch sexuelle Erfüllung. Goldmann Verlag, München 1993.

Maltz, Wendy: *Sexual Healing.* Ein sexuelles Trauma überwinden. Rowohlt Verlag, Reinbek 1993.

Moir, A. und D. Jessel: *Brain Sex.* Der wahre Unterschied zwischen Mann und Frau. Econ Verlag, Düsseldorf–Wien 1990.

Nitzschke, Bernd: *Die Liebe als Duell* … und andere Versuche, Kopf und Herz zu riskieren. Rowohlt Verlag, Reinbek 1991.

O'Connor, Dagmar: *Sex mit Herz – Lust auf Liebe.* Für eine sinnliche und zärtliche Partnerschaft. Ullstein Verlag, Berlin 1990.

Pfennig, Jörn: *Abschied von der Männlichkeit.* Schneekluth Verlag, München 1991.

Pietropinto, Anthony und Jacqueline Simenauer: *Die Last mit der Lust.* Mangelndes sexuelles Verlangen – Ursachen und Lösungen. Kabel Verlag, Hamburg 1992.

Satir, Virginia: *Mein Weg zu dir.* Kontakt finden und Vertrauen gewinnen. Kösel Verlag, München 1994.

Scheib, Asta: *Der Höhepunkt der Lust.* Frauen und Männer reden über ein Tabu. Ullstein Verlag, Berlin 1992.

Schmidhauser, Hermann: *Wenn Deine Liebe mich erdrückt ...* Loveaholics in Partnerschaften. Moderne Verlagsgesellschaft, München 1993.

Sydow, Kirsten von: *Lebens-Lust.* Weibliche Sexualität von der frühen Kindheit bis ins hohe Alter. Hans Huber Verlag, Bern 1993.

Tannen, Deborah: *Du kannst mich einfach nicht verstehen.* Warum Männer und Frauen aneinander vorbeireden. Kabel Verlag, Hamburg 1991.

Zilbergeld, Bernie: *Die neue Sexualität der Männer.* Was Sie schon immer über Männer, Sex und Lust wissen wollten. Dgvt-Verlag, Tübingen 1994.

Register